AF346864

DOCTRINE NOUVELLE

SUR LA

REPRODUCTION DE L'HOMME.

PROSPECTUS.

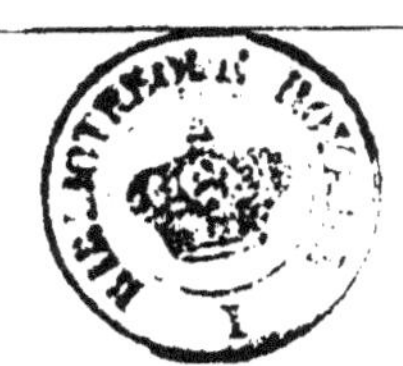

Cet ouvrage, maintenant sous presse, paraîtra dans les premiers jours de février, et se trouvera chez M. Trouvé, imprimeur, rue Neuve Saint-Augustin, Nº 17, et chez M. Jourdain, maître en pharmacie, rue de Grenelle St.-Germain, au coin de la rue Belle-Chasse.

DOCTRINE NOUVELLE

SUR LA

REPRODUCTION DE L'HOMME.

IMPRIMERIE DE C. J. TROUVÉ,

RUE NEUVE-SAINT-AUGUSTIN, Nº 17.

DOCTRINE NOUVELLE

SUR LA

REPRODUCTION DE L'HOMME,

SUIVIE DU

TABLEAU

DES VARIÉTÉS DE L'ESPÈCE HUMAINE;

PAR M. TINCHANT,

CHEVALIER DE L'ORDRE ROYAL DE LA LÉGION-D'HONNEUR,

Docteur en Médecine, Médecin principal des armées de Sa Majesté le Roi de France, Membre du Comité de la visite des militaires, au Ministère de la guerre, Médecin de l'École d'application du Corps royal d'États-Majors.

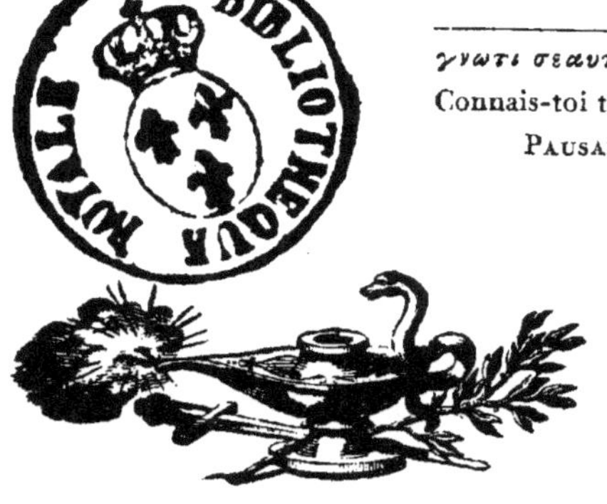

γνωτι σεαυτον.

Connais-toi toi-même.

PAUSANIAS, liv. x.

PARIS,

AU DÉPOT, A L'IMPRIMERIE DE C. J. TROUVÉ,

RUE NEUVE-SAINT-AUGUSTIN, Nº 17;

ET CHEZ M. JOURDAIN, MAITRE EN PHARMACIE,

Rue de Grenelle St.-Germain, au coin de la rue Belle-Chasse.

M. DCCC. XXII.

DISCOURS
PRÉLIMINAIRE.

Eɴ traitant un sujet qui a occupé, avant moi, un si grand nombre de naturalistes et de médecins célèbres, je n'ai pas eu la prétention de m'élever au-dessus d'eux , cependant j'ai pensé qu'il m'était permis de redresser les erreurs, qui ont été la suite d'hypothèses brillantes dont ils ont voulu embellir la nature. Elle ne s'arrange pas des ornemens frivoles qui la rendent méconnaissable.

Ces erreurs ont été vantées jusqu'à nos jours, parce qu'elles ont été produites par les efforts de l'imagination ardente d'hommes d'ailleurs justement célèbres. Mais ces systèmes séduisans, n'étant pas fondés sur le mécanisme de la nature vivante, doivent disparaître devant les lois qui le dirigent, puisque celles-ci font connaître que ces diverses hypothèses n'ont été successivement accréditées que par l'ascendant de l'autorité de leurs inventeurs.

J'ai suivi une route différente pour parvenir à des résultats plus exacts; à cet effet, j'ai examiné la structure et les fonctions des principaux organes dans l'espèce humaine, ainsi que dans diverses classes d'animaux; j'ai recherché les rapports qui existent entr'eux, et les phénomènes essentiels par lesquels ils maintiennent l'existence. C'est donc dans le mécanisme général de l'organisation que j'ai cherché à reconnaître le travail de la nature dans la production de notre être. Il faut parfaitement connaître le mécanisme au moyen duquel s'exécutent les fonctions de l'animalisation ou de l'économie animale, avant de pouvoir pénétrer dans la route de l'animation ou de la reproduction, qui lui est opposée. Cette route inverse ne peut être éclairée que par le flambeau de la première, puisque cette seconde n'exerce son mécanisme que par des ressorts cachés. C'est donc par la route de l'animalisation que nous allons tâcher de pénétrer dans celle de la reproduction.

J'ai retracé succinctement tout ce qui a été

dit jusqu'à présent sur ce sujet; j'ai rassemblé, dans un exposé rapide, les différentes opinions émises jusqu'à ce jour sur les principes de notre formation : je les ai examinées et discutées, pour prouver combien elles s'éloignent de la vérité; mais ce qui m'a particulièrement engagé dans l'exécution du plan que j'ai long-temps médité, c'est la déclaration d'un savant naturaliste de nos jours (1), qui dit que *la production du germe est à peu près incompréhensible* : cela doit être ainsi, puisque le germe n'est pas dans la nature tel qu'on le représente, que sa préexistence supposée est une chimère, et que *sa véritable formation est le résultat immédiat et nécessaire de nos secrétions.*

L'estomac décompose les substances animales et végétales; il convertit celles-ci en chyle et les premières en sang noir (2); c'est pour cela que le sang qui ne change pas de

(1) *Voyez* le premier volume du *Règne animal,* pag. 45, par M. le professeur Cuvier.

(2) Les substances animales et végétales dissoutes par l'estomac, fournissent des principes inverses (*comme la suite le fera connaître*) qui sont nécessairement produits par des organes opposés ou dissemblables. Nous développerons cette proposition.

nature , est regardé, avec raison , comme *principe primitif des substances animales :* ces mêmes principes (*le sang et le chyle ou leurs produits*), unis ou combinés avec l'air sans lequel nous ne pouvons vivre un instant, doivent renfermer le germe de la vie, puisqu'il *est généralement reconnu que les moyens qui nous nourrissent, sont aussi ceux qui nous reproduisent.* On conçoit que la route qui doit conduire à cette transformation vivante est opposée à celle de l'animalisation que l'estomac exerce au moyen des substances alimentaires. Il faut donc trouver cette route opposée; il est naturel de croire que les connaissances physiologiques du jour doivent être insuffisantes pour y parvenir, puisque c'est en vain que nos devanciers ont recherché, pendant des siècles, la route que les modernes ont abandonnée eux-mêmes, parce qu'ils ont reconnu l'impossibilité de la découvrir avec la doctrine qui a été enseignée jusqu'à ce jour dans les écoles pour faire connaître les fonctions de l'économie animale.

On croira sans peine que, plus heureux que les uns et les autres, j'ai été obligé

de rechercher la cause de leurs vains efforts ; je l'ai trouvée dans des erreurs physiologiques essentielles , ce n'a donc été
qu'en scrutant le mécanisme de l'organisation, que j'ai pu parvenir à les redresser
pour obtenir des résultats plus satisfaisans.
J'ai décrit les fonctions de l'économie animale, telles qu'elles s'exercent en vertu des
lois que la nature a établies. J'ai expliqué
les règles qui les dirigent ; elles doivent être
exactement tracées , si , par leur secours ,
j'ai pu pénétrer dans la route de la nature
vivante , et découvrir le mécanisme de la
reproduction de l'homme.

Qu'on me démontre que je me suis trompé, et j'avouerai que les connaissances nouvelles sur lesquelles ma doctrine est appuyée
n'ont pas de fondement ; dans le cas contraire , j'affirme que les principes que j'ai
adoptés sont puisés dans la vraie source de
l'organisation, et qu'ils doivent, à l'avenir,
servir de base à l'instruction publique, si
elle veut remplir le but de son institution
(*c'est-à-dire enseigner et instruire*).

C'est avec ces lumières que j'ai parcouru
le sanctuaire de la nature vivante, et que je

suis parvenu à reconnaître les forces qui dirigent les ressorts cachés de l'existence.

C'est par ces moyens que j'ai pu décomposer le germe de la reproduction : je m'en honore avec d'autant plus de raison que son résultat assure un grand avantage pour la vie de l'homme, puisque son objet a les liaisons les plus intimes avec la médecine-pratique.

Cette doctrine établit les bases d'une physiologie nouvelle, elles doivent être solides, puisqu'elles reposent sur les forces organiques, qui maintiennent la vie comme elles la renouvellent ; elle rétablit en même temps les dogmes de la médecine d'observation, telle qu'Hippocrate l'a décrite (1).

Ces principes ne conviendront pas sans doute aux préjugés et aux vains efforts de certains hommes dont ils détruisent jusqu'à la racine les systèmes dangereux ; quelques

(1) D'ailleurs la théorie des élémens sur laquelle repose ma doctrine, ne m'appartient pas, le prince de la médecine est son fondateur, et ses hautes lumières valaient bien celles de ce siècle : sa théorie et sa pratique seront éternelles, puisque les lois de la nature vivante en ont établi les principes.

praticiens, habiles il est vrai (comme Sy-
denham), quoique guidés par de mauvaises
théories, ont eu la sagesse de n'en faire aucune application hardie; ils se conduisaient
dans l'exercice de leur art, comme s'ils n'a-
vaient point adopté d'hypothèses sur les
principes invariables qui doivent régler le
médecin éclairé, et qu'il sait adapter aux
constitutions et aux climats, en prenant pour
boussole le mécanisme des forces qui dirigent les fonctions de l'organisation. L'art
du médecin consiste à savoir quand il faut
exciter leur négligence, quand il faut ré-
primer leur fougue, et quels sont les
moyens de maîtriser leurs désordres, ou de
corriger leurs écarts.

Est-il nécessaire de rappeler ici que l'on
a attribué trop souvent, en médecine, des
fonctions générales et très-essentielles à
certains organes qui n'en ont que de très-
bornées, et que d'importantes relations ont
été établies entre des organes, ou des phénomènes qui n'en ont aucune?

Quelques phénomènes de l'économie animale sont purement mécaniques; d'autres
sont une conséquence directe de la struc-

ture des organes : d'autres enfin résultent des lois de la nature vivante, et ont leurs bases dans l'état triple de solubilité sous lequel se réunissent ou se combinent l'air et les alimens (*l'état solide, liquide et aériforme*). Ce dernier mode, *c'est-à-dire, l'état gazeux*, est un effet de la faculté chimique : les deux premiers déterminent l'état physique qui lie les diverses parties de l'organisation.

« L'analogie d'action qu'on a trouvée (dit le célèbre Fourcroy, dans sa *Philosophie chimique*, page 424) entre la digestion, la respiration et la circulation, a commencé à établir, sur de nouvelles vues beaucoup plus solides que celles qu'on avait eues jusque-là, une physique animale qui promet une ample moisson de découvertes.

» Les fonctions du foie, la secrétion de la bile, montrent, au physiologiste profondément instruit en chimie, des phénomènes extrêmement importans. Il voit dans le foie un très-gros viscère destiné à recevoir la matière huileuse, ou l'hydrogène surabondant; et, dans la bile, cette matière rendue soluble par l'alcali et disposée à être rejetée comme un excrément. Il trouve ainsi, dans le système hépatique, un grand moyen d'évacuer l'excès d'hydrogène, et, dans ce sens, un organe auxiliaire du poumon.

» Ce sera, sans doute, en suivant les phénomènes de la digestion et de l'accroissement dans les jeunes animaux, qu'on élèvera sur ces premières bases, déjà si remarquables, un édifice aussi nouveau que solide.

» Déjà tout est prêt pour ce grand travail. Plusieurs physiciens suivent ce nouveau plan d'expériences; une ardeur nouvelle, née de ces nouvelles conceptions, anime les savans qui s'occupent de cette partie de la physique. La route qu'ils viennent de s'ouvrir, paraît devoir les conduire à des résultats précis et plus exacts que tout ce qu'on a jusqu'à présent avancé sur les fonctions qui constituent la vie des animaux. »

C'est d'après ce nouveau plan que cette doctrine est établie; pour la bien comprendre, il faut en saisir les détails et l'ensemble, puisque, pour l'établir avec solidité, j'ai été obligé de rapprocher et de réunir tous les matériaux qui lui servent de base. On trouvera dans l'ensemble des principes qu'elle renferme, la solution naturelle d'un grand nombre de phénomènes dont on n'a pu rendre compte jusqu'à présent. On reconnaîtra que les vérités générales de la science s'y multiplient et s'enchaînent naturellement les unes aux autres. Elle enrichit la physique animale de résultats généraux, où l'art de guérir viendra puiser des lumières comme dans une source féconde et éclairée.

Mais, malgré les efforts de ceux qui se dévouent à être les organes fidèles de la vérité, et qui consacrent leurs veilles à des travaux utiles, ils doivent s'attendre, dans tous les temps, à être déchirés par les traits de l'envie, à recevoir les outrages de l'ignorance, et à être persécutés par le charlatanisme; mais la vérité se fera entendre malgré leurs vaines clameurs, et elle s'élèvera d'un vol rapide, en dépit de ses détracteurs.

Il est vrai que les hommes imbus de préjugés qu'une longue suite de temps a consacrés, ont de la peine à revenir sur leurs pas; il en coûte à l'orgueil d'avouer que l'on s'est trompé pendant une longue suite de siècles; mais il faut malgré eux qu'ils reconnaissent le burin de la nature dans l'économie ani-

male, elle a tracé les lois du mouvement
organique avec le sceptre de son pouvoir.
Tout ce qui met en action ses ressorts cachés
nous indique sa force en nous montrant sa
grandeur; et le mécanisme admirable de
l'homme physique et moral nous force à reconnaître sa puissance.

Malgré les peines que je me suis données
pour bien remplir la tâche difficile que j'ai
entreprise, je reconnais cependant encore
toutes les imperfections de ce travail (1);
mais si les faits qui s'y trouvent développés
sont puisés dans la vraie source de la vie,
si je parviens à démontrer comment le germe se forme et se développe, ou comment le
principe de vie qui y est renfermé se manifeste dans la formation du fœtus humain,
je croirai avoir été utile.

(1) On trouvera dans cet ouvrage quelques répétitions,
mais elles m'ont paru nécessaires pour répandre de la clarté
dans un sujet où il s'agit à-la-fois d'éclairer et de convaincre.
On remarquera aussi quelques incorrections de style, ainsi
que plusieurs fautes typographiques qui sont redressées
dans l'*errata* qui se trouve à la fin de cet ouvrage. Ayant
traité ce sujet d'abondance, il est possible que la vérité ne
soit pas toujours embellie des fleurs de l'éloquence.

xvi

Si cet ouvrage est accueilli favorablement, je ferai tous mes efforts pour le perfectionner, en y ajoutant le fruit de mes nouvelles méditations (1).

(1) Je donnerai au printemps prochain, année 1822, un cours de physiologie ou de physique animale, si les amateurs des sciences naturelles m'en témoignent le désir.

NOTA.

Les personnes qui ne font pas une étude approfondie de la médecine, pourront se dispenser de parcourir les articles VI, VII, VIII, IX, X, XI et XII qui sont purement techniques, elles n'en auront pas moins une idée complète du mécanisme de la reproduction de l'homme; pour comprendre notre doctrine il suffit d'en saisir l'ensemble. Je compare ici le mécanisme animal à un arbre dont j'ai représenté le tronc, les racines et les fruits; on peut cueillir les fruits, en connaître la qualité, et en savourer le parfum, sans rechercher la nature du tronc et des racines. Il est cependant vrai que, si l'on veut avoir une entière connaissance de l'histoire naturelle d e cet arbre vivant (*étude qui ne peut intéresser que le médecin ou le naturaliste*), on doit distinguer toutes les parties qui le constituent, ou qui composent les matériaux de son organisation : c'est alors qu'il faut examiner le tronc et ses racines, en rechercher les principes pour en découvrir les propriétés, puisque celles-ci émanent de la combinaison ou de la réunion des matériaux immédiats qui constituent sa nature.

DOCTRINE NOUVELLE

SUR LA REPRODUCTION

DE L'HOMME.

PROLÉGOMÈNES.

L'HOMME, en recevant l'existence, acquiert, comme les autres animaux, la faculté de se reproduire et de perpétuer son espèce. Le phénomène qui en résulte est le miracle de la nature, comme le mécanisme de son organisation en est le mystère; elle couvre d'un voile épais le secret de sa plus belle production, et dérobe à l'œil avide de l'observateur l'enchaînement admirable des causes qui animent et renouvellent tour-à-tour l'espèce humaine. Mais s'il est impossible de pénétrer dans son sanctuaire pour la surprendre dans l'acte de la reproduction, nous tâcherons au moins d'éclaircir les résultats uniformes et constans que présente ce grand phénomène : peut-être même avons-nous fait un pas plus hardi et plus heureux en cherchant à le découvrir; c'est ce que pourront décider les juges éclairés de cet ouvrage.

Dans ce que nous allons établir sur les forces et les fonctions des organes, si nous ne parlons pas de l'intervention naturelle du principe immatériel de l'âme pour former l'homme, c'est qu'il n'était point de notre objet d'expliquer son mode d'union avec la matière : c'est dans cette réunion morale et physique que réside la perfection de la nature humaine.

Il n'est pas moins difficile de reconnaître les principes cachés qui nous donnent la vie, que de découvrir les premiers ressorts des autres productions de la nature. Les médecins et les naturalistes les plus célèbres ont fait de cette étude l'objet de leurs constantes recherches; mais malgré le grand nombre de tentatives et d'expériences faites pour en découvrir l'origine, c'est encore aujourd'hui le point de physiologie le moins connu. Les plus habiles physiciens ne nous ont donné sur cette question que des hypothèses souvent ridicules, surtout lorsqu'ils ont voulu, comme plusieurs d'entr'eux (1), expliquer, par les seules lois du mouvement, la formation d'un être vivant et organisé; d'autres, à la vérité, ont établi leurs systèmes sur les expériences les plus ingénieuses : mais on est trop en droit de les accuser de ne les avoir faites que d'après des hypo-

(1) Descartes, Boërhaave.

thèses mal fondées; dès-lors, les résultats, même les plus exacts, ont dû les induire en erreur (1).

Pour découvrir le phénomène qui fait l'objet de nos recherches, nous tâcherons d'éclairer la route obscure du physiologiste par les lumières de la nature, et de nous diriger, dans cette étude, par les secours que nous prêteront les sciences physiques; et, quoiqu'un immense intervalle les sépare de la science des corps organisés, cependant, à l'aide de ce triple flambeau, peut-être parviendrons-nous à connaître comment la nature prépare en silence les élémens de ses productions, et comment, par un acte unique et toujours uniforme, elle ébauche la forme primitive du fœtus humain.

C'est par les résultats que ces sciences réunies peuvent présenter, que nous espérons répandre quelque jour sur cette question délicate.

Il aurait été convenable, sans doute, de parler de la matière organique avant de traiter des corps organisés; de faire connaître comment cette matière, qui existe dans toutes les substances animales et végétales, est aussi destinée à leur reproduction; et comment, lorsqu'elle est dans un état d'homogénéité, c'est-à-dire dégagée des parties hétérogènes qui empêchent son action, elle tend à s'organiser.

(1) Lœvenhœc, Harvey.

Cette marche m'aurait naturellement conduit à rechercher quelles sont les forces qui s'exercent dans les corps vivans, et à examiner le principe qui anime la nature dans ses différens degrés d'organisation et de développement (1).

Ces questions doivent être traitées avec toute l'étendue qu'exige l'importance du sujet, mais j'ai cru devoir examiner d'abord les différens sentimens qui ont partagé jusqu'à ce jour les physiologistes, pour faire connaître combien ils s'éloignent de la nature; je tracerai ensuite les diverses propriétés de la matière; je ferai connaître comment s'organisent et se maintiennent les forces qui dirigent la nature vivante, puisque les ressorts qui les mettent en action sont essentiellement liés au mécanisme de l'économie animale. Je développerai ensuite les preuves qui établissent mon opinion : après cela, j'expliquerai comment se forme, se développe et se nourrit le fœtus humain, jusqu'au

(1) *Spiritus intus alit, totamque infusa per artus*
  Mens agitat molem.   (VIRGILE.)

C'est l'âme de Stahl, l'archée de Vanhelmont, le fluide nerveux ou animal de Barthès, appelé par d'autres principe électrique, éthéré ou igné; c'est l'irritabilité de Haller, la force organiq e de Bordeu, le principe vital des modernes, principe qui constitue et entretient la vie, et est moins connu par sa nature que par son action.

terme de la naissance ; je dirai comment, dès ce moment, l'action réciproque des deux modes d'organisation (1) de notre être détermine la fin de notre existence, lorsque cet ordre naturel n'est pas dérangé par les accidens ou les maladies qui conspirent sans cesse contre nous ; enfin, pour terminer ce grand tableau de la vie, qui comprend la reproduction, la naissance et la mort, je parlerai des variétés, tant naturelles qu'accidentelles, que présente l'espèce humaine.

Mais quel est le mode de reproduction qui nous donne la vie ? quels sont les organes qui la provoquent, la déterminent et la développent ? Telle est la première idée qui frappe l'imagination de l'homme qui réfléchit sur lui-même. Pour l'explication de ce grand phénomène, il faut observer d'abord que l'activité de la nature est liée à l'existence de la matière ; que l'univers est le moule premier de toute organisation ; qu'il renferme les germes de toutes les productions ; que nous portons en nous celui de sa faculté créatrice ; qu'il comprend dans son essence toutes les particules organiques et brutes qui servent à la régénération des êtres organisés et sans vie : il serait impossible de concevoir une

____

(1) Les fonctions réunies de ces deux modes instituent la vie. (BICHAT, *Recherches sur la vie et la mort.*)

reproduction sans bases ou germes de sa formation ; mais quelle est la nature de ces germes ?
Dans tous les phénomènes que nous voulons reconnaître, il faut, autant que possible, remonter
aux résultats généraux des causes premières,
dont la connaissance est presque toujours inter-
dite aux limites étroites de notre entendement.
Cette grande vérité a souvent été méconnue : c'est
ce qui a donné lieu à tant de systèmes et d'hypothèses qui ont été construits et renversés tour-
à-tour : les progrès dans une science dépendent
de la solidité des principes qui en font la base :
des analogies mal déduites , ou des faits mal vus,
ont presque toujours fait établir des théories
aussi peu fondées. Les anciens consultaient plus
souvent la nature , et commettaient moins d'erreurs, aussi sommes-nous souvent obligés d'en
revenir à ce qu'il nous ont appris : par exemple,
depuis cette époque des sciences exactes, que
de systèmes se sont succédés pour expliquer les
phénomènes de la respiration, que Haller con-
s'dérait comme l'effet d'un aiguillon (*stimulus*),
que l'air devait produire dans les poumons, et
au moyen duquel s'entrenait la circulation.
Dans d'autres temps, on a regardé le poumon
comme un soufflet destiné à rafraîchir le corps,
toujours en combustion ; n'avons-nous pas été
obligés, dans notre siècle, qui est celui du per-

fectionnement des sciences , d'en revenir à l'idée d'Hippocrate, qu'il exprime ainsi: *Spiritus etiam alimentum est;* et n'est-ce pas sur cette vérité, puisée dans la nature, que nous avons jeté, de nos jours, les principes invariables qui établissent une des fonctions les plus importantes du corps humain? N'en pouvons-nous pas dire autant du système de la génération? Que d'hypothèses, que d'erreurs, que de suppositions gratuites, vrais fantômes de l'imagination , les temps n'ont-ils pas vu naître, et n'ont-ils pas vu détruire (1)! Il me semble que, lorsqu'on établit une doctrine, l'on doit commencer par en faire l'application aux phénomènes de la nature; n'est-ce pas là la pierre de touche de la vérité? n'est-ce pas le sûr moyen de découvrir les vrais principes, et de reconnaître ceux qui sont erronés ; et du moment où tous les phénomènes s'accordent avec une théorie, ne doit-on pas en conclure qu'elle est prise dans la nature?

Mais c'est trop s'arrêter à une simple digression; revenons aux germes dont nous parlions: comment rechercherons-nous ceux de la nature

----

(1) *Multa renascentur, quæ jam cecidere, cadentque Quæ nunc sunt in honore.*

HORAT., *Art. poet.,* vers. 70.

humaine? C'est sans doute dans le principal moteur de la vitalité ou de l'excitabilité, dans l'organe
qui, présidant à tout le corps, y distribue la force
et la vie qu'il lui donne ; c'est dans le cœur même,
ou le sang qui le fait mouvoir , et qui paraît être
le *principe primitif* de toutes les substances animales , qu'il faut rechercher le véritable germe
de notre reproduction. Le sang renferme l'extrait
des substances qui nous nourrissent ; ces substances tiennent de l'air les matériaux immédiats
de leur production, principes qu'ils transmettent
au sang par la voie de la nutrition et de la respiration ; il est donc leur produit médiat et immédiat, et c'est lui qui porte la vie dans toutes
nos parties ; il renferme nécessairement l'extrait
de notre nutrition, puisque les mêmes substances
nous nourrissent et nous reproduisent.

En effet, le sang porte à nos parties la chaleur,
le mouvement et la nourriture, qu'il a reçus de
l'atmosphère : ce qui donne cette certitude, c'est
que la chaleur du sang est déterminée par l'absorption de l'air vital dans la respiration (1) :

(1) La température du sang varie dans les différentes classes
d'animaux; elle paraît dépendre en partie de la circulation ,
quoique la respiration soit son principal objet. Ce qui prouve
que la circulation entre pour beaucoup dans les degrés variés
du calorique du sang , c'est que le cœur des animaux à sang

elle se manifeste par un dégagement d'hydrogène et de carbone, de la même manière que la
dissolution des alimens, ou leur transformation
en chyle et en sang noir. En général, toutes
les secrétions se font reconnaître par un dégagement de même nature, qui devient recré-
mentiel, et se combine avec l'air pour composer le sang rouge dans le poumon. Ces principes sont donc contenus dans l'air et dans les
substances qui nous nourrissent; ils en constituent les matériaux immédiats; ils sont aussi
contenus dans le sang, comme l'atteste l'analyse de ce fluide, dont l'action vitale ne peut
être maintenue que par l'oxigène qui s'y combine constamment. D'après cela, l'oxigène, dont
le sang est avide, est la racine de la vie, puisque le sang rouge se renouvelle à chaque instant par son moyen; et comme, seul, il peut la
maintenir, il est nécessairement le principe qui
nous la donne; car il est reconnu que les substances qui servent à notre développement, servent aussi à notre reproduction. Il en résulte

froid n'a qu'une ou deux oreillettes, mais toujours un seul
ventricule; au reste, l'entretien de cette chaleur dépend principalement de la respiration, dont elle est le principal usage,
puisqu'elle répare la chaleur animale, qui est continuellement
enlevée par les corps environnans, et que cette chaleur, dans
toutes les classes d'animaux, est proportionnée à l'étendue
des surfaces respiratoires.

que c'est le sang qui renferme les germes de
la vie , principes qu'il reçoit immédiatement
de l'air dans la respiration , pendant laquelle
celui-ci est nécessairement décomposé, pour
qu'il puisse servir à notre nutrition ; ce qui paraîtra naturel à ceux qui sauront apprécier la
décomposition ainsi que les changemens continuels que subit notre globe, et auxquels l'air
participe, puisqu'il renferme la dépouille des
animaux qui vivent à sa surface (1). Ces changemens sont naturels et indispensables , puisque c'est par leur moyen que l'air peut servir
de nutrition aux végétaux , dont l'azote est l'ali-

(1) L'azote forme la plus grande partie de l'air, comme il
forme aussi la plus grande partie de nos solides et de nos
fluides ; il est le principe de la concrescibilité et de la plasticité de nos parties , comme il est la cause de leur décomposition , lorsqu'il n'est plus lié avec l'oxigène qui les vivifie ; le
calorique , la lumière et le fluide électrique sont répandus
dans l'air, ils produisent de même de grands phénomènes
vitaux. Ainsi nous rendons , par la mort, à l'atmosphère , les
principes qu'il prête à nos corps pour exister : les mêmes
matériaux rentrent dans son sein, et servent à de nouvelles
combinaisons et reproductions ; la mort de l'homme physique
n'est donc qu'un changement d'état des molécules organiques,
changement qui est produit par des forces naturelles mises en
action par notre décomposition , et l'affinité de l'air avec les
matériaux immédiats qui le constituent, et avec lesquels nous
sommes organisés.

ment principal, comme il devient celle des animaux par la constante exhalaison d'air vital que ces premiers y versent, et que l'homme s'approprie : aussi ne peut-il vivre sans le secours des végétaux , de même qu'il ne peut s'organiser sans l'intervention de leurs produits , comme la suite le prouvera.

Mais comment l'air extérieur ne suffit-il pas pour notre nutrition, puisque ses matériaux immédiats sont nos principes de réparation et de reproduction? L'air est en effet le radical de la sanguification et de la nutrition des poumons ; il détermine le jeu de ces organes, le maintient, répare la chaleur du sang, et établit ainsi l'équilibre dans toutes les fonctions vitales ; mais il ne suffit pas pour la nutrition de nos organes, parce qu'ils sont plus compliqués que ceux de la plante, et qu'en général la nutrition s'opère en raison de l'assimilation et de la reproduction, fonctions qui ont lieu dans la plante par une simple intus-susception ; tandis que l'homme est obligé d'extraire, d'élaborer et d'assimiler les matériaux de sa nutrition avant qu'ils soient susceptibles de l'incorporation à laquelle ils sont destinés : les fonctions nutritives et reproductives sont simplement creusées dans la masse homogène de la plante, mais elles sont doubles dans l'homme, comme les organes que ces premières doivent pénétrer, ou comme les deux forces de la vie que les secondes doivent manifester ou faire reparaître : il faut donc, pour la nutrition de celui-ci, des substances qui puissent subir l'assimilation organique et animale, et l'on conçoit que les substances alimentaires sont seules capables de remplir ce double mécanisme : chaque molécule étrangère au corps a parcouru l'ordre d'assimilation nécessaire aux parties dont elle doit devenir l'élément, et tous les appareils organiques ont travaillé comme de concert à son incorporation. C'est ce qui détermine les différens degrés de nutrition, dont le premier est la sanguification, mécanisme qui s'opère dans le poumon, et qui est soumis à des lois spéciales déterminées par le principe qui nous anime, lequel nous est constamment fourni et est sans cesse renouvelé par la respiration. Cette partie gazeuse oxigénée forme la partie colorante du sang, qui communique aux deux autres le sentiment, la force et la vie ; la chylification lui succède ; elle compose la partie concrète de ce fluide ; enfin, le sang noir fournit son produit. La lymphe est le résultat de ses secrétions ; elle constitue la troisième partie du sang, et pénètre sa masse pour la rendre propre à la circulation. Le sperme, qui rentre constamment dans le sang, subit son influence jusqu'à ce qu'il sorte de ses canaux pour composer le germe de la reproduction.

Je dis donc que la nutrition des organes s'opère sous l'influence de la vie, que maintient le jeu des poumons, par la respiration ; que, conséquemment, la première nutrition vitale a lieu par cette voie, puisqu'on peut vivre un certain temps sans réparer la force des organes, et qu'on ne peut exister un instant sans respirer : et ce qui prouve ce que nous venons d'avancer, c'est que le sang noir n'est point propre à entretenir l'action et la vie des organes qu'il pénètre, dès que les *fonctions chimiques du poumon ont cessé*. Le sang rouge renferme donc le produit nutritif et reproductif de l'air, qu'il transmet au sperme, en même temps qu'il le revêt de l'extrait élaboré du chyle : le sperme contient dès-lors les principes du sang artériel et du chyle, liés avec une certaine quantité d'oxigène, principe que le sang rouge renferme aussi : ce dernier *est donc le germe qui transmet essentiellement la vie au fœtus ;* mais ce germe ne peut la transmettre sans organiser en même temps les membranes, les eaux et le placenta ; il faut en conséquence que ce sang artériel soit revêtu des facultés spermatiques, c'est-à-dire que le sang rouge soit transformé en sperme ; c'est cette surabondance de nutrition organique que le sang reçoit alors, qui forme les dépendances du fœtus. Ce sont ces matériaux, diversement combinés, qui sont ceux de la vie, qu'ils maintiennent de la même manière qu'ils la renouvellent.

On voit assez clairement que, dans ces différentes nutritions, le sang s'est approprié les molécules qui lui conviennent pour les animaliser
de plus en plus; c'est ainsi qu'il les a pénétrés
de sa force. Le sang, ainsi corroboré, a acquis
toutes les facultés reproductives nécessaires
pour constituer le nouvel être. Le sang rouge
renferme donc son propre principe, parce qu'il
est composé par les radicaux qui constituent sa
nature ; il renferme aussi le principe cérébral,
que sa nutrition par le chyle a incorporé dans
sa substance. Le sang rouge est donc le vrai
germe de la vie; mais il nourrit les organes avec
les forces qu'il a reçues du sang noir (*ou de
la lymphe, son produit*); il se pénètre de leur
nature en leur donnant sa force, et se revêt
ainsi d'une surabondance de molécules nutritives et organiques : ce sont ces molécules surabondantes dont le sang se débarrasse par la force
d'action de la matrice qui les volatilise, pour les
condenser ensuite et en former le placenta,
les membranes et les eaux dans lesquels nage
le fœtus, lorsqu'en même temps le sang,
ainsi débarrassé de sa forme spermatique, a
repris les forces qui constituent sa nature,
et qui animent aussitôt le nouvel être. Mais
comment ces particules vitales se réuuissent-

(1) Nous donnerons tout le développement nécessaire à ces
diversse propositions.

elles, et quelles sont les parties qui déterminent cette merveilleuse combinaison?

Certains organes génératifs sont trop connus pour les décrire; il suffit, pour le but que nous nous proposons, de faire connaître la grande analogie que ces parties présentent chez les deux sexes, et les dispositions semblables qu'elles manifestent dans de certaines circonstances qui précèdent la conception.

C'est par l'union des [sexes que l'homme se reproduit, ainsi que le plus grand nombre d'animaux; quoique la nature se régénère en petit presque toujours sans ce moyen, elle varie ses modes de reproduction dans les différentes espèces (1). Cette grande variété a lieu de même dans les combinaisons infinies de la matière;

(1) La plupart des oiseaux ne compriment que fortement la femelle; il se fait chez les poissons une espèce d'irroration de la semence ou de la liqueur contenue dans leurs laites, sur les œufs que la femelle répand alors. Chez les abeilles domestiques, une seule réunion des sexes suffit pour plusieurs générations*. Il y a encore un autre mode chez les animaux qui n'ont point de sexe, tels que les polypes nus, les méduses, etc., où la reproduction s'opère par la séparation d'une partie de l'individu; c'est de cette manière que la nature se régénère presque toujours en petit. D'après cela, M. de Buffon demande : « Si, dans la supposition d'une destruction

* Réaumur, *Histoire des Insectes*, pag. 523; (a) pag. 504. tom. V.

de là, la magnificence de la création terrestre : dans cette immense variété, elle se plaît quel-

» universelle, la nature ne pourrait pas faire en grand ce » qu'elle fait tous les jours en petit ? Et n'est-ce pas, dit-il, ce » qu'elle paraît avoir fait dans le développement primitif de » la matière brute, au moyen du seul élément actif qui la pé- » nétrait, le feu ? »

Qui ne reconnaît pas l'empreinte du pouvoir suprême dans la première création ? Sa main puissante régit, de ses lois immuables, les globes ardens dont les rayons bienfaisans nous animent et nous éclairent ; la nature, soumise au sceptre de son pouvoir, fait mouvoir l'univers à son gré, comme elle nous donne, par arrêt de sa toute-puissance, *l'existence, la reproduction et la mort.*

Suivons maintenant M. de Buffon. « La force impulsive du » calorique, combinée avec la force attractive des particules » de la matière, développe chaque atôme, brut jusqu'alors, » l'anime et le rend vivant par la pénétration intime de son » principe vivifiant. Il se produit alors un nombre de molé- » cules vivantes, proportionné à celui des émanations de cet » élément primitif de la vie. On conçoit aisément, continue » M. de Buffon, en supposant la destruction spontanée de » tout ce qui existe, que les molécules organiques ne périront » pas, et qu'elles sont aussi indestructibles que la matière ; la » même quantité de principe de vie subsistera donc toujours » dans la matière, et bientôt, les molécules organiques se trou- » vant libres, travailleront à une nouvelle organisation, d'a- » près les lois de la nature. » Cependant la vie n'est point es- sentielle à la matière, elle n'en est qu'une modification, puisqu'elle peut se manifester de différentes manières dans les mêmes productions. La dissolution des corps organisés

quefois à rapprocher, par des caractères de conformation semblable, les classes les plus éloignées, comme si, par ces points de rapports
entr'elles, la nature voulait nous apprendre à
connaître ses combinaisons, à calculer leur
enchaînement, et à rechercher jusques dans les
derniers dégrés de l'échelle de l'organisation
les causes des phénomènes que nous ne recon-
naissons pas ailleurs : nous trouvons un exemple
de ce que nous venons d'avancer, dans la frap-
pante ressemblance que présentent les parties
sexuelles de la vipère mâle et femelle : ces reptiles ont, l'un comme l'autre, deux testicules,
d'une substance et d'une couleur semblables,
qui ont leurs épididymes et leurs vaisseaux spermatiques très-ressemblans : ces vaisseaux dans
la femelle portent la semence dans les deux
corps de la matrice, celle du mâle arrive dans
ces poches, par deux organes sexuels, qui y

nous en donne la preuve : c'est une espèce de végétation qui
redonne la vie à une substance morte; elle s'opère par la reproduction d'êtres d'un ordre inférieur, et ne paraît être qu'un
changement d'état, une modification spontanée des molécules organiques.

Ainsi, en périssant, nous rendons à la nature, qui ne
perd rien, le prêt qu'elle nous avait fait pour exister; nos
molécules organiques et nutritives rentrent dans son sein pour
servir à de nouvelles productions.

pénètrent chacun de leur côté, ces deux spermes réunis forment des œufs qui produisent des vipereaux. Ces faits sont conformes à la nature, puisqu'ils le sont à la structure des parties. Je pourrais rapporter d'autres parités d'organisation entre les deux sexes, dans d'autres classes de reptiles (1), comme dans celles d'animaux plus parfaits : mais nous nous en tiendrons à l'analogie, ou pour mieux dire, à la parfaite ressemblance qu'ont entr'eux les organes sexuels du reptile que nous venons de désigner, puisque ce point de comparaison nous suffit pour le rapprochement que nous voulons établir et pour la conclusion que nous devons en tirer (2). Mais si, dans les animaux à sang froid, la nature a voulu que le sperme fût le principe génératif du mâle et de la femelle, pourquoi refuserait-on d'admettre cette similitude de fonctions dans les organes ardens de l'homme et de la femme,

(1) Nous trouvons beaucoup d'analogies pareilles dans les sauriens, les salamandres, les batraciens; chez la grenouille, par exemple, le mâle et la femelle offrent un rapport frappant dans l'organisation de leurs parties sexuelles : la femelle a sur les ovaires des appendices jaunes, semblables à ceux du mâle, au-dessus de ses testicules.

(2) Cette conclusion est qu'ils doivent fournir les mêmes produits, et concourir, par des moyens analogues, à des résultats semblables.

dont le sang toujours animé et pénétré d'une grande force vitale, doit fournir des facultés reproductives qui lui soient analogues, et qui soient animées comme leur principe moteur. Revenons à notre sujet : chez l'homme, le plaisir des sens est le premier mobile qui lui fait chercher l'objet de ses désirs.

Il est précédé, comme chez tous les animaux ovipares et vivipares, d'un développement passager ou du gonflement des organes extérieurs destinés à cette fonction : cet état est une espèce d'inflammation momentanée de ces parties, qui est accompagné de l'exaltation de la sensibilité: le système nerveux est très-actif dans ces organes, où toute sa force se trouve développée dans ces circonstances : il est sans doute le moteur des sensations vives qui en proviennent et dont les résultats sont toujours uniformes.

Cet orgasme a lieu chez la femme dans des parties analogues : il est facile de s'en convaincre, en comparant la susceptibilité de ces parties à l'irritation et à la sensibilité, ainsi que la grande analogie de structure et de position qu'elles ont avec celles de l'homme : leur tissu est composé de vaisseaux et de nerfs chez les deux sexes, le corps caverneux est quelquefois si volumineux chez la femme, que cette disposition a fait passer celles ainsi constituées, pour androgynes(1). Les parties intérieures présentent les mêmes rapports de conformation, comme nous le verrons ailleurs. Examinons maintenant l'harmonie de position que la nature a mise dans les organes sexuels de l'homme et de la femme; et nous verrons que les changemens qui s'observent chez celle-ci, reconnaissent pour cause la présence de la matrice. Il est facile de s'en faire une idée, en supposant ce viscère dans le mâle; on conçoit qu'alors le canal de l'urèthre serait interrompu, et que les testicules seraient retenus dans le bas-ventre à côté de la matrice, tandis que, si la femme n'avait point cet organe, les ovaires n'étant plus fixés, pourraient sortir au dehors, et les vésicules séminales ainsi que les canaux déférens occuperaient naturellement sa place (2). On voit par là assez clairement qu'il y a la plus grande analogie entre ces organes : le même rapport existe pour la secrétion qu'ils doivent fournir, puisque l'appareil des vaisseaux est le même, qu'ils ont la même ori-

(1) Le gland du clitoris a son muscle constricteur qui embrasse l'orifice du corps caverneux. « *Quo in venere a san-*» *guine distento, arctatur, ut penem virilem gratius afficiat,* » *et ab eodem vicissim grate afficiatur. Clitoris subinde in-*» *gens ut penem virilem quandoque æquaverit.* (HEISTER.)

(2) Cette remarque est de Daubenton.

gine et la même direction; je pense qu'on peut
conclure qu'ils doivent avoir les mêmes usages.
Nous reviendrons sur ce sujet.

On a prétendu que la femme n'avait point de
liqueur séminale (1), parce que celles qui font
excès des plaisirs de l'amour n'altèrent point
sensiblement leur constitution, tandis que la
perte trop fréquente de cette liqueur produit les
plus grands désordres dans l'organisation de
l'homme, et détruit la force de l'entendement :
ce qui prouve le rapport de ces organes avec
l'énergie cérébrale (2). Il est vrai qu'une trop
fréquente irritation de ces parties, produit un
effet analogue à la castration, elle affaiblit et détruit l'énergie des organes; le cerveau en éprouve
une inertie de fonctions qui produit l'hébête-
ment et quelquefois la folie. Le développement
qui a lieu chez l'eunuque, n'est qu'un surcroit
de nutrition intérieure, puisqu'il ne conserve
plus la réaction vitale nécessaire à la force du
corps et de l'esprit : mais quand la perte du
sperme est totale, que les principes sont dissipés,

(1) Nous puiserons sur ce sujet, dans la structure des
ovaires, des preuves plus satisfaisantes que dans le raisonnement.

(2) Cela confirme que le cerveau est le produit de nos sécrétions, c'est-à-dire l'extrait des substances qui nous nourrissent. Nous éclaircirons ce sujet.

la restauration des organes languit et cesse tout-à-fait : de là résultent l'affaiblissement et l'inertie des fonctions , enfin le désséchement physique et moral. Nous disons que la femme éprouve , par l'excès des plaisirs, une altération moins réelle que l'homme, parce que la perte qu'elle fait n'est pas absolue, en ce que chez elle cette liqueur est resorbée et renvoyée dans le sang : il n'en est pas moins constant, que la dissipation trop rapide de ce fluide entraîne celle du principe vital qu'il contient sous la forme la plus concentrée, puisqu'il renferme l'étincelle de la vie et le baume restaurateur de notre sang (1).

Comment donc, cette liqueur développe-t-elle le principe vital? c'est ce qui sera l'objet de nos recherches; nous avons déjà dit un mot sur la nature de ce fluide qui produit tant de merveille, et nous porte par l'attrait du plaisir à perpétuer le genre humain : mais cet esprit vital (*aura seminalis*) arrivé dans la matrice , comme nous le ferons connaître, développe-t-il des êtres préexistans, ou d'après Lœvenœck, contient-il des animalcules tout formés, qui n'atten-

(1) « *Semen in testibus elaboratum est potissimum elexir* » *seu balsamum, nedum prolificum , sed etiam animam et* » *corpus generantis augens et perficiens.*   (Borellus.)

dent pour leur développement, qu'une matrice convenable? ou bien les deux sexes fournissent-ils cette liqueur formée (comme le dit M. de Buffon) de molécules organiques vivantes (1), et le mélange des deux est-il nécessaire à la conception?

Telles sont les questions que nous nous proposons d'examiner, avant de développer la théorie que nous présentons, ainsi que les bases qui l'établissent. Nous parlerons ensuite de l'action du système utérin; du développement du fœtus; de son mode de vitalité; de la naissance; de la mort naturelle. Nous terminerons enfin cet ouvrage par présenter les différences qu'offre l'espèce humaine.

On reconnaîtra sans doute que les détails dans lesquels nous sommes entrés, devaient précéder le sujet que nous traitons.

---

(1) Nous ferons connaître comment le mécanisme vital s'organise, et nous verrons que ces molécules ne sont pas vivantes, mais susceptibles de vitalité.

« *Quœrendum quidnam in utero materno fuerit, antequam* » *embryo, sive fœtus esset; num tres bullœ, sive rudis indi-* » *gesta que moles ? Seminumve permixtorum conceptus vel* » *coagulum? Sive aliud quippiam, proût ab auctoribus sta-* » *tutum est.* » (HARVEY, *de gen anim.*)

Après avoir parcouru ces généralités, nous allons tâcher de pénétrer dans l'organisation, avec le flambeau de la vérité, et, par son secours, d'éclairer une route si long-temps recherchée et encore inconnue.

Entrons en matière.

DE LA REPRODUCTION

DE

L'ESPÈCE HUMAINE.

ARTICLE PREMIER.

De la Conception.

La conception est l'animation d'une matière organique : c'est un phénomène physique, duquel résulte un corps organisé et vivant, semblable à celui qui l'a engendré.

La nature, en confiant à la femme le dépôt de ce grand œuvre, l'a comblée de ses faveurs, et lui a donné son plus bel apanage, en la chargeant de porter dans son sein la plus merveilleuse de ses productions. C'est dans ces vues qu'elle lui a donné un plus grand nombre d'organes destinés à la formation, la conservation et la nutrition de notre être: n'a-t-elle pas voulu nous dire par-là, qu'un sentiment de reconnaissance devait nous porter à la vénération due aux protectrices de l'espèce humaine : la femme en est l'essence, en fait l'ornement et le bonheur.

Quoique la génération soit essentielle à la vie

en général (1), les différentes fonctions dont l'en chaînement constitue notre être, peuvent être indépendantes de celle-ci (2); aussi l'homme n'y est-il propre que lorsque son accroissement est pour ainsi dire, à sa fin, et cesse-t-il communément de pouvoir la remplir avant toutes les autres. Il est essentiel de remarquer que, chez la plupart des gros animaux, la génération ne se fait que quand l'accroissement du corps de l'animal est terminé; et ceux-ci se reproduisent tous, comme l'homme, par le mélange des spermes : cette génération se borne communément à la production d'un petit nombre d'individus, tandis que dans les espèces ovipares, la reproduction a lieu avant que les animaux aient pris leur accroissement et s'étend à un plus grand nombre d'individus, comme celle des poissons, des insectes, etc. Telle est la grande ligne de démarcation que la nature a tracée entre ces classes (3).

(1) « La racine de toute organisation et de toute vie n'existe » que dans les fonctions nutritives et reproductives ; nul corps » vivant ne peut en être privé sans périr. »   (VIREY.)

(2) Les fonctions réunies (animales et organiques) instituent la vie.   (BICHAT.)

(3) En général, tous les animaux quadrupèdes, couverts de poils, sont vivipares, et produisent par le mélange des semences; et tous ceux qui sont recouverts d'écailles sont ovipares. Cependant il faut comprendre dans cette classe les oiseaux et les insectes.

C'est à l'époque de la vie, où l'organisation est assez perfectionnée et le système vital assez énergique, pour que les organes de secrétion, jouissant de toute leur force plastique, puissent développer l'action qui leur est propre, que la nature fait reconnaître à l'homme son empire; c'est pour le but général de la reproduction, qu'elle a assujetti tous les êtres à ses lois. Dans l'effervescence de l'âge, tous les animaux sont portés à la régénération de leurs espèces : c'est alors que l'amour qui, dans tous, est le sentiment le plus vif et le plus général, est aussi chez l'homme l'aiguillon irrésistible, qui, vers la puberté, le rend si sensible à l'attrait du plaisir; les sensations de cet âge sont flexibles aux impressions que cette passion imprime (1); elle met les individus des deux sexes, dans le rapport réciproque qui résulte de l'harmonie parfaite qui existe dans la nature pour toutes

(1) *Sic igitur veneris qui telis accipit ictum...*
Unde feritur, eò tendit, gestit que coire,
Et jacere humorem in corpus de corpore ductum.
Namque voluptatem præsagit multa cupido.
Hæc Venus est nobis : hínc autem est nomen amoris.
Hínc illæ primum veneris dulcedinis in cor
Stillavit gutta et successit frigida cura....
Nec veneris fructu caret is, qui vitat amorem,
Sed potiùs, quæ sunt sine pœna, commoda sumit.
Lucretius, *lib.* iv.

les parties de l'être (1), qui sont concordantes les unes avec les autres. De là naît le besoin qu'ils éprouvent de s'unir, et, guidés par la voie que la nature a tracée, ils sont disposés à l'accomplissement de l'acte, sans lequel la reproduction ne peut avoir lieu; la nature occupée de ce soin a donné à la femme un viscère particulier doué d'une faculté spécifique pour recevoir, animer et développer le nouvel être; on reconnaît à ce caractère l'utérus sur lequel les premières impressions du sperme du mâle se font apercevoir par des changemens subits qui affectent sa constitution organique. Immédiatement après la conception, tout son corps développe une vie intérieure et végétative, qui le fait croître en même temps qu'elle lui fait produire de nouveaux organes (2); ce viscère excité pour recevoir l'embryon, fait en même temps, par la force de ses contractions (3), échapper

(1) C'est ainsi que le grand Corneille peint les rapports réciproques de cette affection :

Il est des nœuds secrets, il est des sympathies
Dont, par de doux rapports, les âmes assorties
S'attachent l'une à l'autre, et se laissent piquer
Par un je ne sais quoi qu'on ne peut expliquer.

(2) Le sang qui a servi à l'écoulement des menstrues jusqu'au moment de la conception, est employé, à cette époque, au développement de la matrice et du placenta.

(3) *Conceptionem esse motum contractionis uteri, dum semen in se ipsum ejaculatum amplectitur veluti manu quadam avidissime.* (GALENUS.)

dans sa cavité la liqueur nutritive et lymphatique qui doit le nourrir. Il est un véritable organe récréteur de la vie animale, comme nous espérons le démontrer ailleurs.

Outre cette force de contraction que l'utérus peut exercer en tout sens, en raison de son tissu, il a encore un mouvement d'élévation et d'abaissement qui lui est propre (1).

Blumenbach dit que ce viscère jouit d'une vie particulière, indépendante de celle de la femelle; il le considère, d'après Platon, comme un corps animal qui existe dans un autre animal, mais qui ne peut exister sans lui, tandis qu'une femelle peut exister et continuer de vivre sans matrice; les ovipares en donnent la preuve. Enfin, c'est ordinairement dans l'utérus que se produit la conception, et que l'embryon se développe, et on voit se former avec lui, le placenta, le cordon ombilical et les membranes qui renferment les eaux dans lesquelles il nage. Nous parlerons ailleurs des dispositions qui peuvent altérer cet ordre naturel.

(1) C'est pour cela que Platon a voulu que l'utérus fût un animal, et qu'Arethée dit, d'après lui : « *Velut animal in* » *animali ob motum, nam in coitu et appetitu concipiendi* » *uterus nunc sursum nunc deorsum movetur, et ad penem* » *hiat instar animalis : deorsum item movetur ad fœtus et se-* » *cundinæ expulsionem, tanto aliquando impetu, ut proci-* » *dat, unde ex mente helmontis furit, si cuncta non respon-* » *deant voto.* »

ARTICLE II.

Système des Anciens.

Je ne m'arrêterai pas au système de Platon, qui voit tout dans les triangles, celui d'Aristote est plus naturel. Les sciences physiques ont beaucoup occupé ce philosophe, et sa doctrine sur la génération repose sur des faits. Il prétend que l'homme fournit seul le principe prolifique, et que la femme n'ayant point de semence, ne concourt à la conception que par le sang menstruel, qu'il dit propre à la nature et au développement du fœtus (1). Ses sectateurs ont appuyé leurs opinions sur ce que les femelles ne produisent pas d'elles-mêmes, ce qui devrait avoir lieu, si elles fournissaient une liqueur prolifique semblable à celle du mâle, puisqu'elles renferment toutes les parties nécessaires à la formation de l'embryon : cette opinion était celle d'Aristote (2).

(1) N'est-il pas évidemment en contradiction avec l'axiome par lequel il dit : « *Eadem materia est, ex qua augetur ali-* » *quid et exqua constituitur primum ?* » Et peut-on, d'après cela, admettre le raisonnement suivant : « *Si semen esset* » *menstrua non essent, idcirco autem illud deest, quoniam* » *hæc insunt ?* » ,

(2) « *Si fœmina semen gerit fœcundum, poterit citra ma-* » *ris congressum ex se ipsa fœtum edere.* »

Aristot, de Gener. anim., c. 4, lib. ii.

Descartes, dans son *Traité de l'homme et de la formation du fœtus*, page 127, dit que l'homme est formé par le mélange des liqueurs que répandent les deux sexes ; on ne peut croire que ce grand philosophe ait embrassé aveuglément ce système, faute de pouvoir en imaginer d'autre (1).

Hyppocrate a admis le concours et le mélange des deux sémences comme nécessaires à la formation du fœtus ; mais il prétend que chaque individu mâle et femelle en renferme de deux espèces, l'une plus forte et l'autre plus faible, et que les semences, lorsqu'elles produisent l'embryon, se réunissent dans un même rapport, en vertu de la faculté génératrice de la nature : c'est-à-dire que les parties fortes de la semence de l'homme s'unissent aux parties fortes de celles de la femme, et réciproquement; c'est d'après cette supposition que ce grand médecin a établi la différence des sexes. Cette hy-

____

(1) Fernel de Sumerie, pag. 183, dit : *Sunt animalia quæ* » *non ex seminis materia procreantur : sanguinea tamen ani-* » *mantia a semine omnia lucem accipiunt, oriunturque; hoc* » *a mare in fœminam emissio.* » Cette vérité est commune à tous les animaux qui ont du sang; elle est sans exception pour ceux à mamelles et à sang chaud : on peut aussi la rapporter en grande partie à ceux qui ont le sang rouge et froid, comme les vertébrés.

pothèse, quoique gratuite, ne détruit pas la vérité des autres principes qu'il admet, et que nous examinerons ailleurs plus en détail. Sa médecine philosophique a conservé sa dignité au milieu des orages des temps et des systèmes ; elle est seule inébranlable, et sa doctrine (malgré les vains efforts des novateurs qui pendant plus de deux mille ans écoulés depuis, se sont épuisés en conjectures) sera celle des siècles à venir, comme elle fut celle des temps qui nous ont précédés.

ARTICLE III.

Système des Ovistes.

De nouvelles découvertes dont l'esprit d'innovation s'est avidemment emparé, ont fait naître un nouveau système.

L'anatomie fit reconnaître les testicules des femmes, qui ont été appelés ovaires, parce que Stenon(1), auteur de la découverte, a considéré les vésicules qui y sont contenues, comme de véritables œufs qui grossissent après la fécondation, se dégagent de l'ovaire en se séparant de leurs pédicules, et tombent en peu de temps dans la cavité de la trompe qui les conduit dans

(1) *In dissectione piscium, ex Bonn. gen.*

la matrice, où ils reçoivent enfin l'accroissement nécessaire.

L'immortel Harvey, à qui la médecine doit une de ses plus belles découvertes, est un des plus grands fauteurs de ce système, il dit que tous les animaux femelles ont des œufs(1), que la première ébauche du fœtus dans l'œuf est un point animé qui ne se manifeste que le quatrième jour de la couvée, et qu'il dit, d'après Aristote, être le cœur (2) ; que ces différentes parties ne se développent que successivement après l'incubation.

Regnatus Graff (3) prétend au contraire que le fœtus existe tout entier dans l'œuf, avant qu'il n'ait été couvé, et que le point animé de Harvey est une bulle qui renferme le fœtus déjà tout formé, mais.dont les parties ne deviennent visibles qu'à mesure qu'elles se développent. Il dit qu'au moment même de la conception, l'une

(1) *Nos asserimus, omnia omnino animalia etiam vivipara, atque hominem adeo ipsum, ex ovo progigni.*

HARVEY, *de gen. anim.*, p. 2.

(2) « *Quarti vero diei principio evidenter et sub finem ejus* » *evidentissime apparet punctum sanguinem saliens, quod* » *jam movetur, ut animal in candido liquore.* »

HARVEY, *de genit. ov.*, p. 66.

(3) Regnat. de Graff, *de mulierum organis.*

des vésicules de l'ovaire quitte son pédicule et se rompt, qu'elle renferme l'œuf qui est porté dans la matrice peu de temps après au moyen des trompes de Fallope (1) ; Malphigi est du même avis : on peut cependant conclure de ses observations que les testicules des femmes ne sont pas de vrais ovaires, et que ses vésicules ne sont pas des œufs, puisque Valisnieri, un de ses disciples, rapporte, d'après les mêmes expériences qu'il a répétées, que les vésicules qui se trouvent dans les testicules des femmes ne se séparent jamais des ovaires, et qu'elles sont le réservoir d'une liqueur particulière (2).

Les expériences nombreuses de ces deux anatomistes auraient dû les éclairer sur les véritables fonctions des ovaires; sur les propriétés de leurs vésicules et des corps glanduleux; ils auraient dû reconnaître que le corps jaune qui est adhérent au testicule n'est pas, comme ils l'ont prétendu, l'effet de la fécondation; que si on le trouve dans les vaches pleines, dans les femmes grosses,

---

(1) « *In coitu nimirum prolifico, semen virile irrigat non tandum uteri fundum, sed et pars ipsius spirituosa sive aura seminalis per vas deferens sive ductum brevum ad ovarium usque penetrat, adeoque ovum cæteris maturius, aut magis dispositum ac porosum virtute sua fæcundat.* »

(GRAFF.)

(2) Valisniery, *de gen. anim.*

on le trouve aussi dans de jeunes génisses, moins formé à la vérité, mais cependant assez pour qu'on puisse l'apercevoir : ils auraient dû voir que les artères qui fournissent aux ovaires le sang nécessaire pour la secrétion du liquide qu'ils contiennent, sortent le plus souvent de l'aorte au-dessous des émulgentes de la même manière que chez l'homme, tandis que les veines qui rapportent le sang, au sortir de ces filtres, forment des entrelacemens, et ont la même origine que les artères. Ces dispositions ne prouvent-elles pas que la nature a voulu retarder, en cet endroit, la marche de ce fluide pour la secrétion de la semence?

Ils auraient pu reconnaître que les vaisseaux spermatiques fournissent aux corps glanduleux des filets exigus et si fins, qu'ils sont à peine visibles chez les femmes qui n'ont pas eu d'enfans (1), quoiqu'ils soient très-apparens chez les femmes enceintes, et que c'est pour cette raison que ces corps sont peu formés chez les jeunes filles, tandis qu'ils sont plus développés chez les femmes qui ont beaucoup vécu, parce que la fréquente irritation de ces parties y fait porter le sang en plus grande quantité.

Malgré cela, ces anatomistes, tout entiers à

(1) *De genciat.* (VALORIUS.)

leurs systèmes, n'ont voulu voir que des fœtus préexistans dans des œufs.

Malpighi dit avoir vu l'œuf dans la liqueur du corps jaune; et Valisniery, quoiqu'il n'ait jamais pu l'y apercevoir, n'en croyait pas moins à son existence. Il fait retomber toute la fécondité sur les femelles, et prétend que l'ovaire de la première femme contenait des œufs où se trouvaient en petit d'autres femelles déjà formées : cet ovaire est ainsi la source des générations à l'infini.

Mais comment ces œufs adhérens à la substance intérieure et dense du testicule s'en sépareraient-ils naturellement? Je n'en vois la possibilité que par un état morbide de ces organes, et, dans ce cas, ils seraient impropres à la fécondation. Comment encore traverseraient-ils les trompes dont les extrémités sont si étroites, qu'elles sont à peine capables de recevoir l'extrémité d'un mince stilet? D'ailleurs, comment aussi ces œufs se transformeront-ils en embryon, et quel effet produira sur ces œufs l'énorme dégagement de calorique de la matrice?

Il faut encore remarquer que toutes les femelles ovipares n'ont point de matrice, ou plutôt que l'œuf leur en tient lieu. Ce qui différencie ces deux viscères, c'est que la matrice fait partie constituante de la femelle vivipare, qui n'en a qu'une pour toutes les générations ; au lieu que la femelle ovipare produit au dehors autant d'œufs que d'embryons, lorsque ces premiers ont été fécondés.

Il est donc évident que les vésicules contenues dans les ovaires ne sont pas des œufs, et que le système des ovistes, qui repose sur cette supposition, est détruit par la base même sur laquelle il avait été établi; d'ailleurs, il suffit d'entendre un célèbre naturaliste de nos jours; M. le professeur Cuvier, dans son premier volume *du Règne animal*, page 45, dit : « Quant » à la génération, il y a une opération ou un » phénomène encore bien autrement difficile à » concevoir que les secrétions, c'est la produc- » tion du germe ; nous avons vu même qu'on » doit la regarder à peu-près comme incompré- » hensible; mais une fois l'existence du germe » admise, il n'y a plus de difficulté sur la géné- » ration, etc. » Cette déclaration positive est la preuve la plus convaincante de la non préexistence des germes.

ARTICLE IV.

Système des animalcules, ou vers spermatiques.

A l'époque où le système des ovistes était dans sa plus grande force et occupait un grand nombre de physiciens, Lœvenhœck (1) fit des expériences sur la semence dans laquelle il découvrit l'existence des vers spermatiques ; il attira l'attention de la plupart des naturalistes qui adoptèrent sa doctrine.

Il dit que ces vers sont en si grand nombre, que la semence ne paraît être qu'une réunion de ces animalcules qu'il compare à des vermisseaux à longue queue, qui sont de différentes espèces. Il prétend que, dans l'homme, il y en a de deux sortes qui distinguent les deux sexes, qu'ils sont en moindre nombre et très-peu animés dans la semence des vieillards ; qu'il ne s'en trouve pas dans celle des débauchés et des enfans, et que par cette raison, ils sont impropres à la génération.

Un partisan de Lœvenhœck a ajouté que ces vermisseaux avaient la figure humaine, et que, dépouillés de leur cuticule, ils ressemblaient à

(1) *Arcana naturæ et epistolæ variæ.* (Lœvenæch.)

de petits hommes nus à qui on avait ôté la chemise. Cette observation ridiculisa la découverte, et Valisniery dit qu'il a clairement reconnu qu'ils étaient de vrais animaux : il parle des vers spermatiques. Lœvenhœck affirme que ces vers ne se rencontrent ni dans le sang, ni dans les autres liqueurs animales, et qu'il n'y a rien de vivant dans la liqueur séminale de la femme (1); que, d'après cela, l'existence de ces vers dans la semence de l'homme donne l'explication du point vivant, et dissipe la plus grande difficulté dans le système de la génération. Spallanzani dit que les liqueurs séminales de tous les animaux et de tous les insectes fournissent des animalcules qui leur sont particuliers ; il démontre l'animalité de vers, qu'il nomme êtres spermatiques, et dont il dit que les germes sont dans l'air ; Muller (2) est du même avis : Buffon et Nécdman établissent l'état passif de ces êtres.

On a objecté à Lœvenhœck que, dans cette création infinie d'animalcules, qui tous pouvaient

(1) *Se in dissectis incomprehensibilem animalculorum numerum, testiculis, atque ex solo masculorio semine, observasse scripsit; fœminam vero instar naturæ agri, fructum tantum fovere, alere, atque augere.*

(Lœvenhœck, *anat.*)

(2) *Historia animal. infusoriorum.*

devenir un homme, un seul parvient à l'état d'humanité. Pourquoi, ajoute-t-on, cette profusion inutile de germes d'homme? D'où vient cette dépense superflue? Mais sans chercher, dans des conjectures, des explications inutiles sur cet objet, on pourrait dire que nous avons des exemples d'une pareille destruction dans le règne végétal : telle plante a des milliers de graines et le plus grand nombre ne produit pas; la nature ne devait-elle pas s'assurer que, malgré tout ce qui pourrait être détruit, il en resterait encore assez pour la reproduction.

Quelque favorable que paraisse cette solution au système qui nous occupe, elle ne décide rien en sa faveur : cependant Lœvenhœck veut que son système fasse rejeter celui des ovistes; et prétend que, si les œufs existent dans les vivipares, comme dans les ovipares, ils ne doivent plus être que la matière nécessaire à l'accroissement des animalcules qui sont tous formés dans la semence du mâle, et sont portés avec elle à l'un des œufs contenus dans les ovaires. Ces germes préexistans ne sont donc plus des embryons sans vie, renfermés à l'infini dans des œufs, et contenus les uns dans les autres; ce sont de vrais animaux spermatiques que la semence du mâle renferme et auxquels l'œuf sert de nid. Le ver spermatique, dit Lœvenhœck, est un vrai fœtus, qui arrive dans les ovaires, se niche dans l'un des œufs pour se nourrir de sa substance et s'envelopper de ses membranes. Il arrive ainsi, peu à peu, dans la matrice, où, après avoir épuisé la nourriture que l'œuf peut lui fournir, il s'attache à la membrane interne de ce viscère par les petites racines qu'il y jette, racines qui, avec celles que la matrice elle-même fournit, forment un gros tissu de vaisseaux qu'on nomme le placenta, par le moyen duquel le fœtus reçoit le sang nécessaire à sa nourriture et à son développement; c'est donc la mère qui lui fournit le sang qui doit le nourrir, jusqu'à ce que ses forces lui permettent de rompre ses enveloppes.

C'est sur ce principe que ce physicien a établi sa théorie de l'accroissement du fœtus, quoique les choses se passent bien différemment, comme nous le ferons voir ailleurs.

Mais comment ces animalcules arrivent-ils dans les ovaires?

Les conjectures ont fait naître de nouveaux systèmes : les uns ont prétendu que la semence ayant été portée à l'utérus, un petit ver mangeait l'autre, et que celui qui restait le dernier formait le fœtus, qu'il montait à l'ovaire par les trompes de Fallope, et entrait dans l'œuf qui

était mûr (2). D'autres suppositions aussi gratuites se sont établies sur le même principe; je
me contenterai de rapporter celle de M. Astruc
qui m'a paru la plus ingénieuse. Il dit que la semence, arrivée dans la matrice, passe dans le
sang; qu'elle est portée dans les ovaires par la
voie de la circulation pour gonfler une vésicule
qui, trop remplie, se crève du côté qui répond
à l'entonnoir des trompes qui la conduisent dans
la matrice au moyen du mouvement péristaltique
qui leur est propre, que là cette vésicule rencontre les vers qui y sont restés, parce qu'ils
n'ont pu être absorbés avec la semence, qu'ils
cherchent tous à s'y introduire, mais qu'un seul
la pénètre, y est retenu, et forme le fœtus. Ce
ne sont donc plus les femelles qui renferment
les germes de toute leur postérité. La fécondité
appartient aux mâles, les animalcules de la semence deviennent des hommes par un simple
développement; de là naquit le système suivant.

(1) *Voyez* Astruc.

ARTICLE V.

Système des développemens.

On a remarqué que chaque graine renferme
en miniature la plante qu'elle doit produire,
qu'on y découvre sa tige, sa racine et ses feuilles.
Dès lors, les naturalistes ont supposé qu'il en est
de même pour l'homme, et, d'après ce raisonnement, ils ont établi le système dont nous parlons : mais s'ils avaient mieux connu le mode de
la nutrition dans l'espèce humaine, ils n'auraient
pas établi leur parallèle sur une base aussi mal
fondée ; ils auraient reconnu que la reproduction
chez l'homme se fait en raison de sa nutrition,
comme dans la plante : mais qu'il y a chez le
premier des organes digestifs très-compliqués,
et que la reproduction ne s'opère qu'en raison
de l'assimilation, puisqu'elle en est le produit,
au lieu que, dans la plante, la nutrition s'opère
par simple absorption ; elle tire les matériaux immédiats de son développement des substances
simples, préexistantes dans l'air, tandis que
l'homme est obligé de les extraire, de les élaborer, et de se les assimiler. Quoique ces mêmes substances soient les matériaux immédiats de la nutrition et de la reproduction de
l'animal et de la plante, il n'en résulte pas moins

que l'organisation de celle-ci est beaucoup moins compliquée, puisque, en effet, elle s'opère par un simple développement comme sa nutrition, qui a lieu par les principes de l'air, et que la reproduction chez l'homme exige la formation et la transformation de ses facultés spermatiques (1), en raison de l'assimilation et de la décomposition des substances dont il se nourrit. Les deux fonctions nutritives et reproductives sont simples chez la plante, et doubles chez l'homme; cependant la première a ses organes propres qui renferment les principes de la nutrition dont la sève est l'extrait, et la graine le produit, mais dont le siège n'est pas le même dans tous les végétaux. Leur place est quelquéfois dans la racine, l'écorce, la tige et les feuilles en même temps; d'autres fois, il n'y a que les fruits et les semences qui les renferment. Cette position, différente des matériaux immédiats, est la cause de l'organisation diverse que leur tissu présente, comme elle est aussi celle de la variété de leur nature. Les plantes ont aussi une charpente fibreuse, du tissu cellulaire, des vaisseaux, des glandes, des parties sexuelles, des humeurs prolifiques qui sont très-analogues chez les deux sexes. La plante femelle possède des produits de

____

(1) Comme nous espérons le prouver.

nutrition, comme la plante mâle : le miel et le nectar sont les humeurs prolifiques de la première, elles suintent de l'ovaire, leur sécrétion n'a lieu qu'à l'époque de la fécondation ; les organes qui les produisent se déssèchent dès que la fécondation est terminée, le sperme mâle est sous forme de poussière pour que l'air puisse le diriger sous le pistil. La graine est, comme nous l'avons déjà dit, le produit de la sève ; elle doit donc renfermer en miniature la plante dont elle est l'extrait, de même que le sperme doit contenir l'extrait des substances qui nous nourrissent ; en effet, la graine étant le résultat des matériaux immédiats de la nutrition de la plante qui se reproduit par un simple développement, elle doit contenir cette dernière en abrégé ; tandis que chez l'homme il y a décomposition du sperme, et récomposition du sang. La semence ne peut donc renfermer que l'extrait des matériaux immédiats dont elle doit opérer la transformation, il est impossible que ces parties aient préexisté dans les organes qui les fournissent. Malgré cela, les naturalistes n'ont plus admis de véritables générations, et toute reproduction s'expliquait par une simple évolution de germes préexistans que leur petitesse seule empêchait de reconnaître ; ils ont pensé qu'il était plus facile d'imaginer qu'un seul individu contenait à l'avance toute l'espèce déjà formée, que de rechercher le mécanisme d'une production organique qu'ils ne pouvaient expliquer.

Les expériences de Malpighi, sur les œufs, leur parurent décisives en faveur de leur opinion : il avait observé, au moyen du microscope, la tête avec l'assemblage des vertèbres du petit animal, plusieurs nuages semblaient cacher le cœur, le foie, etc. Il avait vu dans la vésicule qu'il appelle œuf, les premiers linéamens du fœtus si bien tracé en petit que la semence ne devait servir qu'à leur évolution, c'est-à-dire, à faire croître et grossir les traits jusqu'alors invisibles (1). Ils ont conclu, quoiqu'on n'apercoive dans la vésicule de l'ovaire qu'une liqueur claire et homogène, que le relief de l'embryon s'y trouvait aussi.

Voilà donc la préexistence des germes bien prouvée, soit dans l'œuf, soit dans la semence du mâle. Ils ont cité, à l'appui de leur système, la reproduction des abeilles domestiques, et du plus grand nombre d'insectes chez lesquels un seul accouplement suffit pour plusieurs générations. Ce phénomène qui s'observe surtout dans les pucerons et quelques espèces

______

(1) *De generat. pull. in ovo.*   (**MALPIGHI.**)

de monocles, leur a servi de bâse pour toutes les productions de la nature; ils ont, d'après cela, proclamé la *préexistence universelle.*

Mais il me semble que ces générations sans accouplement devaient les conduire à des conséquences plus naturelles, et que la seule conclusion qu'on puisse admettre en résultat, est que ces animaux engendrent d'eux-mêmes, parce que les espèces les plus imparfaites ont la faculté de se reproduire très-facilement par le simple accroissement de leur nutrition intérieure, et que, ne se développant que par absorption, ce qui produit une simple extension des parties, ils parviennent ainsi à leur perfection, c'est-à-dire à leur extension la plus complète : alors ils se débarrassent des molécules surabondantes par une nouvelle production qui, ayant la même organisation, jouit des mêmes facultés.

Ils ont encore rapporté, en faveur de leur opinion, la surprenante multiplication des polypes, dont les parties divisées, multipliées, coupées, se reproduisent presqu'aussitôt, et forment un animal nouveau ; ils renaissent de leurs débris comme quelques plantes. Ce phénomène qui, comme le précédent, trouve son explication dans l'organisation même de cet être, dont la structure est la plus simple de toutes, est facile à comprendre en considérant que le polype, qui croît à l'extérieur du corps de la mère, se régénère et se nourrit par absorption, ce qui produit une augmentation de matière, dont toutes les parties sont semblables entr'elles, et sont susceptibles de former un tout à leur tour. On peut dire que la formation de ces êtres est le résultat d'une excrétion simple par sa nature, comme par l'organition de l'animal qui la produit, propriété qui est générale à la matière. Ces motifs doivent faire considérer le polype comme un végétal animalisé, quoiqu'il ne soit pas le point intermédiaire entre ces deux règnes (1).

Il paraît donc certain que ces phénomènes ne reconnaissent pas pour cause la préexistence des germes, puisqu'ils sont étrangers à cette supposition gratuite.

(1) On observe que, dans cette reproduction, le tronçon sur lequel naît le nouvel animal n'entre pour rien dans sa formation, qu'il ne sert absolument qu'à sa nourriture.

ARTICLE VI.

Examen des défectuosités de ces différens Systèmes.

Aristote considère la liqueur séminale de la femme comme une matière inféconde (1). Harvey dit, au contraire, que la semence de l'homme ne contribue pas à l'œuvre de la génération (2). Hyppocrate prétend que la semence est composée de parties fortes et de parties faibles, et que la réunion des unes ou des autres forme la différence des sexes. C'est d'après ces hypothèses que nos philosophes ont voulu expliquer la formation du fœtus ; mais on conçoit que, malgré la supériorité de leur génie, ils n'ont pu donner des solutions naturelles, puisqu'ils se sont exclusivement arrêtés à faire valoir les hypothèses qui formaient la base de leur doctrine, sans scruter la nature dans la structure de ses parties, et sans s'éclairer des connaissances physiques qui pouvaient faciliter leurs recherches.

(1) *Historia animal.*, lib. III, c. 4.

(2) *Seminis masculini moles corporea, nihil ad fœtus materiam confert neque in viviperis neque in oviperis.*

HARVEY, *de Gener. anim. et in specie append. exerc. de concept.*, pag. 394.

L'hypothèse d'après laquelle Hyppocrate explique la différence des sexes, ne peut être admise; malgré cela, ce que nous venons de dire, ne peut regarder ce grand médecin, qui a parfaitement connu les lois de notre organisation, et qui a établi sa doctrine sur la génération d'après cette base solide. Les systèmes suivans ont admis que la matière est divisible à l'infini, ce qui est plus facile à concevoir qu'à expliquer, puisque nous ne connaissons pas les bornes de cette divisibilité. D'ailleurs, le plus petit atôme possible est contraire à la supposition de ces systèmes. Ils n'expliqueront pas mieux d'où vient la ressemblance des enfans avec leur père ou avec leur mère, soit avec les deux, ainsi que la formation des animaux mi-partis : comment feront-ils connaître que du commerce d'un noir avec une blanche, il en provient un enfant mulâtre? Supposera-t-on que la liqueur séminale du nègre contenait un ver olivâtre, ou que l'œuf de la femme blanche renfermait un fœtus d'une autre couleur qu'elle? J'y consens : mais du commerce de ce même nègre avec une femme de sa couleur, il résulterait un enfant mulâtre, comme aussi du commerce d'une blanche avec un blanc, il résulterait un enfant d'une couleur différente, et l'on ne voit point naître de parens blancs des enfans noirs. Il ne reste plus qu'à

dire que la semence du nègre renferme des semences de deux couleurs, ou que la femme a
deux espèces d'œufs : comment aussi, dans le
cas dont nous parlions tout-à-l'heure, est-ce
justement le ver olivâtre qui a pénétré dans la
matrice de la femme, ou comment est-ce précisément l'œuf olivâtre qui a été fécondé ?
Comment se fait-il que le cheval dessiné en pe
tit dans l'œuf d'une jument, ou le petit âne qui
doit représenter le ver d'un âne qui aura fécondé
la jument; comment, dis-je, se fait-il que le
fœtus de la jument fécondé par un âne, prenne
des oreilles d'âne, et produise un mulet ?

Ils ne seront pas moins embarrassés pour
trouver quel est le principe de la génération de
ces êtres préexistans. Sont-ils depuis la création
du monde ? Cette supposition explique, il est
vrai, par elle-même, la formation du premier
homme, ce qui lève toute difficulté. Expliqueront-
ils mieux comment ces animalcules entrent dans
les parties qui nous composent; est-ce avec l'air
ou les alimens, ou bien viennent-ils d'un œuf?
Quelles raisons donneront-ils pour la transformation de ces vers en embryon? Une autre difficulté s'élève : puisque tous les hommes des-
cendent des mêmes parens, ce dont il ne nous
est pas permis de douter, comment explique-
ront-ils les différentes couleurs que l'on observe

chez les peuples des différens pays, couleur aussi opposée que le blanc et le noir; j'avoue qu'il n'est rien de plus simple que de supposer, comme on l'a fait, des œufs ou des vers de deux et même d'un plus grand nombre de couleurs, toute difficulté est ainsi levée; mais la supposition en devient-elle plus naturelle?

Nous avons déjà fait connaître, en parlant des ovistes, que les vésicules contenues dans les ovaires ne sont pas des œufs, et nous tâcherons de démontrer que la nature leur a assigné d'autres usages qui constatent la structure de ces parties et la disposition des vaisseaux qu'elles reçoivent. D'ailleurs, si les fœtus humains sont contenus dans des œufs, pourquoi le sperme de l'homme n'en féconderait-il pas ordinairement plusieurs à la fois, qui se développeraient à des intervalles différens, comme il arrive dans la poule dont les œufs sont encore féconds, vingt jours après qu'on l'a séparée du coq? Pourquoi, lorsqu'une femme accouche de plusieurs enfans, viennent-ils le plus souvent au monde à la même époque, et non à quelques semaines et même à quelques mois d'intervalle? On ne peut rien conclure des exemples de superfétations que rapporte Théophile Bonnet (1), parce que ces

____

(1) *Sepulchretum anatom. de concept. ex ovo*, p. 99.

cas ne sont pas assez fréquens pour qu'on puisse les appliquer à une règle générale. Ces objections, et un grand nombre d'autres que se sont faites réciproquement les partisans de ces différens systèmes, nous autorisent à rejeter l'idée de la préexistence des germes. Les animalcules spermatiques contiennent donc en petit le grand animal aussi peu, que l'œuf non fécondé renferme, en miniature, l'embryon tout formé. Les expériences de Buffon sur les molécules organiques vivantes viennent encore à l'appui de notre assertion ; elles prouvent évidemment qu'il n'y a point de germes préexistans.

~~~~~~

EXAMEN PARTICULIER

DU SYSTÈME D'HIPPOCRATE.

Objections de Haller. — Réponses.

Ce système, qui est fondé sur l'existence d'une liqueur séminale chez la femme, étant dépouillé des hypothèses gratuites qui en obscurcissent les grandes vérités, est le plus naturel, et d'autant plus solide, que l'anatomie constate la base sur laquelle il repose. Hyppocrate dit que l'homme et la femme fournissent une liqueur séminale, qui est un extrait de toutes les parties du corps , et qu'elle est composée dans chaque individu d'une partie forte et d'une partie faible, que la réunion des parties analogues de la semence du mâle et de la femelle donne lieu à la différence des sexes (1), et que leur mélange dans la matrice produit la conception en vertu de la force

___

(1) Voyez *Hippocrat.*, *libro de Diœta*, p. **198.** *Lugdun. Batav.* , 1665, t. 1. *Sanguinea animantia a semine omnia lucem accipiunt oriunturque , hoc a mare in fœminam emissio.* (FERNELLIUS , *de Semine.*)
~~~~~~

génératrice de la nature, quoique cette différence ait une cause plus naturelle, il n'en est pas moins certain que la liqueur séminale est un extrait de toutes les parties du corps, que le germe n'est organisé qu'après la combinaison de la liqueur prolifique des deux sexes, et que les ébauches de toutes les parties du fœtus sont dues à un concours de circonstances toujours uniformes, duquel résulte un être dont le mouvement, quoique dès-lors existant, est encore imperceptible, et auquel il ne manque plus qu'un certain développement pour le rendre .sensible à nos yeux. On a objecté, comme je l'ai déjà dit, que les femmes devraient produire d'elles-mêmes, si elles avaient une liqueur séminale semblable à celle de l'homme, puisqu'en effet elles renferment toutes les parties nécessaires à la formation de l'embryon. Je dis, que la femme ne peut produire d'elle-même, parce que, tant que les fluides circulent, les parties font un effort continuel pour se désunir ou s'éloigner de leur centre (1); elles ne pourront donc jamais se fixer tant qu'elles seront dans leurs couloirs naturels. Il faut qu'elles en soient sorties pour qu'elles puissent se rapprocher, et

(1) La force centrifuge empêche les fluides qui circulent de se réunir : cette force est une des lois du mouvement.

l'action qui résulte alors dans ces molécules ne peut être développée avec la force nécessaire pour la formation de l'embryon, que par la rencontre d'autres molécules qui réagiront sur les premières par leur propre force. L'excitation réciproque qui en résulte, est d'autant plus active que les parties sont dissemblables, puisqu'elles sont d'espèce différente. Nous nous expliquerons plus clairement ailleurs.

Le grand Haller a combattu ce système par plusieurs argumens, dont voici les principaux : il dit que, pour qu'il puisse exister une ressemblance de l'enfant avec le père ou la mère, ou avec les deux, il faudrait que les pères boiteux, difformes et défigurés, engendrassent des enfans difformes comme eux, ce qui n'arrive pas. Il faudrait, pour répondre à Haller, savoir si les boiteux et difformes dont il parle, sont nés avec leurs défectuosités, ou si elles sont la suite d'accidens postérieurs à leur naissance. Dans la première supposition, on peut dire qu'il n'est pas rare de voir des enfans naître avec les défectuosités de leurs parens ; que par exemple l'homme porc-épic, dont il est question dans les *Transactions philosophiques*, transmit cette affection à ses enfans, et que, dans le second cas, ces défectuosités n'étant qu'accidentelles, et n'ayant pas existé chez tous les ancêtres, la semence doit comprendre toutes les particules qui doivent former ces différens organes. Ce qui le prouve, c'est qu'il est possible que si ces défectuosités se continuaient pendant un certain nombre de générations, que l'enfant y participât alors, et qu'il ressemblât à son père ou à sa mère, selon que l'un ou l'autre aurait un bras, une jambe ou un œil de moins, par la même raison qu'il peut arriver et qu'il arrive, en effet, tous les jours, qu'un enfant ne ressemble ni à son père, ni à sa mère, mais à son aïeul.

On peut dire en général que dans les transmissions héréditaires, ce ne sont point des altérations locales par excès ou par défaut, d'une ou plusieurs parties qui s'observent, ce sont des altérations de la totalité d'un ou de plusieurs systèmes. Ainsi les aveugles, les boiteux, les borgnes, etc., engendrent des individus complets; tandis que les enfans des vieillards leur ressemblent, etc. De même les tempéramens, les affections syphilitiques, épileptiques, se transmettent des parens aux enfans : ces faits nous donnent la certitude que la liqueur séminale est un extrait de toutes les parties du corps, en même-temps qu'ils nous indiquent que le mélange des deux liqueurs a lieu dans la formation de l'embryon.

M. de Haller demande encore, en supposant,

que les molécules organiques de la semence conservent la ressemblance des corps dont elles tirent leur origine, et en supposant que les images des interstices des yeux, des oreilles, puissent s'assembler dans la liqueur séminale, comment ces parties se rapprochent dans l'ordre et la symétrie convenables. — On répond que cet arrangement, cet ordre symétrique se fait selon les lois d'affinité que les différentes parties ont entr'elles (1). Il en résulte que les molécules se placent dans leur ordre naturel, c'est-à-dire, dans celles où elles se trouvaient dans les individus qui les ont fournies.

Tous les autres argumens de ce grand homme reposent sur la non-existence d'une liqueur séminale chez la femme, sujet que nous allons éclairer.

(1) J'expliquerai cet article en traitant de la formation du fœtus.

ARTICLE VIII.

*De la liqueur séminale chez la femme.—Structure
de l'ovaire.*

Un repli du péritoine recouvre les ovaires et
les attache à la matrice, c'est le ligament large;
ils y tiennent encore par un ligament cylindri-
que d'une apparence fibreuse. Ces corps sont
composés de grains de différente grosseur qui
sont recouverts par une seconde membrane très-
serrée, analogue à l'albaginée des testicules, leur
surface est inégale et bosselée. Examinés inté-
rieurement, ils paraissent consister dans un amas
de vaisseaux entortillés les uns dans les autres,
et formés par la continuation des artères spermatiques ; ces amas représentent des grains glanduleux, rassemblés en manière de grappe, et dont
les plus petites sont toujours placées à l'intérieur
de ces corps. Les grains les plus gros sont placés
à sa superficie, sont creux en dedans, mem-
braneux, parsemés de vaisseaux sanguins qui
déposent par exhalation dans leur cavité la liqueur qui y est contenue. Ces grains forment
des vésicules dont le nombre varie sur chaque
ovaire, et qui contiennent une liqueur analogue
à la lymphe, coagulable par l'alcool, les acides,

la chaleur (1) ; elles se changent fréquemment chez les vieilles femmes, en tubercules squirreux. Ces vésicules sont percées d'une ouverture plus ou moins grande, qui s'ouvre dans un filtre secréteur avec lequel elles communiquent de la même manière que ce corps, dont nous allons parler, communique lui-même avec les ramifications les plus fines des artères spermatiques : d'où l'on peut conclure que ces corps sont une continuation de ces artères qui s'y divisent à l'infini, et servent de pédicule aux grains dont il s'agit. Un très-habile anatomiste de Turin (2) s'est assuré que les injections faites avec une dissolution de gomme dans l'alcool, parviennent de l'artère spermatique dans le corps jaune ou glanduleux et dans les vésicules. Ce corps jaune ou glanduleux existe toujours sur les ovaires des adultes (3), mais il est plus ou moins apparent jusqu'à l'époque où ce corps secréteur doit fournir la semence. Il est composé de grains ou lobules parsemés de vaisseaux sanguins et de nerfs,

(1) Cette coagulabilité est due à la combinaison intime de l'azote avec cette liqueur animalisée, c'est-à-dire qui participe de la nature du sang.

(2) M. Ambroise Bertrand.

(3) Sanctorinus, grand anatomiste, en parlant du corps jaune, dit : « *In connubiis maturis ubi eorum corpora gene-* » *rationi apta sunt.... Corpus lutæum perpetuo reperitur.* »

(*Observationum anat., c.* **xi**, s. 14.)

et formé d'une tunique intérieure assez ferme. Sa forme et sa disposition interne varient suivant l'époque de sa maturité : dans les premiers temps, il a la forme d'un paquet globuleux dont l'intérieur paraît être d'un tissu variqueux ; lorsqu'il a acquis le volume d'un pois, il contient dans son centre une cavité pleine de liqueur, cavité qui augmente ainsi que la liqueur qu'elle renferme, dans les mêmes proportions que le corps glanduleux même, jusqu'à ce qu'il soit arrivé à sa maturité parfaite. Alors il s'entr'ouvre par son extrémité supérieure qui regarde la trompe pour y verser goute à goute le liquide secrété. C'est à l'époque de la puberté, et lorsque les sens ont pris leur développement que ces corps remplissent leurs premières fonctions ; c'est alors qu'ils grossissent à leur tour, qu'ils paraissent rougeâtres, et qu'ils renferment dans leur centre la liqueur séminale. Chaque corps glanduleux est ordinairement isolé ; il forme d'abord une protubérance légère qui prend quelquefois la grosseur d'une cerise : quand ce corps est mur, les petits tuyaux qui viennent de chaque grain simple dont la réunion forme la vésicule, en pompent la liqueur pour être perfectionnée dans sa substance. Il faut remarquer que c'est à l'époque de l'imprégnation ou de la fécondation des femelles, que ces corps agissent

avec toute leur force; ils sont les vrais provoca-
teurs des jouissances du sexe, et quand ils deviennent trop volumineux, ou qu'ils prennent
une végétation trop active, ils font naître la fureur utérine, maladie de certaines femmes. Ils
sont en général très-développés chez celles qui
abusent des plaisirs de l'amour, ou qui les remplacent par des jouissances solitaires. Par une
raison contraire, ils sont très - peu visibles ,
(comme nous l'avons déjà remarqué) chez les
jeunes filles ou les femmes qui ont eu peu commerce avec les hommes. La secrétion de ces
corps est terminée quand la vésicule ne leur
fournit plus de liqueur, et cela arrive ordinairement quand la conception est achevée. Alors
ces corps se déssèchent, se flétrissent et laissent
à leur place une petite cicatrice produite par
l'affaissement de ses membranes. Les ovaires des
femmes ne demeurent pas pour cela sans activité : d'autres corps glanduleux se développent
et y germent constamment; ils fournissent une
continuelle secrétion de liqueur séminale, quoique moins considérable qu'aux époques que nous
venons d'indiquer. Dans les animaux à double
matrice comme les rongeurs (rats, lapins), on
trouve toujours sur chaque ovaire les cicatrices
en nombre égal à celui des fœtus contenus dans
la matrice correspondante, ce qui confirme ce

que nous venons de dire, concernant l'époque de la maturité de ces corps. Cependant ils peuvent se développer avec une surprenante activité, par des circonstances particulières autres que celles que nous avons indiquées; c'est ce qui donne lieu aux fréquentes maladies des ovaires.

Nous avons déjà dit que les artères spermatiques apportaient aux ovaires le sang nécessaire à la secrétion qu'ils doivent opérer : des observations anatomiques ont fait reconnaître que chez les femmes qui, depuis long-temps ont vécu dans la continence, les artères spermatiques contiennent de la semence, et que le sang de ces vaisseaux a une couleur blanchâtre, ce qui a également lieu chez l'homme dans des circonstances semblables (1).

L'excédent du sang fourni par ces artères,

______

(1) Fernel, en parlant de ces vaisseaux dit : « *Nam fœmi-* » *nis quæ diutiùs a coitu sibi temperarunt dissectis, in vasis* » *semen, circumfluere, idque jam albescere, conspicitur,* » *æque ac in maribus viduis et iis quæ diutiùs veneris stu-* » *dia intermiserunt ut per insomnia, ita obscœnarum par-* » *tium titillatione copiosissimum capissionumque semen* » *erumpit. Quæ cum integra sensum fides affirmet, non aliun-* » *de rationes petendæ sunt, quibus doceatur, semen in mulie-* » *rum vasis haberi, idque concubitus magnâ voluptate pro-* » *fundi.* » (Liv. vii, chap. vi, p. 177.)

est repris par les veines qui les accompagnent ; ces veines, au sortir de ces filtres, forment des anastomoses et des plexus qui se portent à la matrice et au vagin, comme pour retarder le cours de ce fluide dans les lieux de sa secrétion ; elles ont la même origine que les artères, et sont principalement fournies par les spermatiques et les hypogastriques : les premières, semblables à celles de l'homme, se répandent sur les ovaires, les trompes de fallope et même la matrice ; les autres le distribuent plus particulièrement à cet organe et au vagin par des branches latérales qui viennent s'ouvrir au fond de ce viscère, dans les veines qui s'y trouvent pour fournir le sang menstruel. Enfin les veines, comme les artères, ont la même marche que chez l'homme, seulement elles sont plus flexueuses (1), et au lieu de sortir du ventre, elles se glissent derrière le péritoine jusqu'aux ovaires, où se rend le plus grand nombre de leurs rameaux. Ces dispositions, sur lesquelles j'ai cru devoir m'arrêter, prouvent que les testicules des deux sexes re-

---

(1) *Fœminæ vasa seminis crebris flexibus atque circuitibus intorta, hanc secus ac in maribus enata : quæ omni si natura non frustra condidit generandi seminis falcultatem simul his attribuit, hujusque causa fabricata sunt.*

(FERNEL , *de Semine fœmin.*, lib. VIII, cap. VI, p. 177.)

çoivent une quantité proportionnelle de sang fourni par des vaisseaux semblables.

On peut donc, d'après tout ce qui vient d'être dit sur la structure et la secrétion de l'ovaire, le définir une glande spermatique, composée de vaisseaux entortillés, repliés les uns sur les autres, qui renferment des vésicules formées de leur entrelacement, ainsi que des corps glanduleux susceptibles de végétation ou de développement, et destinés à la formation et au perfectionnement de la semence.

Il en résulte naturellement que la liqueur contenue dans les testicules des deux sexes, est le produit de la secrétion d'organes analogues, et que, fournie par les mêmes moyens, elle doit avoir des résultats semblables.

L'organisation glanduleuse des ovaires, ainsi que leur secrétion, ne peut donc plus être révoquée en doute, et la femme possède comme l'homme une vraie liqueur prolifique (1).

______

(1) Les expériences de Buffon sur les corps mouvans de la semence de l'homme extraite des vésicules séminales, et les mêmes recherches faites sur celle de la femme, prise des corps glanduleux, prouvent non-seulement l'existence de ces corps dans la liqueur séminale de la femme, mais encore elles démontrent qu'elle renferme des principes analogues à ceux du sperme du mâle. Buffon a également observé que ces corps mou-

On objectera peut-être que la femme n'ayant point, comme l'homme, de réservoir pour la semence, son sperme ne peut être perfectionné, et qu'alors, il ne possède plus les qualités prolifiques : on répond que le sperme de la femme acquiert ses qualités prolifiques dans le corps glanduleux, qui le filtre dans les trompes, où il séjourne, comme le sperme du mâle séjourne dans les vésicules séminales. La structure et l'organisation de ces conduits expliquent leurs usages; en effet, les trompes sont des conduits tortueux qui naissent du fond de la matrice, et tiennent aux ovaires par une partie du ligament large qui les enveloppe, ainsi que leur morceau frangé. Ces conduits ont une structure vasculeuse et nerveuse, ils sont bosselés dans leur longueur, sont d'abord très-étroits, s'élargissent à mesure qu'ils s'éloignent de ce viscère, en sorte que dans l'endroit où ils sont le plus dilatés, on pourrait y introduire l'extrémité du petit doigt; on y rencontre des cellules qui sont plus particulièrement visibles dans les animaux, et qui renferment la liqueur séminale; ils se rétrécissent après pour s'évaser de nouveau,

vans n'existaient ni dans la liqueur de l'épididyme, ni dans celle du testicule de l'homme, et que les vésicules de l'ovaire ne les contenaient pas davantage.

et former le pavillon. On conçoit aisément que ces dispositions doivent les faire considérer comme de vrais canaux déférens, lorsqu'en même temps ils doivent être regardés comme congénères des vésicules séminales, sinon comme vaisseaux secréteurs, au moins comme organes conservateurs. Il est d'ailleurs certain que, si la semence de la femme ne possédait pas toutes ses qualités prolifiques au sortir des corps glanduleux, comme nous l'avons démontré, on pourrait dire que le séjour que fait cette liqueur dans les conduits de fallope, achève sa composition de la même manière que la semence de l'homme achève de se perfectionner dans les vésicules séminales, et ce qui confirme ce parallélisme de fonctions, c'est la structure analogue de ces deux organes; analogie qui peut même se rapporter aux vaisseaux qu'ils reçoivent. Si l'on considère le mouvement péristaltique dont ces conduits sont particulièrement doués, on ne pourra méconnaître qu'ils sont de vrais canaux éjaculateurs (1). Marchettus

(1) *Tempore fervidi coïtus, influxu copioso sanguinis atque spirituum eriguntur tubæ fallopianæ, et motu naturali, orificia libera, ope fimbriarum sive laciniarum muscularium, ovariis applicantur, genituram prolificam transmittunt, et ad uterum deferunt.* (HEISTER.

rapporte qu'il a trouvé chez plusieurs femmes, les testicules, leurs conduits et les trompes tellement confondus, que le tout ne paraissait former qu'une masse charnue (1). Les observations de Fallope et de Graff, qui disent avoir trouvé des fœtus dans les conduits, viennent encore à l'appui de nos assertions. D'ailleurs ce qui complète l'analogie qu'ont ces réservoirs avec les vésicules séminales, c'est qu'ils occupent chez la femme, ainsi que la matrice dont ils paraissent une dépendance, la même place que les vésicules séminales occupent chez l'homme. Nous avons fait connaître les organes secréteurs de la liqueur séminale de la femme; nous avons désigné ses réservoirs : nous nous croyons donc suffisamment autorisés à regarder comme non équivoque chez le sexe, le véritable produit de la secrétion des vaisseaux spermatiques (2).

(1) *Vidi in muliere testes cum ligamentis et tubis ita implicitos, ut veluti, sine distinctione, una massa carnea videretur.* (Marchettus.)

(2) « *Conferre autem semen mulierum ad generationem exinde demonstratur, quod post coïtum, si quidem mulier bene conceptura sit, semen ab utroque teste, emissum profluat.*) » (Bartholini, *Anatom.*, p. 259.)

ARTICLE IX.

Du principe vital, et de ses différens modes.

Comment s'anime cet être aussitôt qu'il est formé, et quel est le principe qui lui donne la vie? Ce principe, dont nous ne connaissons pas la nature, et qui ne peut être constaté que par ses effets, est combiné avec tous les corps, et ce n'est que par leur *décomposition* qu'on peut l'extraire et l'obtenir; il fait le quart de l'atmosphère, où il est toujours mêlé et altéré; il oxide les corps combustibles, est un des principes de l'eau, et entretient la vie des animaux en servant à leur respiration; il est le principal moteur de l'animation des corps organisés; il est enfin l'agent général des opérations de la nature.

On peut le définir la puissance qui fait exister les corps, dont la matière fait la base. Il peut se manifester de différentes manières, et produire dans les corps diverses modifications, suivant sa combinaison plus ou moins parfaite avec eux, ou suivant ses rapports plus ou moins intimes avec leur nature. C'est ainsi qu'il peut exister dans les corps organisés de manière à ne faire constater sa présence que par leur conservation et en s'opposant à leur dissolution; il entretient alors une vie purement végétative; ou organique, mais si un stimulant proportionné à sa force le met en mouvement, il se développe et se rend sensible à différens dégrés: c'est ainsi qu'il détermine les différentes parties de la chaîne organisée. C'est dans cette circonstance que l'affinité, en opérant le rapprochement des particules qui composent le principe de vie, met ce principe en action, et développe toute la force qui constitue sa nature. C'est de la force de ce principe, ou de sa réaction plus ou moins proportionnée à l'action constante et délétère des agens extérieurs, que dépendent la santé et la constitution des différens âges. Quoique ces forces ne puissent pas tomber sous nos sens, puisque nous ne pouvons les reconnaître que par leurs résultats, que d'ailleurs elles ne nous intéressent que par leurs effets, il ne s'en suit pas moins qu'elles sont nécessaires au principe qui anime la nature, et qu'elles se prêtent un mutuel secours qu'elles combinent d'une manière inverse, pour instituer la vie comme pour la maintenir.

C'est par leur accord réciproque et leurs efforts réunis en sens inverse qu'elles forment ce principe ou le germe qui institue la vie. Nous ne pouvons conséquemment connaître ce principe que par les forces qui le composent ou par les effets qu'il manifeste. Nous entrerons à cet égard dans tous les détails qu'exige l'importance du sujet.

COMPOSITION DES FORCES VITALES ET ORGANIQUES (1).

De l'action réciproque ou inverse de ces forces pour la formation du sang rouge, du sang noir et du chyle (2) ;

Ces deux forces de nutrition et de reproduction réunies ou combinées en sens inverse, constituent les forces vitales et organiques; *elles composent aussi* le sperme : *celui-ci est donc le produit de la combinaison inverse de ces forces;*

Le sperme est, *d'après cela,* le germe de la reproduction;

De son mode d'action et de développement dans la formation du fœtus humain.

Les êtres vivans n'existent et ne se reproduisent que par une succession continuelle de créations et de destructions, ou de compositions et

(1) Voyez l'*Addition* à la fin de l'ouvrage.

(2) Le sang noir et le chyle sont les produits de la force de nutrition : ils constituent les principes inverses de la force de reproduction.

Le sang rouge est le produit du fluide nerveux, *principe de la force de reproduction;* et de l'air, *principe de la force de nutrition.* Il est le produit de deux forces inverses entre elles, comme les premières.

La somme des produits du sang rouge est donc égale à celle

de décompositions. Tout s'enchaîne et se lie dans ces deux ordres de facultés inverses, ce qui doit être ainsi, puisque les mêmes substances qui nous nourrissent sont aussi celles qui fournissent au sang les élémens ou les germes de la reproduction. La vie s'institue et se maintient par une série permanente d'assimilations et de désassimilations.

Ces assimilations et désassimilations constantes sont indispensables pour s'opposer à notre destruction ; tout ce qui nous entoure, tend à cette fin ; tous les corps qui nous environnent, exercent sur le nôtre une action continuelle, à laquelle nous succomberions bientôt, si nous ne portions en nous un principe permanent de réaction ; cette réaction s'opère par la nutrition et la reproduction. La vie se soutient par la première de ces fonctions ; elle se perpétue par la seconde. La nutrition et la reproduction sont donc deux modes de réactions qui maintiennent l'existence, de la même manière qu'elles la renouvellent. Ce sont deux forces intérieures dont la réaction est constante et réciproque, comme les effets qu'elles produisent sont inverses. En effet, la première donne au sang pour nous nourrir, ce que la seconde lui enlève pour nous re-

du sang noir et du chyle, c'est de là que naît l'équilibre qui maintient ces deux forces réunies ou combinées.

produire, ces deux forces opposées doivent se combiner en sens inverse pour organiser le fœtus, puisqu'il ne peut être formé que par leur concours : elles doivent nécessairement avoir acquis toute la force qui leur est propre pour composer le mécanisme de la vie.

Les combinaisons qui en résultent, ne peuvent avoir lieu sans un système d'action ou de réaction permanentes, analogues au principe qui les détermine, c'est-à-dire sans un mouvement constant de la matière tendant à l'assimilation, ce qui suppose l'action de forces inverses et essentielles à l'organisation, dont la nutrition et la reproduction sont les effets ou les produits. On conçoit aisément que ces forces agissent constamment vers le but de la nature, qui est la reproduction, et qu'elles doivent, à cet effet, se perfectionner dans le corps de chaque individu. On conçoit de même qu'elles doivent parcourir un certain espace pour arriver à cet état de perfection, qu'elles doivent avoir des points fixes d'où elles partent pour remplir cette fin, et d'autres points fixes où elles arrivent quand elles sont perfectionnées.

Les points fixes de départ sont déterminés par les organes secréteurs qui fournissent les diverses parties qui composent le sang artériel, dont le sperme est le produit. Ils ont leur source dans les matériaux immédiats qui constituent chacune des parties du sang, et résultent du travail des organes chargés de leur élaboration ou de leur dépuration.

En conséquence, les points fixes qui composent le sang rouge sont formés par les radicaux qui constituent ses principes immédiats : le poumon est le foyer de leur combinaison ; les substances alimentaires et l'air en fournissent les matériaux ; les radicaux de ces substances en sont les principes : leur réunion constitue la *partie rouge* du sang artériel ; cette partie est donc composée d'une partie vitale, dont l'air fournit les principes, et d'une partie animale ou nerveuse par les radicaux ou les principes les plus simples des substances alimentaires : la suite en donnera la conviction.

Les points fixes qui forment la deuxième partie de ce fluide, ou sa partie concrète, sont produits par les organes qui fournissent les principes qui la constituent. Les substances végétales en renferment les matériaux, que le système artériel dispose en partie concrète, en dégageant l'hydrogène et le carbone qui surabondent dans ces matières, dont l'estomac a rompu l'agrégation par la dissolution des matériaux immédiats qui constituent leur nature.

Au moyen de la soustraction de ces principes élémentaires et simples comme l'air, la partie concrète des substances végétales se rapproche et se condense par le travail du système artériel, dont le système lacté est la continuation, pour nourrir et régénérer les organes du sentiment, du mouvement et de la vie de toutes nos parties, lorsqu'en même temps la partie secrétée sert aux usages les plus importans de la vie, comme la suite le fera connaître. La partie concrète du sang (*qui est un produit végétal et organique*) est ainsi disposée et destinée à composer la partie animale ou nerveuse de ce fluide pour régénérer les organes de cette vie, par la raison qu'il nourrit ces mêmes organes au moyen de l'hydrogène et du carbone, produits des composés végétaux. Ces principes circulent dans les canaux conducteurs de la sensibilité (*la suite en donnera la preuve*), pour y déterminer l'harmonie d'action et faciliter les vibrations qui doivent faire germer et développer les facultés intellectuelles, dont ces principes sont les moteurs, comme ces organes en sont les agens. La partie concrète du chyle (*produit organique et végétal*) forme donc la partie animale, sensitive ou nerveuse du sang artériel (*deuxième partie du sang*). Ces deux propositions se lient naturellement ; elles dérivent du même principe, puisqu'il est généralement reconnu que les moyens qui nous nourrissent agissent en sens inverse pour nous reproduire.

Les points fixes qui composent la troisième partie du sang artériel sont ceux qui fournissent ou secrètent la lymphe; elle est le produit de la dépuration du sang noir par le foie, et est l'extrait des substances animales. La partie lymphatique du sang est donc un produit animal qui fournit à la nutrition des organes du bas-ventre. C'est au moyen de ces matériaux que le sang fournit le principe qui organise les dépendances du fœtus (*partie fluide du sang artériel, troisième partie de ce fluide*).

On voit que le sang renferme une partie vitale, une partie animale et une partie organique, lesquelles parties sont distinctes l'une de l'autre, et sont secrétées ou fournies par des organes opposés. Ces trois parties composent par leur union le sang artériel; il est donc le résultat de la combinaison de principes inverses entre eux, secretés ou fournis par des organes opposés. C'est pour cette raison que les forces vitales et organiques sont renfermées dans le sang artériel. Ce fluide vit par sa nature; il jouit d'une force vitale reproductive; le sperme, qui est son extrait, possède les mêmes facultés : nous prouverons ce que nous ne faisons qu'énoncer ici.

Des produits inverses composent donc le sang artériel; ils sont les effets des forces opposées qui constituent les trois parties de ce fluide : la première, ou la force vitale, se compose au moyen de l'air et du fluide animal ou nerveux (*produit des substances végétales*) : elle est le résultat de la première nutrition, et qui a pour pro-

duit le sang rouge ou la partie rouge du sang artériel. La deuxième, ou la force animale, se compose au moyen du chyle (*extrait végétal et orga-*
nique); elle est le produit de la deuxième nutrition et forme la partie concrète du sang. La
troisième, ou la force organique, se compose
de la lymphe (*produit animal*), qui résulte de la
troisième nutrition, ou de celle au moyen de laquelle le sang nourrit les organes de sa substance.
Le sperme est le résultat de la combinaison de
ces trois parties du sang artériel; il est donc le
point fixe de départ des diverses parties du sang,
et le produit de leur combinaison, c'est-à-dire
l'état de perfection du sang, dans le but de la reproduction. La suite développera ces diverses
propositions.

Les points fixes d'arrivée sont ceux de la régénération du sang dans l'utérus, c'est-à-dire la
transformation du sperme dans les diverses parties du sang artériel, ou sa nouvelle apparition
sous la forme primitive, qu'il a perdue, en subis-
sant diverses combinaisons pour devenir le germe de la reproduction.

Ces différentes transformations changent ses
qualités et la proportion de ses principes. Mais
en perdant les élémens nouveaux avec lesquels
il s'est combiné, il retourne à l'état primitif qui
doit le caractériser comme principe de toutes les
substances animales, et qu'il doit nécessairement

reprendre pour organiser l'être aux fonctions vitales duquel il préside dès l'instant de sa formation. Il a donc dès-lors repris sa force propre, qui le met en état de déployer les facultés dont il a besoin pour former l'organisation.

Il fournit les matériaux de toutes les secrétions; il se transforme en sperme par l'action de l'estomac, du système artériel et des organes de la respiration, et il reprend sa nature par l'action de l'utérus; par cette dernière opération, le sperme change de couleur, de forme et de qualité, pour redevenir ce qu'il était. La couleur rouge du sang n'est point, dans les premiers momens, essentielle au fœtus; elle est le produit de l'oxigène dans la respiration, et serait nuisible aux parties délicates qui commencent à se former, et qui seraient torréfiées au lieu de s'accroître si l'action du principe vital n'avait été tempérée par les diverses combinaisons qui ont déterminé la soustraction des parties colorantes de ce fluide; ce qui était nécessaire, puisque, dans les premiers instans de la vie, il faut très-peu d'oxigène pour animer le sang, en raison du petit nombre d'organes qui concourent à l'assimilation, qui est la fonction principale de l'embryon.

La matière nutritive qu'il reçoit étant déjà élaborée, est forcée de séjourner dans les parties où elle s'introduit, tandis que la désassimilation que le sperme subit dans l'utérus, forme la fonction principale de ce viscère dans le but de dégager le sang des principes qui empêchent la vie de se manifester : au moyen de ce dégagement nécessaire pour les produits qui en résultent, et que nous ferons connaître, le sang reparaît avec sa nature pour instituer le premier mouvement de la vie. Cette transformation produit donc l'apparition du sang ou sa régénération, que Harvey appelle *punctum saliens.* Le point qui la détermine, est son point d'arrivée.

Les espaces que ces forces parcourent, sont l'estomac, tout le système artériel dans les deux sexes pour la formation du sperme, et l'utérus lorsque les spermes y ont été déposés. Quand ces forces sont arrivées à leur point fixe, la première, ou la nutrition, a parcouru tout le système artériel pour former le sperme, qui est la perfection du sang dans le but de la reproduction : il est évident que celui-ci (le sperme) doit parcourir à son tour un certain espace pour revenir à son état primitif qui est le sang; il doit se perfectionner de nouveau pour arriver à cet état. Il ne peut y parvenir qu'en changeant de position et en se transportant dans un organe nouveau qui exerce sur lui une action inverse à celle de la première force, et dégage ainsi le principe

vital des élémens qui le modifient; mais pour
que le sang qui doit se régénérer puisse avoir
la force nécessaire pour donner l'existence,
comme il en jouit pour la maintenir, il faut qu'il
parcoure un espace à peu près semblable à celui de la force de nutrition ou de l'estomac, puisque, dans le cercle qu'il doit décrire, il doit perdre ce qu'il a reçu de cette dernière force; il
faut donc que l'organe chargé d'enlever au
sperme le produit du chyle, soit pourvu de facultés inverses à celles de l'estomac (1). Ce ne
peut donc être que l'utérus, puisque le système
artériel a employé toute son action pour organiser le sperme.

En effet, ce viscère détermine la première secrétion qui sépare les principes organiques du
sperme, d'avec le principe vital, qui reparaît
aussitôt sous sa forme naturelle, et avec sa force

(1) Les rapports réciproques ou sympathiques de l'utérus et
de l'estomac sont alors principalement remarquables, et sont
déterminés par cette action et réaction brusques des principes
inverses sur lesquels l'utérus réagit avec une force extraordinaire, pour séparer les principes organiques qui doivent former les membranes, les eaux et le placenta, de ceux qu'il approprie à sa propre substance pour corroborer sa force animale, et dégager par ce même mécanisme le principe de vie
qui est de nature animale comme son moteur. Les liaisons intimes qui unissent ces deux viscères se font reconnaitre par la

propre, c'est-à-dire avec la vie qui constitue sa nature.

L'utérus opère ce changement par la volatilisation qu'il exerce en vertu de la force de reproduction ou de désassimilation qui lui est essentielle, et que nous nommerons force de recrétion, en opposition à celle du système artériel, qui forme le sang, et que nous appellerons force d'accrétion. Ces forces inverses

réaction vive que cette transformation du sperme en sang fait subir sympathiquement à l'estomac, qui la manifeste par des appétits irréguliers, des nausées, des vomissemens, et d'autres symptômes qui sont autant de probabilités de grossesse. La nature des sensations intérieures et extérieures, des affections, des penchans, change ordinairement chez les femmes à cette époque. Le système nerveux, foyer principal des sympathies, est surtout affecté dans ces fortes réactions de l'utérus : les altérations qui en résultent se manifestent souvent par le désordre et le trouble des fonctions nerveuses. Les affections spasmodiques sont assez fréquentes dans les premiers temps de la grossesse ; elles indiquent la forte réaction de l'utérus pour faciliter les diverses secrétions qu'il fait exercer à l'embryon pour opérer le développement de ses organes; elles durent ordinairement jusqu'à l'époque où les secrétions essentielles sont en action, c'est-à-dire où les principaux organes ont manifesté leur vitalité, ou leur apparition ; cet état est surtout le résultat de l'exaltation propre de l'utérus : il dure jusqu'à ce que le placenta soit formé, en raison de l'intime liaison et connexion de ces organes, et de leurs rapports essentiels et sympathiques.

sont les effets de la nutrition et de la reproduction (1) ; elles exercent des combinaisons d'où
résultent des facultés organiques dont l'ensemble
compose l'organisation.

(1) J'appelle accrétion tout acte d'assimilation ou de nutrition : j'appelle recrétion tout acte inverse de désassimilation
ou de reproduction.

L'accrétion est *organique* ou *animale*.

L'accrétion organique s'exerce dans toute l'étendue du système circulatoire artériel, pour la formation du sperme par
le sang, au moyen de la troisième nutrition, par laquelle le
sang nourrit les organes. Quoique ce fluide soit le principe
primitif des substances animales et végétales, comme la suite
le prouvera, il doit être considéré ici comme principe organique, puisque, par la formation du sperme, il devient le
principe de la vie et le moteur de l'organisation.

L'accrétion animale se subdivise nécessairement en deux
espèces, en raison des substances qui nous nourrissent.

$$\text{Elle est donc ou} \begin{cases} animale \text{ proprement dite.} \\ végétale. \end{cases}$$

La première s'exerce seulement dans l'étendue du système artériel pour le renouvellement du sang par le
chyle, qui est le produit des substances animales ; celles-
ci s'incorporent et se convertissent dans la nature du
sang, par la voie du système artériel qu'elles parcourent
pour s'animaliser, ou acquérir la nature de ce fluide.
Cette animalisation s'opère par les secrétions qui sont
déterminées au moyen de la deuxième nutrition du sang,
ou de la nutrition vasculaire.

La deuxième, ou *végétale*, s'exerce en sens inverse

Dans l'exercice des fonctions de la vie, il y a
pour le maintien des forces vitales et leur libre

de la première, par la voie du sytème nerveux, dont
le mode d'action est opposé à celui du système artériel ;
les élémens qui la composent sont les produits des substances végétales dans l'état d'hydrogène et de carbone :
c'est-à-dire dans l'état de gaz ou de fluide animal ou
nerveux ; celui-ci s'animalise et se perfectionne à son
tour pour former le sang dans le poumon par le résultat
de la première nutrition qui a pour produits les élémens de l'air. Le fluide animal qui se répand dans le
poumon , se combine avec l'oxigène et l'azote de l'air,
et reconstitue le sang , comme nous le constaterons.

Ces deux forces inverses *d'accrétion* ont des résultats analogues, c'est-à-dire que leurs produits sont organiques ,
puisqu'ils forment le sang et le sperme.

J'appelle recrétion tout acte inverse au premier, c'est-à-
dire qui a pour objet la reproduction ou la désassimilation.

Celle-ci est de deux espèces comme l'accrétion.

Elle est organique ou animale.

La recrétion organique forme les dépendances du fœtus.

La recrétion animale fait reparaître le principe de vie , ou
la vie elle-même.

La recrétion organique et animale s'exercent dans l'utérus
au moyen de la volatilisation du sperme, c'est-à-dire par les
secrétions de cet organe : elles sont produites l'une et l'autre
par la force d'action de ce viscère, qui agit en sens inverse sur
des principes inverses provenant d'organes opposés. Il rétablit les élémens du sperme dans l'ordre inverse à celui dans
lequel ils se trouvent dans le sperme , ou dans les substances
dont ils dérivent.

Nous avons dit que le sperme est composé de deux parties,

développement, un mouvement constant d'action et de réaction qui est produit sur des prin-

dont l'une est un produit organique ou végétal *, qui sert d'enveloppe ou d'écorce au principe de vie qui y est renfermé.

L'utérus agit diversement sur ces produits, qui sont les résultats de la nutrition et de la reproduction, en raison de leur affinité avec le calorique, qui fait reparaître les élémens qui composent le sperme, dans l'ordre inverse dans lequel ils se trouvent dans ce fluide.

Ce viscère porte son influence première sur les parties les plus légères, c'est-à-dire qui reçoivent le plus vite le calorique, parce qu'elles le dégagent avec la même facilité avec laquelle elles l'ont acquise. C'est pour cette raison qu'il s'approprie et qu'il volatilise l'enveloppe spermatique pour se corroborer d'une part, et former en même temps les dépendances du fœtus.

Il ne peut s'emparer du principe de vie, parce que sa résistance est en raison de sa pesanteur que déterminent l'oxigène et l'azote qui le composent, ce qui le fait pénétrer davantage du calorique que l'utérus lui présente ; cette pénétration augmente son poids, et l'empêche de se raréfier autant que les parties spermatiques (composées comme nous le verrons d'hydrogène et de carbone), ce qui force ce principe de vie ou le sang à rester au centre des parties volatilisées où il se fixe en raison de sa pesanteur spécifique.

En conséquence, nous disons qu'aussitôt que les spermes ont été déposés dans l'utérus, le calorique de ce viscère agit d'une manière différente sur ces deux forces inverses, dont il doit résulter des produits opposés.

* Nous ferons connaître que ce produit est végétal et organique.

cipes inverses par des organes opposés. C'est ainsi que l'action du chyle sur le sang, est détruite par

Il volatilise nécessairement les parties susceptibles d'éprouver d'abord son action. Ces parties doivent être les plus légères, les moins imprégnées d'azote et d'oxigène, et nous verrons ailleurs que ces parties sont composées d'hydrogène et de carbone, et qu'elles sont les produits d'un mouvement de fermentation qui détermine un dégagement égal à celui de toutes les secrétions. Elles se condensent aussitôt, parce qu'étant liées avec une quantité relative d'oxigène, elles ont leur vitalité particulière et suffisante pour former des membranes et des eaux.

Les parties intégrantes du sperme sont donc volatilisées en raison de leur pesanteur : c'est pour cette raison qu'elles se séparent nécessairement en deux parties, parce que les molécules qui composent son volume sont inverses (le chyle et le sang) elles diffèrent donc par leur pesanteur et leurs principes. Le principe animal, composé de sang oxigéné, est plus pesant que le principe organique composé d'hydrogène et de carbone qui est le produit de la dissolution des végétaux ou de la partie végétale des substances animales; ce dégagement a lieu dans cette circonstance comme dans toutes les secrétions, mais au lieu de rester sous la forme de fluide aériforme, il se condense, parce qu'il est soumis à un calorique plus considérable, et qu'étant plus fortement raréfié il se condense avec la même force, en raison de la soustraction du calorique qui la volatilise , et dont le principe de vie s'empare avec avidité pour opérer les secrétions qui sont de sa nature.

Ces produits sont opposés par leurs principes , c'est-à-dire que les élémens qui les composent sont disposés ou placés en

la réaction du sang sur le sperme, c'est pour reprendre sa nature que le sang se débarrasse du

sens inverse à celui où ils se trouvaient dans les substances
qui les ont formés, comme ils le sont par la nature des organes
qui les composent; en effet, le sang et le chyle sont deux produits inverses : le premier est principe animal, le second est
produit organique; le premier forme le sang, comme celui-ci
forme le sperme : il est donc le produit d'une force animale et
d'une force organique, principes inverses entre eux, et formés par des organes inverses, puisque l'estomac, organe de
la vie animale, a produit le chyle, et que le système artériel,
force organique, a produit le sperme.

L'utérus doit donc agir d'une manière inverse sur des principes opposés, c'est-à-dire qu'il doit volatiliser, par l'effet de
son calorique, le plus léger de ces produits, tandis qu'il doit
concentrer et condenser en même temps le plus pesant par la
même cause, et c'est précisément ce qui arrive.

Le principe de vie, plus pesant, composé d'azote et d'oxigène, s'imprègne du calorique qui doit développer sa force
vitale; tandis que l'hydrogène et le carbone qui doivent former les dépendances du fœtus, se dégage de ce principe avec
lequel elles ont peu d'affinité pour se condenser presqu'aussitôt. On conçoit que cette action du calorique doit être réciproque et relative aux principes sur lesquels il agit, et qu'en
même temps qu'il se sépare du plus léger de ces principes
qu'il a nécessairement volatilisés d'abord, il pénètre le second. Cette condensation d'un côté pour former les membranes et les eaux, est donc proportionnelle à la concentration
du principe opposé qui, en se condensant en même temps, se
saisit du calorique que le produit organique a laissé. Cette pénétration de calorique détermine la vitalité du principe de vie,

chyle, et qu'il compose le sperme par la force physique du système artériel. Cette même réac-

puisqu'elle fixe la base de l'oxigène dans laquelle réside sa force; la pénétration du calorique avec l'oxigène et l'azote étant très-grande, en raison de l'affinité du principe de vie avec cette force et du degré énorme de caloricité de l'utérus, on conçoit qu'il s'établit un mouvement de fermentation ou de secrétion dans cette liqueur, dès qu'elle est concentrée et dégagée des entraves spermatiques qui empêchaient le principe de vie de se manifester : la raison est qu'il y a toujours dégagement de calorique dans le corps où l'oxigène doit se fixer; ce dégagement se fait au dépend des parties secrétées qui sont comme des produits végétaux ou organiques, dont le sang s'est emparé dans sa seconde nutrition, pour organiser le cerveau, et dont il a continué à s'emparer pendant la troisième nutrition pour former les dépendances du fœtus.

Cette première secrétion du sang est une secrétion animale, puisque le sang a repris dès le moment de son apparition des fonctions organiques. Il produit donc le cerveau au moyen des secrétions inverses à sa nature[*], et analogues au produit animal ou chyle avec lequel il s'est corroboré dans la deuxième nutrition.

On voit que ces produits opposés ont dû se séparer par la volatilisation; on conçoit aussi qu'ayant pu être séparés par le calorique, ils ne peuvent plus se réunir, puisqu'ils sont de nature inverse, et que la même cause qui les a séparés les

---

[*] Le cerveau forme une masse solide, et le sang est fluide.

Paul Zacchia a dit : *Caro nihil aliud est quam sanguis concret.* Quest. légal., pag. 239.

Bordeu appelle le sang de la chair coulante.

tion de principes et d'organes s'exerce pour la transmission de la vie, comme elle a lieu pour la conservation des forces qui l'instituent.

Ces forces se composent et se renouvellent à

tient désunis; c'est pour cette raison qu'ils forment séparément le fœtus et ses dépendances.

C'est de cette manière que la vie s'institue en même temps que se forment les membranes et les eaux; il est naturel que ces parties volatilisées doivent se condenser, puisque la chaleur qu'elles contiennent est absorbée par le principe de vie ou par l'oxigène avide du calorique, qui constitue sa force.

L'action réciproque de principes opposés agit ici pour instituer la vie, comme elle agit pour la maintenir. C'est ce que nous démontrerons.

La vie animale est supérieure au diaphragme (*le cœur et le poumon sont les moteurs des deux forces organique et animale, c'est pour cette raison que ces organes sont placés au centre des deux vies qu'ils dirigent*). Celle-ci est maintenue et déterminée par les forces d'accrétion ; la vie organique est inférieure au diaphragme, et inverse à la première, elle est produite par les forces de récrétion. Ces deux vies ont leur source dans le sang, où réside l'action vitale (*ou le principe de vie*) tandis que la réaction des deux forces particulières, d'accrétion et de récrétion, s'exerce contre ce principe pour maintenir l'équilibre qui doit conserver l'organisation ou la vie, comme l'équilibre de ces mêmes forces doit l'instituer ou la rétablir. L'estomac, qui est un viscère de la vie animale, se trouve placé dans la région organique, parce que le chyle, qui est son produit, est un composé organique inverse à sa nature, et analogue aux végétaux, desquels il est l'extrait, comme celui-ci est inverse à l'organe qu'il doit reproduire, ou au cerveau qu'il doit regénérer et nourrir.

chaque instant, puisque chaque instant les épuise et les détruit : elles sont les produits des forces particulières de nutrition et de reproduction; la première compose le chyle qui après avoir traversé les systèmes artériel et lymphatique, est transmis dans les nerfs où il circule sous la forme de fluide élastique, c'est-à-dire que le chyle parcourt tous ces systèmes, et que, parvenu dans les nerfs', il a acquis l'état radical qui est l'élément primitif des substances alimentaires; la seconde se compose de ce produit qu'elle combine avec l'oxigène de l'air pour former ce sang rouge; composition qui a lieu dans le poumon : c'est dans la substance spongieuse de cet organe que se répandent ces gaz animalisés dont nous parlons, ils y rencontrent l'air atmosphérique qui est de nature analogue, quoique inverse à la leur : ils le décomposent en vertu de la force d'animalisation que les premiers possèdent. La combinaison de ces deux gaz produit un fluide oxigéné permanent, c'est-à-dire le sang rouge, que tous les instans de la vie renouvellent dans le poumon par *l'action chymique de cet organe:* il constitue *le principe de vie*, ou *le germe de la reproduction.*

C'est ce sang rouge qui s'empare de nouveau du chyle pour former le sperme; on aperçoit déjà, et l'on verra très-clairement qu'il est *le seul germe de la reproduction*, parce qu'il est le produit de la force de nutrition ; il est en même temps *le germe de la vie*, parce qu'il est le produit de la décomposition de l'air, et que l'oxigène est le principe radical de l'existence. Pour prendre une idée exacte de la composition ou formation constante du sang dans le poumon, il suffit d'examiner cet organe immédiatement après la mort.

Il y a réaction du sang sur le chyle, lorsque celui-ci forme le sperme, il y a réaction du sang sur le sperme, lorsque le sang reprend sa nature. On conçoit, d'après ce que nous venons de dire, qu'il doit y avoir dans le second cas, comme dans le premier, opposition d'organes et de principes.

Le chyle combiné avec le principe de vie forme le sperme ; il faut donc que ce dernier se débarrasse du chyle pour reprendre sa nature. Lorsqu'il forme le sperme, il rentre constamment dans la masse du sang noir, pour augmenter sa force et s'envelopper de plus en plus de l'écorce spermatique qui doit former les dépendances du fœtus ; lorsque le principe de vie reprend sa nature, le sang fait des efforts inverses pour se dégager de son enveloppe ; il faut pour cela qu'il change d'organe, et que celui-ci soit opposé à ceux qui ont formé le sperme ; il faut aussi pour que ce mécanisme puisse s'exercer, qu'il y ait opposition de principes. En effet, l'utérus est opposé au système artériel qui a formé le sperme, comme le sang qui reprend sa nature est opposé au chyle. On voit évidemment que ces principes sont opposés, et qu'ils doivent produire des résultats inverses. C'est aussi ce qui a lieu; le principe organique du sperme se sépare du sang comme principe animal; ce produit est devenu organique dans le sperme, parce qu'il est le résultat de la troisième nutrition du sang, il est resté organique dans l'utérus pour la formation des membranes et des eaux, parce que l'utérus est un organe de la vie animale, et que le produit du travail d'un organe est toujours inverse à sa nature. L'utérus s'empare donc de ce produit spermatique, tandis que le principe animal ou le principe de vie, dégagé par cette opération, organise le fœtus.

On conçoit que le sang rouge ne pouvant constituer sa nature, ou se reproduire que par ses radicaux, ils doivent nécessairement être réunis dans le sperme (*nous verrons qu'il est composé des mêmes matériaux que le sang*), que le calorique de l'utérus volatilise et sépare au lieu de les réunir, comme cela a lieu par la dissolution des alimens, puisque leurs élémens se combinent avec ceux de l'air pour composer le sang rouge.

Ces radicaux se séparent donc en vertu du mode d'action inverse qu'exerce l'utérus. On conçoit de même qu'une fois séparés ils ne peuvent plus être réunis, puisqu'ils doivent être partagés dans les forces de nutrition et de reproduction. Donc la source de la vie est dans le sang rouge, puisque ses radicaux composent sa nature.

Ces radicaux sont les résultats de la décomposition de l'air dans le poumon, par le moyen du fluide animal ou nerveux : c'est-à-dire que la vie se renouvelle à chaque instant avec le sang qui se compose dans cet organe, puisque nous ne pouvons vivre un instant sans respirer, c'est-à-dire sans absorber l'air qui, pénétrant dans le poumon, y est aussitôt décomposé pour renouveler le sang et maintenir l'existence. Nous développerons ces diverses propositions.

Ce qui confirme que le sang rouge se compose dans le poumon par la combinaison des radicaux qui constituent sa nature, c'est que l'action chimique de cet organe est le seul mode qui puisse produire le sang rouge.

La condensation du principe de vie par le calorique de l'utérus, est une véritable secrétion ; elle se manifeste comme toutes les dépurations animales, par un dégagement d'hydrogène et de carbone, qui est un produit végétal qui constitue un des principes du sperme; ce dégagement spermatique se volatilise et se condense aussitôt pour former les membranes et les eaux dans lesquels nage le fœtus.

Ce dégagement d'hydrogène et de carbone forme l'écorce du principe de vie, ou l'enveloppe spermatique qui renferme la force qui constitue sa nature.

Les parties qui composent le sperme ne peuvent plus se réunir quand elles ont été séparées par une force inverse à celle qui a formé leur combinaison, parce que ses principes sont opposés, et que, lorsqu'ils doivent se séparer, l'organe qui exerce cette fonction est inverse à celui qui a formé leur réunion. La volatilisation du sperme dégage donc le principe de vie de l'enveloppe spermatique qui l'embarrasse, en même temps que l'utérus transforme les produits spermatiques pour organiser les dépendances du fœtus. Nous verrons que ces dépendances sont formées avec les produits des substances végétales.

Nous avons dit que le sperme était composé de deux parties, qui sont les extraits des substances qui nous nourrissent :

La première est *organique*, et compose le sang rouge ou le principe de vie ;

La deuxième est *animale*, produit du chyle.

Ces deux parties sont les résultats de l'accrétion ou de l'assimilation, puisque c'est par la nutrition ou la force d'action de l'estomac et du système artériel que se compose le sperme. Nous avons dit aussi que l'utérus agissait en sens inverse à l'estomac, il en résulte nécessairement que la partie animale du sperme devient partie organique, principe que le sang doit avoir, puisqu'il préside l'organisation qu'il compose, développe et nourrit les organes, tandis que le principe organique ou végétal devient principe animal; et nous verrons, en effet, que la partie végétale ou organique du sperme compose le cerveau, et organise tous les agens du sentiment et du mouvement de nos parties.

Le sperme est un produit du chyle, qui a pour objet la formation du cerveau, puisque c'est par la deuxième nutrition que le sang se corrobore et fortifie sa nature, pour composer ce mécanisme organique qui a pour résultat une production animale ou cérébrale. Nous observons que dans cette circonstance il y a dissemblance d'organes et de principes, pour produire un résultat analogue, quoiqu'inverse à la nature du sang, c'est-à-dire pour organiser le cerveau, ou la deuxième partie de lui-même.

Ces opérations inverses entre elles, s'exercent au moyen de forces opposées; celles de l'utérus, qui est un organe de la vie animale, forment le cerveau comme produit d'une force organique inverse à sa nature, puisqu'elle est le résultat de la deuxième nutrition par laquelle le sang corrobore sa substance; tandis que le principe de vie, comme principe animal ou principe primitif, se reproduit au moyen des forces qui lui sont propres. Il y a opposition de principes pour reconstituer le fœtus et l'organe cérébrale, comme il y a eu opposition d'organes pour former le fœtus et ses dépendances.

On voit que les forces vitales s'exercent en sens inverse par des principes opposés pour former le fœtus et ses dépendances, comme elles s'exercent par des moyens analogues aux premiers pour maintenir l'équilibre des fonctions vitales; il faut donc que ces opérations opposées s'exécutent au moyen de secrétions analogues à celles qui s'exercent dans le corps de chaque individu pour le maintien de la vie. Ce premier mécanisme dans l'utérus est une suite d'action des forces que le sang employait dans le système artériel, puisqu'il les exécute avec les mêmes moyens et avec les mêmes principes opposés entre eux, puisque pour former le sperme il a employé deux forces opposées, l'estomac et le système artériel, comme il emploie deux forces opposées pour organiser le fœtus.

L'utérus commence donc et continue les secrétions au moyen des forces vitales renfermées

dans le sperme et développées par le calorique
de l'utérus, dont le mode d'action inverse a déterminé la vie en changeant ou modifiant en
sens inverse la proportion des élémens du sperme,
c'est-à-dire que l'oxigène et l'azote se trouvant
en liberté par le dégagement de l'hydrogène et
du carbone employés à la formation des dépendances du fœtus, ces élémens doivent se rapprocher, puisque c'est par ce moyen que leurs
bases solidifiables acquièrent la vitalité qu'elles
manifestent au moyen des forces qui sont de
leur nature; ainsi, c'est par une série non in-
terrompue de secrétions, que la vie se reproduit
de la même manière qu'elle se maintient; le
sperme n'a donc changé que de mode d'influence en changeant d'organes. Etant dans ses
canaux, il recevait sans cesse l'influence organique du sang; il reçoit, en sens inverse, l'influence animale de l'utérus, dès qu'il est déposé
dans cet organe. Le premier mouvement du principe de vie s'exerce au moyen de ses propres
forces qu'il emploie à régénérer la seconde partie de lui-même.

C'est par le sang que le cerveau se reproduit (1), parce que c'est le sang qui lui trans-

(1) Comme nous le démontrerons ailleurs. Les physiologistes admettent, avec raison, trois modes de nutrition ; mais
ils ne reconnaissent que deux modes par lesquels le sang se

met ses moyens de nutrition par la voie du fluide animal ou nerveux, et qu'il est reconnu que les moyens qui nous nourrissent, sont aussi ceux qui nous reproduisent. C'est donc le sang qui fournit les principes de nos sensations; c'est lui qui distribue au moteur de l'entendement la force et l'énergie, comme il donne au corps le mouvement et la vie : la constitution physique et morale

renouvelle en raison des deux parties solides et fluides qui composent nos organes.

Ils auraient sans doute reconnu qu'il y a autant de modes par lesquels le sang se régénère, qu'il y a de modes par lesquels il nourrit les organes, s'ils avaient recherché le mode qui compose le sang rouge. Je prouverai dans un autre moment que le sang rouge ne se renouvelle ni par le chyle, ni par la lymphe; que le chyle compose le sperme et le sang par une affinité d'aggrégation (ou physique) qui tient les molécules du chyle unis aux molécules du sang; mais, pour que ce fluide puisse se composer par ses radicaux, il est nécessaire que ceux-ci soient réunis par une affinité chimique, comme cela a lieu par la combinaison du fluide animal ou de l'hydrogène et du carbone avec l'oxigène et l'azote de l'air; c'est avec ces principes combinés que le sang rouge constitue sa nature, en conservant l'état gazeux des radicaux qui le composent; c'est par ce moyen que la nature répare les pertes continuelles que la formation du sperme, la secrétion des fluides, ainsi que la nutrition des organes, lui font constamment éprouver. Ce qui prouve aussi que le chyle ne compose ni le sang noir ni la lymphe, c'est que le premier ne forme le sang rouge que lorsqu'il est sous forme de fluide animal, et que le sang rouge ne se com-

réside dans le sang, il est la source de la vie qu'il maintient par les lois au moyen desquelles il la donne. Le premier point qui commence l'existence, détermine la force des secrétions de ce fluide qu'il continue sans interruption, et qui n'ont pas été interrompues un instant pendant la transmission du sperme dans l'utérus, la dernière secrétion du sang sur le sperme était organique, à la sortie de ce liquide hors des canaux qui le renferment; la première se-

pose que par la première nutrition; ce n'est que par la deuxième nutrition qu'il nourrit le cerveau par le mélange du chyle avec le sang rouge; qu'enfin, il ne forme les dépendances du fœtus qu'au moyen de la troisième nutrition; c'est-à-dire avec le sang noir. Le chyle ne prend jamais la couleur ni la qualité du sang; quand il organise le cerveau, il conserve sa couleur primitive; quand il forme le sperme, il conserve encore sa couleur et sa qualité.

On peut en dire autant des liquides que les vaisseaux lymphatiques font rentrer dans le système artériel; ces liquides servent aux diverses secrétions de même qualité que le sang doit fournir, et c'est parce qu'ils ne peuvent pas s'unir à lui qu'ils sont destinés à ces usages; aussi sont-ils séparés de sa masse aussitôt que le sang ne circule plus; c'est par leur moyen que le sang se rafraîchit et se dépure. Nous nous occuperons plus particulièrement de ce sujet, duquel résulte le phénomène le plus important de la vie, puisque c'est par ces ressorts cachés et invisibles que ses forces se composent, que le sang rouge se forme, et que le germe de la reproduction s'organise. (Voyez l'*errata*.)

crétion inverse dans l'utérus est une secrétion animale, puisqu'elle reproduit le principe de vie ou le sang, comme principe primitif des substances animales. Le sang, en circulant sur lui-même, vit par sa nature, il fournit sans cesse à la nutrition de toutes nos parties, par les mêmes moyens qu'il emploie pour se régénérer, ou pour organiser le germe de la reproduction.

Il nourrit et forme le cerveau de sa substance, avant qu'il ne songe aux autres organes qu'il alimente au moyen de la troisième nutrition; c'est par le chyle qu'il développe les derniers et qu'il forme le sperme, c'est au moyen du fluide animal et de l'air qui est un produit de la première nutrition qu'il se régénère, et qu'il forme le sang rouge qui compose le germe du fœtus.

Lorsque cette liqueur est renfermée dans ses canaux, ses parties constituantes restent mêlées en raison de l'équilibre et de l'expansion que la chaleur uniforme et constante communique aux liqueurs qui subissent un mouvement de circulation. On conçoit que tant que le sperme est sous l'influence des organes qui le contiennent, il n'a que la force d'assimilation qui lui est nécessaire pour rentrer dans la masse du sang; mais pour que le sang soit en état de se reconstituer dans sa nature, il lui faut une force nouvelle par laquelle il puisse exercer une réaction suffisante pour séparer le principe de vie (*ou les forces vitales*) des parties organiques ou spermatiques.

C'est-à-dire qu'il faut au sperme une force nouvelle pour dégager le principe de vie du fluide animal ou nerveux qu'il a acquis par la première nutrition, et qui s'unit avec les radicaux de l'air, pour renouveler le sang dans le poumon. Ces deux forces particulières réunies par ce mécanisme, forment le principe de vie, puisqu'elles constituent sa nature de ce fluide, dont la force est dans la combinaison intime qui réunit les radicaux qui le composent; étant réunis, ils ne peuvent plus être séparés par la force de l'animalisation, parce que le sang ne peut plus se décomposer lorsque ses radicaux qui constituent sa nature sont combinés; c'est pour cela qu'il agit dans l'utérus au moyen de forces inverses contre la force qui l'enveloppe, et qui empêche son action.

Le phénomène qui détermine la séparation de ces principes, s'exerce en sens inverse à celui qui les a réunis par la force d'action de l'estomac, du système artériel et du poumon.

Ceci nous explique pourquoi le sang rouge ne se décompose pas (1) par la force du système ar-

(1) Il se divise et se dissout parfaitement dans l'eau, sans laisser aucun résidu qui indique la désunion de ses principes.

tériel. Nous voyons aussi par là que le sang rouge ne peut se constituer dans sa nature ou se renouveler que par la réunion de ses radicaux, en même temps que cela fait connaître comment se compose le germe de la reproduction du fœtus.

Toutes ces conséquences qui dérivent du même principe, nous montrent avec l'évidence de la vérité, que les nerfs contiennent le fluide animal ou nerveux, dont nous nous occuperons plus particulièrement.

Les forces vitales sont contenues dans le sperme comme elles le sont dans le sang rouge; mais pour qu'elles puissent agir pour manifester la vie, il faut nécessairement qu'elles soient dégagées de l'influence de la force de nutrition, de laquelle le sperme est le produit.

Il y a action et réaction constante dans les forces de nutrition et de reproduction pour former le sang rouge, comme il y a action et réaction inverse dans les mêmes forces réunies, pour composer le sperme : dans cette dernière circonstance elles ont été obligées de se réunir pour se perfectionner; il a fallu dans cette fin qu'elles agissent du centre vers les extrémités; étant alors réunies, elles doivent se perfectionner de nouveau pour pouvoir développer ou faire reparaître le principe de vie qu'elles renferment lequel étant excité par le calorique qui le pénètre en sens inverse, c'est-à-dire, qu'il agit des extrémités vers le centre où tendent tous ses efforts, pour instituer la force du cœur qui la distribue de nouveau dans toutes les parties, ou dans celle de nutrition et de reproduction ; ces forces ont été obligées de se réunir pour former le sperme : elles sont donc obligées de se séparer pour former le fœtus et ses dépendances.

On conçoit que le principe de vie qui est le complément des forces vitales, doit croître et végéter du centre vers les extrémités pour rendre aux parties, pour lesquelles il a été formé, la force expansive qu'elles doivent avoir pour retourner de nouveau vers les forces particulières qu'elles doivent reproduire. C'est ainsi que se forment et se continuent les forces qui instituent et qui maintiennent la vie. D'après ces données, il est évident que le sperme renferme les forces réunies de nutrition et de reproduction qui constituent les forces vitales ; *le sperme est donc nécessairement le germe de la reproduction ;* ces forces sont essentiellement opposées, comme le sont leurs produits.

En effet, la force de nutrition et le système artériel produisent le sperme, comme les principes inverses, le fluide animal et l'air, composent le sang rouge. *Celui-ci est essentiellement un gaz comme les principes qui le composent ;* mais il est animalisé dans le poumon, c'est-à-dire qu'il devient fluide permanent, parce que le fluide nerveux est pénétré d'une grande force d'animalisation, par le calorique qui le raréfie.

Le sang rouge est aussi opposé au chyle, que l'estomac l'est au poumon.

On conçoit que ces forces particulières et inverses ayant été séparées par une force supérieure à la leur, c'est-à-dire par la force d'action du calorique de l'utérus (1) qui a développé son énergie sur le principe de vie ou sur le germe, que celui-ci réagit à son tour contre la force organique du sperme, qui est plus légère et plus susceptible de volatilisation, parce qu'elle est moins oxigénée et moins chargée d'azote ; on conçoit, dis-je, que ces deux forces combinées jusqu'alors, sont désunies par une force supérieure, puisque la seconde n'est composée que d'hydrogène et de carbone, et qu'elle doit être

---

(1) L'action de l'utérus est chimique, parce que ce viscère décompose le sang rouge, ou le principe de vie, formé par l'action chimique du poumon et la force physique de l'estomac ; une combinaison chimique ou physique, ne peut être dissoute que par un réactif de nature inverse aux principes sur lesquels il doit agir.

affectée différemment par le calorique qui les pénètre toutes deux.

Il en résulte que celle-ci doit se volatiliser facilement, parce que l'état de gaz est propre à sa nature, tandis que le principe de vie se concentre et se condense par l'effet de la même force qui réagit sur lui en le séparant de la première; c'est pour cette raison que le cerveau occupe la partie supérieure de l'individu, tandis que le cœur en occupe le centre; et comme la particule de sang que le sperme renferme contient la somme des produits partiels de nutrition et de reproduction, qui équivaut à celle des forces vitales, la vie doit nécessairement être instituée dès que ce principe a reparu, puisqu'il renferme la force du cœur dont cette particule est l'extrait(1). Les forces vitales sont donc renfermées dans cette particule qui organise et développe le fœtus.

Ces forces sont concentriques lorsqu'elles forment le fœtus : elles deviennent excentriques dès qu'il est formé, c'est-à-dire qu'elles se partagent et se distribuent dans les points qui doivent organiser les forces de nutrition et de reproduction. Lorsque ces principes maintiennent l'existence, ils agissent essentiellement d'après le mode d'action qui caractérise leur nature, c'est-

______

(1) Nous le prouverons ailleurs.

à-dire que ces forces agissent du centre vers les extrémités pour instituer la vie, tandis qu'elles se séparent et se distribuent des extrémités vers le centre lorsque le fœtus est formé. C'est en raison de cette force concentrique que le sperme se forme et qu'il nourrit les organes ; c'est aussi par la même raison que le fluide animal ou nerveux se combine avec l'oxigène et l'azote de l'air, pour renouveler le sang rouge qui se compose sans cesse dans le poumon. C'est de cette manière que les forces particulières de nutrition et de reproduction maintiennent la vie en conservant dans son intégrité la force organique du cœur qui les met en action.

Le sperme est donc dans un mouvement constant qui appartient à sa nature, et qui est augmenté par le mélange des fluides qui le composent, lorsqu'il est soumis à l'influence de la force d'action de l'utérus.

Dans cette circonstance la force animale de l'utérus réagit contre la force organique du sang rouge que le sperme renferme, parce que celui-ci se trouve dans un organe opposé à sa nature, qui exerce l'action qui lui est propre. L'enveloppe spermatique est donc obligée de se séparer du principe de vie, qui reprend sa nature ; il se débarrasse aussitôt de la force animale par la secrétion du cerveau. Le principe de vie ne conserve que la force organique, par le moyen de laquelle il exerce les forces qui régissent l'organisation.

Nous pensons avoir déterminé dès ce moment comment la vie s'institue. On voit évidemment que le sperme est le germe de la reproduction ; en effet, il végète constamment, soit dans la force de nutrition, soit dans celle de reproduction. Dans le premier cas, le chyle se combine avec le sang rouge pour que ce dernier puisse s'emparer des matériaux qui doivent nourrir et développer le cerveau ; de même que dans le second cas, il reçoit du sang noir ce qui doit servir à former les dépendances du fœtus ; il y a conformité d'action du sang rouge et du chyle dans la première circonstance, de même qu'il y a réaction inverse du sang rouge et du chyle sur le sang noir, lorsque ce dernier se combine avec les premiers pour former le sperme, dans le but d'organiser les dépendances du fœtus.

On peut donc considérer la vie comme l'ensemble des phénomènes qui dépendent des modifications du sang, premier principe de l'existence, par l'effet de ses combinaisons continuelles et infinies.

D'après ces données, dont les lois qui entretiennent la vie ne nous permettent pas de douter, nous pouvons conclure que l'organisation générale des sexes est la même, puisque les divers modes d'accrétions s'opèrent de la même manière dans l'individu mâle et femelle. La femme doit renfermer comme l'homme l'excédent de sa nutrition organique, avec d'autant plus de raison que la reproduction s'opère toujours en raison de la première. Cette matière organique superflue doit être d'une nature semblable chez les deux sexes, puisqu'ils se nourrissent des mêmes substances.

Les matières animales et végétales (1) sont originairement les mêmes ; elles sont composées d'hydrogène, de carbone, d'oxigène et d'azote ; elles ne diffèrent entre elles, que par la propor-

(1) La manière dont les végétaux se nourrissent et se perpétuent est parfaitement analogue aux principes qui constituent leur organisation ; ils s'emparent de l'acide carbonique de l'air, de l'hydrogène de l'eau, de l'azote des matières animales dissoutes dans l'air par suite de la décomposition de ces mêmes substances ; ils s'unissent aux radicaux de ces composés, et ces radicaux sont les principes immédiats de leur organisation, comme ils le sont des matières animales dont les premiers ne diffèrent que par la proportion et le nombre de ces principes remarquables, surtout dans les animaux, par la grande quantité d'azote, parce que le système musculaire qu'il compose principalement, forme dans le corps, une masse relative considérable, et que, pour réparer les grandes pertes des muscles, il fallait un réservoir abondant de l'élément qui caractérise leur tissu.

tion de ces principes. La grande dissemblance qui les distingue provient principalement de la grande quantité d'oxigène et d'azote que renferment les substances animales, ainsi que des combinaisons diverses de ces principes dans les substances végétales. Le caractère essentiel et les divers degrés de l'animalisation dépendent de cette augmentation d'azote et d'oxigène dans une proportion qu'il faudrait connaître pour expliquer le mécanisme intime de l'organisation. L'animation elle-même ne diffère de l'animalisation que par la proportion inverse des principes que le sperme renferme, et que l'action inverse de l'utérus doit replacer dans l'ordre qui convient à leur nature.

La dissolution des substances alimentaires les convertit en fluide animal par la force du système artériel, et en sang rouge par la force opposée ou par celle du poumon. Ces changemens s'opèrent en raison des élémens qui composent ces substances, ou en raison des principes avec lesquels ces substances doivent se combiner; l'air est avide de ces derniers, puisqu'ils constituent sa nature : c'est pour cela qu'ils sont animalisés ou décomposés aussitôt qu'ils sont introduits dans le poumon.

Les élémens végétaux sont surabondans dans le sang; ce sont eux qui fournissent au sang les matériaux de ses sécrétions; c'est pour se débarrasser de l'hydrogène et du carbone qui constituent le composé végétal que le sang opère ses dépurations; elles sont déterminées, parce que le sang ne peut se combiner avec les gaz qui résultent de la décomposition des alimens ; ils sont donc étrangers à sa nature, puisqu'il est lui-même dans l'état de fluide permanent, qualité sans laquelle il ne peut entretenir la vie en raison du genre de vaisseaux qu'il doit parcourir, et des parties avec lesquelles il doit se combiner pour diriger les forces qui maintiennent l'organisation. Les gaz qui sont dégagés des alimens sont donc obligés de parcourir tout le système artériel pour arriver dans les canaux qui conviennent à leur nature.

C'est pour cela que le sang opère ses défécations; elles ont pour résultat uniforme et constant, un dégagement d'hydrogène et de carbone qui sert à des usages essentiels à l'organisation, puisque le sang se renouvelle par leurs moyens, que ce sont ces gaz qui parcourent les cavités nerveuses, pour faciliter les vibrations que doivent exécuter les organes du mouvement et du sentiment qui forment diverses parties qui nous composent.

C'est par le secours des végétaux, ou de leurs

produits, que le sang rouge se combine avec le chyle pour organiser le cerveau et ses dépendances.

C'est enfin par le moyen des végétaux et du dégagement d'hydrogène et de carbone, que produit leur dissolution, que s'opère la fermentation continuelle qui détermine en partie la chaleur du sang, ainsi que les battemens artériels, en même temps qu'il est la source des secrétions constantes de ce fluide.

C'est en passant dans les nerfs que le chyle change d'état; il parcourt leurs canaux sous forme de fluide élastique, et devient ainsi propre à organiser le germe de la reproduction, ou le principe de vie qui compose les forces vitales, c'est-à-dire l'ensemble des forces de nutrition et de reproduction.

En effet, ces forces sont doubles; elles sont composées par l'air et le fluide animal ou nerveux, puisque ces principes organisent, par leur réunion, les forces vitales, ou le sang rouge (1), qui lui-même est le produit des substances qui maintiennent la vie de la même manière qu'elles la renouvellent.

----

(1) C'est un fluide gazeux comme l'air; il est composé du fluide animal ou nerveux : c'est-a-dire de l'hydrogène et du carbone du chyle avec l'oxigène et l'azote de l'atmosphère.

Ce qui le confirme, c'est que le sang rouge composé d'azote, d'hydrogène et de carbone et d'oxigène, dans une proportion considérable, renferme les mêmes principes que les premières; c'est pourquoi celles-ci entretiennent la vie, et que les trois substances dissemblables composées des mêmes principes (*l'air, les alimens et le sang rouge, leur produit*), ne diffèrent l'une de l'autre que par les divers usages qu'elles doivent remplir dans l'organisation, en raison de la nutrition particulière et essentielle à chacune des régions que ces substances doivent pénétrer et nourrir. En effet, l'air maintient le jeu des organes supérieurs au diaphragme, les alimens fournissent les matériaux de nutrition à ceux qui sont inférieurs à ce viscère par le chyle qu'elles distribuent dans le bas-ventre, et les radicaux de ces deux substances (l'air et le chyle) réunis ou combinés, composent le sang rouge qui nourrit et donne sa force à tout le corps.

Tel est le cercle parfait que décrivent ces trois substances, qui se réunissent indispensablement pour nourrir les trois régions qui composent l'organisation, puisque l'air nourrit le poumon, et que le chyle nourrit les organes, et qu'ils se réunissent tous deux pour renouveler le sang et former sa partie la plus précieuse, c'est-à-dire le sang rouge qui est *le principe de vie et le germe de la reproduction*, ou l'ensemble des forces particulières qui, réunies, composent celles qui maintiennent l'organisation et qui sont désignées sous le nom de *forces vitales.*

C'est dans les nerfs que ces forces s'organisent; c'est probablement par continuité de leurs extrémités capillaires que se lient les systèmes artériel et nerveux; elles doivent aussi changer d'état, en entrant dans les nerfs, de la même manière que le sang noir change d'état quand les veines capillaires le déchargent dans le système lymphatique (1). Ce changement du sang noir et du chyle doivent avoir lieu, avec d'autant plus de raison, que l'action nouvelle que doivent remplir ces fluides est opposée à celle qu'il ont exercée jusqu'alors (les nerfs sont *les organes des sensations*); il faut nécessairement aussi que le fluide qu'ils contiennent modifie son état, puisque les canaux qu'il parcourt changent de nature : c'est précisément ce qui a lieu; il se rapproche de son élément primitif, dont il a repris la forme, sans laquelle il ne peut servir aux usages auxquels la nature l'a destiné.

Ce sont donc ces mêmes fluides élastiques

(1) Celle-ci (*la lymphe*) nourrit les fluides de la même manière que le sang rouge nourrit toutes les parties, et que le chyle, partie concrète du sang, nourrit les solides.

(l'hydrogène et le carbone) que le sang a renvoyés de sa masse, qui se représentent dans l'état qui caractérise leur nature, lorsqu'ils rencontrent l'air extérieur dans le poumon.

Ces élémens ne sortent pas du corps, et c'est à tort que l'on a prétendu jusqu'aujourd'hui que le sang exhalait ces mêmes fluides aëriformes pour les expulser par la respiration.

Nous verrons bientôt qu'ils y sont retenus, qu'ils se combinent avec l'air qui se décompose dans le poumon, que c'est par cette nouvelle combinaison que le sang rouge est formé ; le sang n'abandonne pas ainsi la seconde partie de lui-même, puisque cette partie ne s'en sépare que dans l'utérus, où le sang rouge est décomposé, pour que le principe de vie puisse être distribué dans les forces de nutrition et de reproduction, d'après les lois de l'organisation.

Les substances qui nous nourrissent, ne s'incorporent jamais avec nos solides ou fluides, que lorsqu'elles ont acquis un degré de solubilité proportionnel aux parties que leurs principes doivent pénétrer. C'est ainsi que le chyle, qui nourrit le sang, et qui conséquemment se mêle avec lui, ne pourrait convenir à sa nature s'il n'était sous forme fluide, comme le sang l'est lui-même ; il en est de même de la lymphe. Et comme le degré de solubilité des matériaux de la nutrition ne devient l'état radical de ces substances, que lorsqu'elles sont sous leur forme primitive, ou sous la forme d'air, et que ces gaz ne sont rassemblés ou réunis que lorsque ces principes (qui ont parcouru tout le système artériel sous cette forme,) sont introduits dans le système nerveux; d'ailleurs ce n'est que comme fluide élastique (1), que ces principes peuvent

(1) La nature, dans ses transformations diverses, et surtout dans celles qui tiennent à l'économie animale, réduit en gaz tous les principes qui doivent la constituer ou l'organiser.

C'est ainsi que le chyle est gazéifié par l'estomac et les intestins : il se condense en entrant dans les canaux propres; il devient gaz de nouveau dans le grand système circulatoire: ce n'est que sous cette forme qu'il parcourt la masse du sang; il en est de même du sang noir, qui prend dans l'estomac une autre direction que le chyle; c'est sous forme de gaz que celui-ci pénètre dans l'artère coronané stomachique, pour être porté au foie, comme nous l'expliquerons. Ces changemens ou modifications sont faciles à concevoir, puisque la chaleur du sang étant de 32 degrés dans l'homme, et le chyle étant d'une nature inverse à celle du sang, il doit agir sur le chyle avec toute la force de son calorique. Il en résulte que le sperme, qui n'est qu'une transformation du chyle et du sang, est le résultat de la modification qu'il a éprouvée en passant des vaisseaux artériels dans un autre genre de vaisseaux dont le calorique et l'action opposée à celle du système artériel, ont condensé et modifié ses principes pour en composer le sperme.

décomposer l'air de l'oxigène duquel ils s'emparent pour former le sang rouge.

Le contraire arrive quand le chyle passe dans les nerfs sous forme de fluide animal, ce sont les extrémités artérielles capillaires qui s'anatomisent avec les extrémités capillaires nerveuses qui donnent passage aux gaz qui doivent parcourir les canaux nerveux de la même manière que le sang parcourt le système de sa nature. Cette circulation de gaz d'un système dans un autre, est fondée sur ce principe reconnu, qui dit que *la force d'action des artères augmente en raison de leur éloignement du cœur;* cette augmentation d'action a lieu en raison de la caloricité proportionnellement augmentée dans les vaisseaux capillaires; il est donc naturel que le chyle ne peut et ne doit parcourir le système nerveux que sous le mode de fluide élastique, ce qui est d'autant plus vraisemblable que nous ferons connaître ailleurs sur quelles bases ces principes sont établis, en raison des résultats invariables et nécessaires qu'ils déterminent, puisque le principe ou le radical de la vie consiste dans la formation du fluide animal ou nerveux.

De là vient l'axiome : *Corpora non agunt nisi soluta*, que les anciens ont adopté, et dont ils avaient reconnu la vérité, puisqu'ils ont admis le fluide animal ou nerveux, que les modernes s'efforcent en vain de méconnaître.

L'azote, l'hydrogène et le carbone, liés avec une certaine quantité d'oxigène, sont les substances simples qui composent toutes nos parties; la proportion de ces principes, et leurs divers degrés d'oxigénation, constituent la différence entre nos solides et nos fluides, desquels ces principes sont les matériaux immédiats. Le travail constant de la nature dans l'organisation, s'opère au moyen des

On peut conclure que le chyle et la lymphe
ne peuvent composer le sang rouge , puis-

secrétions qui se manifestent sans interruption par un dégagement permanent d'hydrogène et de carbone qui a lieu
pendant la respiration , par la décomposition de l'air atmosphérique ; c'est sans doute à cause de cette volatilisation
constante que l'orifice de l'utérus , qui ne doit rien perdre des
principes que le sperme contient , et qui n'en fait la séparation
que pour des usages relatifs aux doubles fonctions qu'il doit
exercer, se ferme immédiatement après la conception : *iis
quœ utero gerunt, uteri os comprimit.* Hipp., *Aph.* 5, p. 51 ;
car il doit organiser l'embryon et ses dépendances , et terminer l'œuvre de la reproduction par une succession de sécrétions non interrompues dès l'instant même du mélange des
liqueurs ; c'est donc en raison de la dépuration que les spermes éprouvent, par leur volatilisation, et dont le produit doit
servir à la formation des membranes , des eaux et du placenta , que l'utérus ferme son orifice. Sa volatilisation est un
mouvement de secrétion , première opération de l'utérus qui
correspond avec la dernière secrétion qui a eu lieu dans les
organes propres du sperme, et qui s'exerce en sens inverse.

Chaque organe a son mode propre de vitalité, et la surexci-
tation de l'utérus, à l'époque de la conception, ne peut être
méconnue. Ce viscère, qui jouit déjà par sa nature d'une caloricité et d'une force d'action particulière, et supérieure à
celle des autres organes, est alors irrité et enflammé, pour
ainsi dire, par la quantité de sang qui s'y porte, et par l'impression des spermes dont le mode d'action sur ce viscère est
relatif à sa force vitale, et est l'effet d'une sympathie réciproque qui fait développer à cet organe toute l'activité qui lui
est propre.

que celui-ci, pour se reproduire, doit décomposer l'air, et qu'il ne peut exercer ce mécanisme, qu'en lui présentant une surface égale à la sienne, c'est-à-dire, une forme fluide élastique ; et c'est précisément le but de la nature qui a voulu que les substances alimentaires soient réduites en gaz, pour qu'elles puissent s'emparer de l'oxigène de l'air, au moyen duquel se maintient l'existence. Comment la base de ce principe se fixerait-elle dans le sang, sans la combinaison des radicaux au moyen desquels le sang rouge constitue sa nature, puisqu'il ne peut être formé que par leur concours ; ce qui en donne la preuve, c'est que l'action chimique du poumon est indispensable pour maintenir l'action réciproque des principes inverses qui composent ce fluide. En effet, les deux parties opposées (*la partie concrète produit du chyle, et la partie lymphatique produit du sang noir*) sont réunies par une aggrégation physique, c'est-à-dire par la force d'action de l'estomac et du système artériel, tandis que les principes inverses qui composent le sang rouge (*partie gazeuse oxigénée*), sont la la force d'union qui tient ces trois parties combinées entre elles. Cette réaction des principes inverses du sang maintient la force organique du cœur ; elle est la cause du battement artériel, et de l'harmonie parfaite qui règle tous

les ressorts de l'organisation, pour que le mécanisme qui les fait mouvoir soit uniforme. C'est
par l'action du sang rouge que les facultés vitales se développent et se partagent dans les forces particulières, sans lesquelles la vie ne peut
se maintenir ni se reproduire ; la séparation presque subite des trois parties qui composent le sang
dès que ce fluide est sorti de ses canaux, confirme
ce que nous venons d'avancer. Cette séparation,
qui a lieu naturellement par le repos et le ré-
froidissement, prouve que le sang rouge (*ou partie gazeuse*), le sang noir (*ou partie lymphatique*), et le chyle (*partie concrète*), sont composés de principes diversement combinés, ou réunis par des forces inverses, dans des proportions
différentes dans chacune de ces parties; c'est
pour cela que les unes forment les solides, les
autres les fluides, tandis que la première partie
donne la vie aux deux autres, en leur communiquant le sentiment et le mouvement qui constituent sa nature, et qu'elle a puisés dans l'air et
les alimens, puisque les matériaux qui composent
ces deux substances, sont en même temps les
radicaux au moyen desquels le sang rouge se
reproduit et se renouvelle.

L'état gazeux de la partie rouge prouve qu'elle
est le résultat d'une force chimique et inverse
que la nature met en action pour maintenir les

forces combinées de l'organisation, ou pour réagir contre les deux autres parties qui composent la masse de ce fluide. Le sang rouge (1) est donc composé avec les radicaux de l'air et des substances alimentaires. C'est parce que ses parties constituantes sont de nature dissemblable qu'elles sont indécomposables, et qu'elles ne peuvent être désunies que par l'action chimique de l'utérus.

La réaction chimique du sang rouge doit avoir lieu contre l'action physique du chyle et de la lymphe, pour établir l'équilibre dans les trois parties qui constituent cette masse fluide, dans laquelle la putréfaction ferait de continuels ravages par la dissolution très-prompte de ses principes, si le réaction chymique du sang rouge ne les tenait réunies pour conserver la vie qui dépend de leur ensemble.

(1) **M.** le professeur Cuvier dit, pag. 24, tom. 1, *Règne animal:* **Que,** dans ce cas, l'hydrogène et le carbone du sang se mêlent avec l'oxigène de l'air, et qu'il s'exhale avec eux sous forme d'eau et d'acide carbonique ; ce qui n'est pas facile à expliquer d'après les lois qui régissent les corps : elles font connaître que, pour que ceux-ci puissent se dissoudre les uns les autres, ils doivent se trouver dans un degré de solubilité proportionnel, c'est-à-dire que les gaz ne peuvent dissoudre que les gaz ; et en général, c'est ce mode de combinaison que l'art et la nature emploient dans leurs diverses transformations, ou compositions et décompositions. Les corps, pour se

L'air qui a été décomposé par la formation du sang rouge, a abandonné l'hydrogène et le carbone, tandis que ses radicaux concrescibles se sont unis au fluide animal ou nerveux, vers lequel ils sont attirés par le calorique dont celui-ci est pénétré. Le sang rouge est le produit de cette combinaison qui est essentiellement primitive, puisqu'elle y a été composée avec les radicaux mêmes de ce fluide; et, ce qui le prouve, c'est que la nature se sert avec prédilection de ce fluide pour maintenir la vie, et pour composer le germe du fœtus.

Les fluides élastiques de l'air (*l'hydrogène et le carbone*) se trouvant dégagés par suite de la composition du sang rouge, comme la suite le démontrera, cherchent à s'animaliser; c'est pour cela qu'ils décomposent, à leur tour, l'air qu'ils rencontrent.

La nouvelle combinaison qui résulte de ce mélange, n'a pas la force suffisante pour composer le sang rouge; mais elle forme l'eau et l'acide carbonique qui lubrifient et humectent les diverses parties que ces fluides parcourent, pour qu'elles soient en état de recevoir l'air nouveau que le calorique attire sans cesse.

combiner ou s'unir, doivent être réduits dans leurs élémens primitifs; de là l'axiome : *Corpora non agunt nisi soluta.*

Nous n'avons parcouru que très-rapidement la manière dont le fluide nerveux se compose ; nous reviendrons sur ce sujet trop important pour ne pas le considérer sous tous ses rapports.

C'est par des moyens analogues à ceux-ci que l'estomac dissout les substances animales et végétales ; c'est ainsi qu'il rend à ces substances l'état primitif sans lequel elles ne pourraient former de nouvelles liaisons ou combinaisons, qu'elles déterminent par des moyens inverses à ceux qui réunissent les matériaux qui les composent.

Ces parties sont essentiellement constituantes, et forment les principes du sperme (1) ; puisqu'elles sont les produits de l'assimilation, il est nécessaire que la reproduction qui est l'effet opposé à la nutrition (*en ce qu'elle enlève au sang les parties que celle-ci lui donne pour le former et le nourrir*), ramène à la nature du sang le composé qui résulte de la nutrition.

Les mêmes parties que le sperme renferme, doivent reparaître séparément pour nous orga-

(1) *Semen duplex est aquosum leve et ponderosum*, BLUMENBACH , pag. 402 ; *Albam , crassam, partem innatare pellucidæ ;* HEURMANN , t. IV, p. 326. *Pondere alios superat duplo sanguine gravius est, neque ab aqua dissolubile.*

HALLER , *Physiolog.*, tom. VII , pag. 545.

niser, comme elles étaient séparées primitivement dans les substances qui les ont produites.
La reproduction transforme donc le sperme
en deux parties, lesquelles sont nécessairement
les principes des substances qui nous nourrissent et nous reproduisent. Il suit de ce qui
précède, que le sang étant le principe primitif de toutes les substances animales, il est naturel que l'utérus doit transformer les substances
végétales dans les élémens qui les composent,
c'est-à-dire les réunir dans un sens inverse à celui
où elles se trouvaient primitivement dans les
substances d'où elles dérivent; il doit donc réunir l'oxigène et l'azote, c'est-à-dire dégager l'hydrogène et le carbone. C'est ce qui a lieu par la
volatilisation à la suite de laquelle les parties sont
condensées, au lieu d'être dégagées sous forme
de gaz, comme cela a eu lieu par la dissolution
des alimens.

Nous avons dit que le sang rouge composait
le germe ou le principe de la reproduction; en
effet, l'oxigène (1) est le moteur de la vie, mais

(1) L'oxigène est, comme l'on sait, le seul principe qui
puisse entretenir la vie : il est donc aussi le seul qui puisse la
donner; il est éminemment comburant; mais pour qu'il
puisse développer cette propriété, il faut qu'il soit dégagé des
autres principes qui composent le sperme, et c'est ce qui
arrive par la volatilisation qui détermine sa fixation. L'hy-

il ne peut pénétrer dans le corps, pour s'y fixer,
que sous forme solide; il faut donc, pour qu'il

drogène et les autres substances simples sont de même
volatilisées, et ce n'est que sous cette forme qu'elles peu‑
vent agir pour opérer la pénétration réciproque de leur
base dans la nouvelle combinaison qui vient de s'organiser;
c'est alors que l'oxigène, l'azote, le carbone et l'hydrogène se
réunissent dans des proportions dont nous ne connaissons pas
les rapports directs : c'est en raison de leur pesanteur propre
que ces bases se combinent. C'est alors que leur affinité réci‑
proque est mise en mouvement, et que l'action de l'hydrogène
sur l'oxigène développe l'excitation vitale, c'est‑à‑dire que se
fait la transformation du sperme en matière vivante, ce qui
produit un effet analogue, quoique inverse, à celui qui a lieu
pour la transformation du chyle en sang, ou un dégagement
considérable de carbone et d'hydrogène, qui se condensent
pour la formation des membranes, du placenta, lorsqu'en même
temps l'azote, dont la proportion augmente en raison de
cette soustraction, se fixe avec une certaine quantité d'oxi‑
gène pour produire le premier mouvement vital dans la con‑
crétion fibreuse qui vient de s'organiser. On sait que l'azote
est le vrai réservoir de la fibrine du sang, des muscles et
des os; de quelque côté qu'il pénètre dans le corps, il paraît
y rester : c'est sa grande quantité qui détermine la concres‑
cibilité et la plasticité qui résulte de son mélange avec les
bases des substances gazeuses déjà indiquées; il faut donc,
comme il arrive en effet, que ces principes, dont l'ensemble
ou la réunion constitue le sperme, comme elle constitue le
sang, soient volatilisés pour se réunir dans de nouvelles pro‑
portions; c'est ainsi qu'ils changent de qualité, et organisent
de nouveau nos solides et nos fluides.

puisse s'incorporer, qu'il se combine avec un fluide de sa nature, et c'est ce qui a lieu dans le poumon où il compose le sang rouge; il se forme dans cet organe par le moyen du fluide animal ou nerveux et de l'air extérieur, celui-ci s'animalise par cette union, et c'est par ce mécanisme qu'il maintient la vie qu'il renouvelle à chaque instant. On voit que le fluide nerveux animalise (1)

L'excitation qui résulte de ce mélange est d'autant plus aisée à concevoir, que la formation des gaz est indispensable pour le dégagement de l'oxigène et la fixité de sa base qui s'empare du calorique, en même temps qu'elle se place dans le nouveau corps qu'il produit, fixité sans laquelle il n'y a point de vie. C'est pour cette raison qu'il y a toujours dégagement de chaleur dans le corps où l'air vital doit se fixer.

(1) Cette formation de gaz est un mouvement de secrétion par le moyen duquel les substances alimentaires et l'air opèrent leurs défécations pour se rapprocher de plus en plus de l'animalisation, jusqu'à ce que l'animation ou la reproduction, qui est le but de la nature, puisse exercer son pouvoir, ou que la vie puisse s'instituer et se reproduire. Le chyle se dépure, c'est-à-dire que la nutrition des solides a lieu par les défécations de ce fluide; le sang noir se dépure de même. Il opère ses sécrétions au moyen d'un dégagement d'hydrogène et de carbone qui se condense en passant dans le système lymphatique qui les transmet dans la veine sous-clavière gauche; ces fluides se mêlent avec le chyle, et passent dans les nerfs qu'ils parcourent sous forme de fluide élastique. Ces extraits des substances alimentaires concourent également à

l'oxigène pour composer le sang rouge, lequel
combiné avec le chyle et la lymphe, constitue.

former le sang rouge, puisqu'ils parcourent le système nerveux dans l'état de fluide gazeux ou nerveux.

Ces parties, l'hydrogène et le carbone du sang noir, et
l'hydrogène et le carbone du chyle, sont de même nature,
puisqu'elles sont des produits des mêmes substances, c'est-à-
dire des composés végétaux dont les principes sont opposés à ceux des substances animales, comme le sang rouge,
ou la partie gazeuse du sang, l'est elle – même aux parties
concrète et fluide, lesquelles réunies composent le sang,
puisque c'est de la réunion inverse de ces principes combinés avec les radicaux de l'air que se compose le sang
artériel, lequel est aussi opposé au sang veineux que les
vaisseaux qui les renferment, et que le sont les matériaux
dont ils sont les produits ; c'est avec l'air et les radicaux des
substances alimentaires que se compose le sang rouge dans
le poumon. Celui-ci, comme nous le répétons, n'est pas dé-
composable dans le système artériel : il faut qu'il sorte de la
grande circulation pour se perfectionner à son tour, lorsqu'il doit reproduire la vie. C'est de même par un dégagement
d'hydrogène et de carbone qu'il a reçu dans le poumon, qui
lui devient alors surabondant, que le sang rouge se dépure
dans l'utérus, puisque l'oxigène doit reparaître dans toute sa
force pour s'animer ou reproduire l'existence.

C'est donc par une opération inverse à la première que le sang
rouge se dépure dans l'utérus, où il opère ses secrétions, ce
qui est indispensable, puisqu'il ne peut maintenir la vie que
combiné ou animalisé : il ne doit pouvoir la reproduire que
par un mécanisme inverse, c'est-à-dire dégagé de l'influence
de la force de l'animalité; il faut donc qu'il se dégage dans

le germe de la reproduction, c'est-à-dire que, pour conserver la vie, l'oxigène forme union ou combinaison; il faut nécessairement que l'utérus qui remplit une fonction opposée à l'*ani malisation*, puisqu'il détermine l'*animation* des parties animalisées par l'estomac, rende à l'oxigène sa liberté pour qu'il puisse instituer la vie, de la même manière que l'estomac l'a animalisé ou combiné pour la maintenir.

Il faut conséquemment qu'une force supé-

---

l'utérus par un moyen opposé au premier, il faut, dis-je, pour reproduire la vie, que le sang rouge commence le cercle de ses secrétions en sens inverse à celui par lequel il la conserve. On voit que celle-ci se maintient par la formation constante du sang rouge; elle doit donc se reproduire par la décomposition de cette partie gazeuse du sang.

Le sang rouge composé dans le poumon se décompose donc à son tour par la force chymique de l'utérus : il se débarrasse par l'action du calorique de ce viscère, de l'hydrogène et du carbone qu'il a reçus de la force de l'animalisation : il forme ainsi le cerveau et ses dépendances avec cet hydrogène et le carbone, produit de la première nutrition, et avec le chyle produit de la seconde; tandis que par la troisième nutrition, qui s'exerce par la force de reproduction, il organise les dépendances du fœtus. L'atmosphère se dépure de la même manière, en fournissant à l'homme son oxigène et son azote, tandis qu'il fournit les matériaux excédens à la végétation, au moyen de laquelle l'air vital se trouve toujours dans une proportion convenable pour maintenir comme pour reproduire l'existence.

rieure aux forces de nutrition et de reproduction, sépare l'oxigène du fluide animal ou nerveux (*produit de la deuxième nutrition ou du
chyle*), et qu'elle le dégage en même temps de
la force de reproduction ; et comme la force
d'animation est opposée à celle d'animalisation
(*de même que l'estomac l'est à l'utérus*), il faut que
la force qui a été animalisée par l'estomac soit
dégagée totalement par la force inverse, pour que
l'effet opposé, ou l'animation, puisse reparaître
ou se manifester, c'est-à-dire pour que l'oxigène
puisse instituer la vie, comme il doit la maintenir. (*Il ne peut maintenir la vie que combiné
avec le fluide animal ou nerveux : il ne peut la rétablir que dégagé de ce principe.*

Cette séparation de principes ou cette décomposition du sang formé par ses radicaux, est
l'effet de la force d'action de l'utérus; il l'exerce
en vertu d'une force chymique (1) inverse à celle
du système artériel qui a formé le sperme, et
analogue à celle du poumon qui a formé le sang
rouge, il y a donc opposition d'organes pour reproduire la vie, comme il y a opposition de
principes pour la maintenir.

---

(1) Ce qui prouve l'action chymique de l'utérus, c'est l'effet
qu'il produit au moyen de son calorique, supérieur à celui
de la force d'animalisation ou du système artériel, et analogue à celle du poumon.

La force qui détermine cette séparation est nécessairement supérieure à celle du principe de vie, et cette circonstance est la seule qui puisse désunir ses principes, ou séparer l'oxigène des radicaux qui composent le sang rouge, c'est-à-dire dégager l'oxigène des produits des forces combinées de nutrition et de reproduction, qui composent le sperme.

La force supérieure à ces forces particulières est le calorique de l'utérus qui est opposé à la nature du sperme; l'oxigène ayant plus d'affinité avec la grande quantité de calorique que lui présente l'utérus, qu'il n'en a avec le fluide élastique animalisé, avec lequel il s'est combiné dans le poumon pour composer le sang rouge, est obligé de se séparer de l'animalité (*ou du fluide nerveux qui est son produit*) pour devenir principe de l'animation, et instituer ainsi la vie elle-même.

Il faut donc que l'oxigène soit séparé à son tour du fluide animal pour composer le cerveau au moyen du chyle (*produit de la deuxième nutrition*), avec l'hydrogène et le carbone qui faisaient parties constituantes du sang rouge, et qu'il abandonne en raison de la force d'action que le calorique détermine sur ces principes; ce phénomène vital a lieu d'une manière inverse à celle qui a composé le principe de vie.

Nous avons vu que le sperme était composé par

les forces combinées de nutrition et de reproduction, lesquelles constituent les forces vitales; ces mêmes forces ont aussi composé le sang rouge (*l'hydrogène et le carbone du chyle, avec l'oxigène et l'azote de l'air.*) Le sang rouge forme donc nécessairement le principe de vie (*puis qu'il est le résultat de la première nutrition*), lequel combiné avec le chyle par l'effet de la deuxième nutrition, compose l'élément cérébral; tandis que le sperme qui a été produit par la troisième nutrition, pour former l'enveloppe spermatique de ces principes, compose les dépendances du fœtus.

On voit clairement que les trois nutritions composent le sperme : il faut donc qu'il soit le germe de la reproduction.

L'utérus est alors obligé de séparer ces principes, et de désunir les produits de l'animalisation pour organiser le fœtus et ses dépendances.

C'est donc l'oxigène combiné avec le fluide animal qui forme le sang rouge, et qui maintient la vie, comme c'est aussi l'oxigène, dégagé des principes qui en forment un fluide permanent, qui l'institue ou la reproduit.

La force chimique de l'utérus exerce ainsi une force supérieure à la force physique de l'estomac, qui a composé le fluide animal (*lequel est un des radicaux du sang rouge*), et l'animation, qui est l'effet de cette force, est supérieure à celle de l'animalisation, puisque la première donne la vie dont celle-ci dispose les matériaux. C'est pour cette raison que le sang rouge ne se décompose pas, tant qu'il est sous l'influence du grand système circulatoire. Le sang noir (*produit des substances animales*) est seul soumis à l'action de ces organes (1), tandis que le sang

(1) Ceci explique comment l'action chimique de certains principes répandus dans l'air determinent la peste et la fièvre jaune; pourquoi ces émanations subtiles que les vents propagent et amènent d'une région dans une autre, ont une attraction spéciale pour la laine, le coton, les peaux, la soie, etc.; pourquoi elles n'attirent point les métaux, pourquoi elles ont essentiellement leur siége dans le système nerveux; c'est parce qu'elles décomposent la force de nutrition sur laquelle ces émanations exercent toute leur influence, par les principes inverses qui composent leur nature. Ces altérations profondes des organes de la vie animale se manifestent par des vomissemens de sang noir, lesquels indiquent le caractère essentiellement contagieux de ces maladies. Elles n'attaquent pas le sang rouge, parce que les forces qui constituent le principe subtil de la contagion sont chimiques, comme celle qui constitue la nature de ce sang : mais il attaque son principe secondaire, animal ou nerveux.

C'est pour cette raison que la peste ne tue pas subitement comme l'apoplexie foudroyante, parce que, dans celle-ci, le sang rouge est décomposé, et la vie est détruite aussitôt dans sa racine ou dans son principe.

rouge formé par les radicaux des substances alimentaires et de l'air (*pour composer le sang artériel*), reste étranger au mode d'action des organes qui opèrent cette transformation, puisque ces organes sont opposés à sa nature comme ils le sont aux principes qui composent les substances, dont le sang rouge est le produit.

Ces principes sont eux-mêmes opposés à l'air avec lequel ils ne peuvent se combiner pour maintenir l'existence qu'au moyen des substances qui nous nourrissent, puisqu'elles produisent le fluide animal qui, réunis à l'air, constitue la nature du principe qui nous donne la vie.

Il est évident que tant que le sang rouge se trouve sous le pouvoir de la force qui l'a constitué, il ne peut se décomposer par l'action du système artériel. Il est aussi évident que le sang rouge doit subir l'influence de la force de reproduction dès qu'il est transmis dans l'organe qui la dirige, et qu'il y est placé sous les conditions favorables à son développement, c'est-à-dire sous les conditions nécessaires pour instituer la vie.

Il faut donc que l'oxigène qui la maintient, comme il la renouvelle, sorte de la route de l'animalisation pour rentrer dans celle de l'animation qui est opposée ou inverse à la première : c'est pour cela que l'utérus dégage l'oxigène, qui se trouvant en liberté, se combine aussitôt, ce qui détermine la fixité au moyen de laquelle il manifeste sa force et son pouvoir.

C'est ainsi que l'action pénétrante et comburante du principe radical de la vie (*l'oxigène*) est tempérée et ralentie par la soustraction de l'*hydrogène* et du *carbone* (1) (produit végétal récrémentitiel), qui reprend sa place dans l'organisation, en se volatilisant avec le produit de la deuxième nutrition (*le chyle*), pour former la seconde partie du fœtus, ou le cerveau.

C'est par des gradations modifiées en raison de l'accroissement successif des parties qui doivent se former, que la nature, aussi admirable

(1) Ces radicaux ont été réunis par la force d'animalisation, pour composer le sang rouge : cette force ne peut plus se désunir par l'action du système artériel, c'est pour cela qu'il ne peut se décomposer tant que la vie subsiste; mais l'animation étant une force inverse à la première, et en même temps bien supérieure à la force d'animalisation qui a composé le sang rouge , il est naturel que cette force d'animation doit avoir l'action nécessaire pour défaire tout ce qui a été composé par la force opposée; c'est par cette double raison que le sang rouge ne peut se décomposer tant qu'il reste dans le grand système circulatoire, et que la vie subsiste; aussi prouverons-nous ailleurs que l'utérus est un corps inverse ou dissemblable à l'organisation de la femme, qui peut vivre et très-bien se porter sans cet organe.

dans le mécanisme de la reproduction de l'homme, que dans celle de son organisation , augmente insensiblement les forces de la vie qu'elle distribue dans les deux parties essentielles qui nous composent, avec l'ordre et la sagesse qui font connaître sa puissance.

L'utérus défait donc par la force chimique qui est de sa nature, la force physique de l'estomac, puisque celle-ci a produit le fluide animal qui a concouru à former le principe de vie.

Ces deux forces sont aussi opposées entre elles que le poumon et le système artériel, puisque le premier forme le sang rouge, par son action chimique, comme le système artériel compose le sperme par son action physique. Il y a dans ces deux cas opposition d'organes et de principes. Il est, d'après cela, facile d'expliquer comment l'utérus défait ce que le poumon a formé. En effet, le poumon qui compose cette force, la retient concentrée, il la transmet au cœur qui la distribue dans toutes les parties du corps, c'est-à-dire dans les organes de nutrition et de reproduction, ce qui diminue la cohésion chimique en vertu de l'attraction physique, qui, quoiqu'elle n'ait point d'action sur la première, l'affaiblit, parce qu'elle la partage et la désunit; elle parvient donc dans l'utérus dans l'état de solubilité qui constitue la nature des diverses parties qui composent le sperme.

Le calorique de cet organe compense les pertes que le système artériel a fait éprouver au principe de vie, il leur rend la force que cette désunion leur enlève en séparant les radicaux qui le composent, qui, étant ainsi désunis, sont distribués à leur tour dans les forces particulières de nutrition et de reproduction que ces radicaux doivent reproduire et développer.

Il est facile de remarquer que les animaux fournissent la partie lymphatique, et que les végétaux produisent la partie concrète (1) du sang,

(1) La proportion très-différente des principes qui composent les substances alimentaires, désigne la nature des produits qui résultent de leur dissolution. (*Voyez la note de la page* 138). Ce qui prouve que les diverses parties qui composent le sang doivent avoir un degré de solubilité proportionnel pour se combiner ou se réunir, c'est que la lymphe qui est introduite dans la veine sous-clavière gauche , reste sous forme liquide pour former la partie lymphatique du sang, de même que le chyle reprend sa forme solide lorsqu'il est introduit dans la masse du sang, dont il compose la partie concrète.

L'introduction de la lymphe dans la masse du sang est accompagnée (*comme celle du chyle*) d'un dégagement considérable d'hydrogène et de carbone, qui est le produit de la partie végétale des substances animales : ce qui confirme en même temps que les parties végétales sont les seules qui puis-

et qu'il y a opposition de principes dans les deux parties qui composent les solides et les fluides, comme il y a opposition de principes dans les parties qui composent le sperme.

On peut conclure de ce qui a été dit jusqu'à présent 1°, que la force de nutrition forme le sang rouge, puisque celui-ci se compose essentiellement du fluide animal ou nerveux (*produit du chyle*), combiné dans le poumon avec l'air atmosphérique;

2°. Que le sang rouge est le produit des radicaux de l'air combiné avec les radicaux du chyle, que la partie *rouge gazeuse* du sang est le résultat de ce mélange; la sanguification et la chylification sont les produits de ces deux fonctions qui composent par leur ensemble la force de nutrition, ou la première *faculté des forces vitales*.

La force de reproduction compose la deuxième de ces facultés, le sperme est son produit : il est formé par la première force, combinée avec la seconde; il est donc le produit du sang rouge, (*première force vitale*), et du chyle *deuxième*

---

sent composer le fluide nerveux; tandis que les substances animales servent à la secrétion des fluides par le sang noir dont la lymphe est le produit; cela prouve aussi que le chyle (*produit concret et végétal*) doit nourrir les solides et composer les organes qui distribuent le sentiment et le mouvement dans toutes nos parties.

force vitale); le sperme est donc composé du sang rouge et du chyle, comme le sang rouge lui-même est composé des radicaux qui constituent sa nature; ces deux forces combinées composent les forces vitales, *le sperme est donc un produit de ces forces.*

Le sang nourrit les organes de sa substance par la troisième nutrition : c'est alors qu'il complète la composition du sperme par la réunion des diverses parties qui doivent le former, lesquelles, en circulant sans cesse avec le sang, s'imbibent et se pénètrent de la partie lymphatique de ce fluide (*produit animal*) pour former les dépendances du fœtus.

Le sperme est donc le produit des trois modes de nutrition du sang : il est en conséquence *le germe de la reproduction.* Les forces vitales se composent, comme nous pensons l'avoir démontré, des forces de nutrition et de reproduction, qui, elles-mêmes, sont les produits des trois modes de nutrition du sang, dont le sperme est le résultat.

Nous allons nous occuper plus particulièrement de l'organisation de ces forces, puisqu'elles constituent la vie dans sa nature.

La première compose le sang rouge, et la deuxième produit le chyle, qui est le résultat de leur combinaison.

En résumant ce qui précède, nous pouvons conclure que :

Par la première nutrition le sang forme son principe, l'air lui en fournit les matériaux au moyen de *l'oxigène* et de *l'azote ;* et le fluide nerveux compose la nature des autres.

Par la deuxième, il fortifie son principe par le chyle (*produit des végétaux*) ; il corrobore sa nature et la double, pour ainsi dire, pour composer la deuxième partie de lui-même, c'est-à-dire le cerveau.

Les produits combinés du sang rouge et du chyle composent le germe du fœtus. Le sang noir forme ses dépendances Il s'empare de la lymphe (son produit) pour compléter le germe de la reproduction, ou pour composer le sperme, qui est le produit de la troisième nutrition ; il en résulte que l'air et le fluide animal composent le sang rouge (*partie gazeuse du sang*).

Le chyle en fournit la seconde partie (*partie concrète*).

Le sang noir en fournit la partie lymphatique (*partie fluide*).

Ces trois parties réunies ou combinées composent le sperme, comme elles composent aussi le sang artériel. Le sperme est donc le germe de la reproduction, comme le sang rouge en est le principe : puisqu'il est le moteur de l'animation.

ARTICLE XI.

De la transformation des substances alimentaires en un fluide animal ou nerveux, en chyle et et en lymphe ;

(Première nutrition.) *De la composition du sang rouge, produit de l'air et du fluide ner-veux* (partie gazeuse du sang);

(Deuxième nutrition.) *De la formation du chyle, produit végétal* (partie concrète du sang);

(Troisième nutrition.) *De la formation de la lymphe, produit animal* (sécrétion du sang noir (partie lymphatique du sang).

Les substances animales et végétales sont les matériaux de l'animalisation, ou des forces qui maintiennent la vie ; c'est la réaction des principes qui les composent, qui détermine leur dissolution par l'action de l'estomac, dont la force est opposée à leur nature.

Cette action et réaction est constante pour conserver l'existence comme pour la reproduire ; c'est par ce moyen que nous réparons les pertes continuelles que chaque instant de la vie nous fait éprouver.

C'est dans cette fin que les substances qui nous nourrissent sont dissoutes dans l'estomac, leur décomposition s'opère par leur transformation dans les matériaux immédiats qui constituent leur nature; l'animalisation est donc la transformation des substances alimentaires et de l'air dans les principes de l'animation. En effet, l'estomac agit sur les substances alimentaires avec une force essentiellement chimique : il change leurs propriétés intimes, puisqu'il produit, par leur dissolution, tous les effets et tous les phénomènes les plus cachés de la vie, lesquels tiennent à l'action réciproque des matériaux immédiats de ces matières ou de leurs molécules constituantes les unes sur les autres. Les alimens se dissolvent d'abord par l'action du calorique qui les excite, les divise, et sépare leurs molécules intégrantes : ces molécules s'unissent avec les parties intégrantes du calorique de ce viscère; il résulte de leur union un nouveau composé : la dissolution n'est donc autre chose que l'acte même de leur combinaison, mais celle-ci n'est parfaite que lorsque l'agrégation des substances animales et végétales est rompue : et les corps dont l'agrégation est rompue sont nécessairement dans un état de gazéité ou de vapeurs ; c'est donc à la manière des agens chimiques que l'estomac agit sur les substances alimentaires, et cette action est d'autant plus sensible que c'est dans cette fin que ce viscère se ferme hermétiquement pendant la digestion, ce qui confirme que l'action qu'il exerce sur les matières soumises à son influence, est nécessairement différente en raison de l'affinité inverse de ces substances avec le calorique. C'est pour cela que les unes étant dissoutes plus vite que les autres, doivent prendre les canaux qui conviennent à leur nature, ou à celle des gaz qui les constituent; et puisque les matériaux qui composent les substances inverses qui nous nourrissent (*l'hydrogène et le carbone des végétaux passent à l'état de gaz chimique par leur dissolution, parce que cet état constitue leur nature*) sont de nature physique et chimique leur transformation doit nécessairement produire des gaz de nature différente; c'est pour cette raison que les gaz physiques, avant d'être introduits dans le système artériel, ont d'abord passé par les filtres d'organes secréteurs, pour que, par le travail de ces organes, la dépuration de ces gaz puisse avoir lieu, afin de séparer les gaz chimiques qui font partie constituante de ces composés physiques, lesquels, étant ainsi dépurés, fournissent au sang les matériaux qui conviennent à sa nature. Tandis que les gaz chimiques en sont expulsés, parce qu'ils n'ont pu former liaison avec lui, ceux-ci sont communément des agrégés binaires, c'est-à-dire des corps simples et invisibles comme l'air; ils sont indécomposables, parce que l'état radical constitue leur nature :

c'est pour cela que les produits des végétaux sont transmis immédiatement dans le système lacté.

Les dépurations que les gaz physiques ont subies dans les organes qu'ils ont parcourus, leur ont donc enlevé l'hydrogène et le carbone surabondans dans le composé animal, c'est-à-dire la partie végétale que renferment les substances animales.

C'est avec cet excès d'hydrogène et de carbone, ou au moyen de la dépuration du sang noir, que le foie a formé la bile : c'est aussi au moyen de cet excès d'hydrogène et de carbone que se compose le fluide animal qui fait l'un des principes constituans de la partie rouge du sang, dont l'air complète la formation. Cette partie excédante des végétaux est donc un gaz chimique qui joue le rôle le plus important dans l'organisation, puisque tous les phénomènes les plus cachés et les plus essentiels de la vie se composent par son moyen. Il devient gaz physique dans le poumon, c'est-à-dire qu'il s'animalise à son tour en se combinant avec l'air, pour être susceptible de l'incorporation à laquelle il est destiné par sa transformation en partie rouge du sang artériel. Les gaz chimiques sont donc les principes ou les agens de l'animation, puisque les gaz physiques sont ceux de l'animalisation; en effet, les radicaux qui constituent les gaz chimiques, sont seuls susceptibles de former des combinaisons physiques, au moyen desquelles la vie peut s'instituer , ou dont l'ensemble la constitue. Il faut donc que le sperme passe de l'état de sujet physique à celui de sujet chimique, pour que l'animation ou la vie puisse s'instituer ou se reproduire.

Les principaux changemens naturels des corps tiennent aux forces et aux propriétés chimiques et physiques qui les constituent. Ces propriétés font différer les substances végétales de celles qui sont animales. Les phénomènes de la végétation ou les principes de la vie et de la mort des végétaux , sont donc les matériaux de l'animation des êtres organisés et vivans. Ceux-ci vivent de végétaux et les transforment en leur propre substance.

Il résulte, de cette transformation, des composés physiques, dans lesquels s'exercent des actions chimiques, qui sont déterminées par l'excès d'hydrogène et de carbone qui ne peut convenir à la nature du sang, tant que ces fluides ductiles sont sous la forme qui caractérise la nature des végétaux qui les fournissent. Ce sont ces mêmes fluides élastiques qui président à la circulation, à la respiration , à la digestion , à la nutrition; ce sont eux qui fournissent aux moteurs de nos sensations, le sentiment, le mouvement et la vie. C'est donc par la transformation des substances alimentaires et de l'air , que la vie se maintient , c'est par leur secours que se corroborent nos solides et nos fluides. Ce n'est pas la seule fonction à laquelle les alimens doivent servir, ils doivent encore renouveler le principe qui donne la vie par des combinaisons inverses à celles qui unissent les matériaux qui les composent.

Les produits au moyen desquels les alimens nourrissent nos solides et nos fluides, sont inverses aux matériaux qui composent ces mêmes substances En effet, le chyle (*produit végétal*) fournit au sang sa partie concrète ; tandis que la lymphe (*produit des substances animales concrètes*) compose la partie liquide ; moyens opposés ou inverses à la nature ou à la composition des substances qui les fournissent (*nous en donnerons l'explication*) ; le mode par lequel ces substances forment le fluide animal ou nerveux est opposé à ces deux premières parties, de la même manière que la partie gazeuse est opposée aux parties concrète et solide qui forment le sang, ces trois parties combinées composent la nature de ce fluide.

Le fluide animal ou nerveux doit encore agir en raison d'un mode opposé à celui par lequel il a été constitué fluide animal ou nerveux, pour qu'il puisse servir aux fonctions que la nature lui a assignées. Il doit régénérer le principe de de vie, en renouvelant le sang rouge à chaque instant : il devient ainsi fluide permanent par le concours de l'air, avec lequel il se combine dans le poumon ; il fortifie donc le sang lui-même qu'il renouvelle par un mode inverse par lequel les substances alimentaires nourrissent nos solides et nos fluides, et analogue à celui qui a réunis les matériaux qui constituent leur nature ; c'est donc par diverses combinaisons ou transformations des substances alimentaires que la vie se maintient, que se réparent les forces vitales ainsi que les pertes qu'éprouvent constamment nos solides et nos fluides.

La chaleur du sang est déterminée par la transformation du chyle enpartie concrète, et par la transformation du sang noir en partie lymphatique, combinaisons desquelles résultent la nutrition des solides, et lasecrétion des liquides.

Ces transformations se manifestent par un dégagement considérable d'hydrogène et de carbone, qui est le résultat de la fermentation qu'éprouvent les substances alimentaires, pour fournir au sang les matériaux des diverses secrétions que ce fluide doit opérer, jusqu'à ce que, par ce moyen, elles aient été réduites dans leurs radicaux qui, avec l'air, doivent renouveler ce fluide dans le poumon. C'est ainsi que se réparent les pertes continuelles que le sang éprouve constamment pour nourrir toutes les parties qui composent l'organisation, il était donc nécessaire qu'il trouvât des moyens analogues à sa nature, pour se renouveler ou se reproduire de même sans interruption.

Le sang rouge ne se décompose pas, il se dissout parfaitement dans l'eau : la grande force d'action des principes qui le composent a pour cause la combinaison intime des radicaux qui forment sa nature, et sans lesquels il ne peut se reproduire ou se régénérer.

Il faut que l'air soit mis en contact avec des fluides élastiques comme lui, pour que la force d'attraction puisse décomposer ce fluide, qui doit régénérer le sang au moyen de ses radicaux par le mécanisme que le poumon détermine (1). La lymphe (*produit du sang noir, ou des substances animales* (et le chyle) *produit des substances végétales, partie fibrine ou concrète du sang*), sont seuls soumis à des altérations morbides, lorsque le sang rouge s'en sépare, ou ne pénètre pas parfaitement les deux autres pour rendre leur combinaison aussi complète qu'elle doit l'être, en raison de l'aggréga-

(1) Nous expliquerons comment s'opère le plus essentiel et le premier phénomène organique et vital.

tion physique qui les unit : la force chimique du sang rouge lie les forces inverses, et s'oppose à leur dissolution, par le mouvement constant qui résulte de leur mélange, et qui se manifeste par un dégagement d'hydrogène et de carbone, qui est la cause du battement des artères.

Le poumon est le laboratoire de la composition du sang rouge (*qui forme le germe*), comme il est aussi l'agent chimique qui détermine le dégagement d'hydrogène et de carbone; lesquels combinés avec l'air, composent la force d'union au moyen de laquelle se réunissent et se rapprochent les trois parties qui forment le sang.

Les trois forces principales ou essentielles (1) qui composent l'organisation, s'exercent sans interruption par un mode d'action propre au système qui met chacune d'elles en action. Ainsi, c'est par la *deuxième nutrition* ou par le chyle qui est son produit, que le sang fortifie sa nature et corrobore sa substance, pour nourrir à son tour *le cerveau qu'il reproduit dans la formation du fœtus*, c'est de même par la *troisième nutrition* que le sang nourrit les organes avec les forces qu'il a acquises du chyle dans la deuxième

(1) Ces trois forces sont les produits du travail des organes qui composent chacune d'elles, et qui déterminent les facultés que chacune exerce particulièrement; elles ont leur siége dans la tête, la poitrine et le bas-ventre.

nutrition, et qu'il complète au moyen du sang noir ou de la lymphe son produit, dont il s'imbibe et se pénètre pour composer le *sperme* dans le but de former les organes qui doivent constituer les dépendances du fœtus.

C'est au moyen de la combinaison de ses radicaux, que, par la première nutrition, il régénère le sang rouge qui compose la force par laquelle il maintient la vie, et au moyen de laquelle il la renouvelle en formant *le germe de la reproduction* (1).

(1) La composition du sang est le produit des trois nutritions de ce fluide; par la première, il compose le sang rouge (avec le produit des végétaux et de l'air); par la deuxième se forme la partie concrète qui nourrit les solides, et fournit à la secrétion du cerveau : c'est par cette nutrition que le sang double sa nature; par la troisième nutrition, le sang noir, extrait des substances animales, produit la troisième partie, ou la partie lymphatique, qui fournit à la secrétion des fluides, et compose la partie liquide du sang même, il fournit au sperme la partie lymphatique qui forme les dépendances du fœtus. Ainsi la partie concrète, la partie fluide du sang sont unies par la première partie, partie oxigénée et colorante qui donne aux deux autres le mouvement, le sentiment et la vie dont elle jouit elle-même. Le sang est donc composé de trois parties distinctes dont chacune est le résultat d'un travail particulier et le produit de principes opposés, puisque le sang rouge se compose avec ses radicaux propres, c'est-à-dire avec le fluide animal ou nerveux, produit des

Nous avons déjà dit et nous répétons que c'est
à tort que les médecins et les naturalistes pré-

substances végétales (l'hydrogène, le carbone et l'azote), et
l'oxigène de l'air qui se lie aux matériaux de la nutrition dans
le poumon en vertu de l'attraction par laquelle il tend à se perfectionner et à s'animaliser. La seconde partie se compose du
chyle, produit des substances végétales. La troisième partie
se compose de la lymphe, produit des substances animales
ou du sang noir.

Cette matière lymphatique animale ou sérosité du sang, se
mêle très-bien avec l'eau, et quand on l'a desséchée au bain-
marie * elle prend l'apparence de quelques-unes des propriétés d'une gelée ou colle animale ; cependant elle se
dissout plus difficilement dans l'eau que les colles pures, et
est susceptible de se coaguler au degré de l'eau bouillante,
comme le blanc d'œuf et autres liqueurs lymphatiques animales, en sorte qu'elle paraît tenir en même temps de la
partie gélatineuse et de la partie lymphatique des animaux.
Cette sérosité a une disposition extrême à la putridité, car
M. Buquet en ayant exposé à l'air, elle y est devenue pu-
tride en si peu de temps, qu'il ne lui a pas été possible de
déterminer si elle passait d'abord à l'acidité ; l'eau qu'on en
retire par la distillation au bain-marie, ainsi que des autres
substances animales, n'est point pure, elle est chargée de
quelques parties de matières animales.

La partie végétale est plus disposée que la précédente à
devenir concrète, puisqu'elle se coagule même à froid et de

---

* Voyez *Journal de Médecine*, juillet 1773 et 1776, où **M. Rouelle**
a fait publier ses recherches sur l'analyse du sang.

tendent que le sang décompose l'air qui entre dans le poumon pendant l'inspiration.

L'hydrogène et le carbone qui se dégagent par l'effet de la dissolution des alimens, sont les produits du chyle, ou de la lymphe; l'un et l'autre, lorsqu'ils sont introduits dans le sang, di-

manière qu'elle ne se laisse plus dissoudre par l'eau, ce qui ne peut manquer de provenir de la différente nutrition du végétal à celle de l'animal; cette partie essentiellement concressible et plastique en raison de la grande quantité d'azote que contiennent les végétaux, ainsi que la partie végétale des substances animales, fait effervescence avec les acides qui la coagulent comme le blanc d'œuf, elle prend aisément corps, compose le cerveau, le sperme, etc.; elle clarifie les liqueurs, c'est pour cette raison que la lymphe avec laquelle elle circule est si limpide; cette partie lymphatique ne possède pas ces propriétés, d'après M. Rouelle. C'est la partie végétale et concrète qui contient essentiellement un sol alcali fixe, une terre animale ou calcaire, du fer, et enfin du charbon.

N'est-ce pas de la combinaison de ces matériaux susceptibles d'une grande oxigénation, que naît l'organisation intérieure du cerveau qui dispose, fait naître et développe les idées, qui produit leur perception, au moyen du fluide animal qui parcourt le cerveau et les nerfs? N'est-ce pas de la plus ou moins grande oxigénation de ces parties que dépendent les facultés intellectuelles, les sensations et les passions, ainsi que les penchans ou dispositions qui varient dans chaque individu en raison des proportions diverses des parties constituantes, et du degré différent d'oxigénation ou d'animation de l'organe cérébral[2]

visent ses principes ; l'azote et l'oxigène deviennent parties intégrantes de la masse de ce fluide, les parties volatiles se dissipent en gaz, c'est ce dégagement et cette pénétration de principes opposés qui produisent les mouvemens constans de fermentation que le sang éprouve. Ses molécules s'éloignent, se séparent pour recevoir les principes qui conviennent le plus à sa nature; mais ces molécules ne forment pas partie constituante de ses principes, elles sont élaborées par le sang et servent à la nutrition des solides et des fluides ; cette élaboration occasionne un nouveau dégagement d'hydrogène et de carbone. C'est ainsi que les solides servent à nourrir les solides, et que les liquides sont employés à la secrétion des liqueurs qui leur sont analogues.

Ce mécanisme organique continue ainsi jusqu'à ce que les élémens du chyle et de la lymphe aient parcouru tous le système artériel dans lequel ils déposent les parties végétales et animales qui forment leur nature; c'est-à-dire que le chyle laisse dans le sang sa partie concrète et la lymphe, sa partie fluide (1); le produit végé-

(1) Lorsque ces gaz sont arrivés dans la veine cave supérieure ils s'y condensent, l'un devient partie concrète et l'autre partie fluide du sang, ce qui n'a pu être dissous est reporté sous cette même forme gazeuse dans les artères pul-

tal surabondant (*l'hydrogène et le carbone*) se dégage pour être transmis au poumon sous la forme du fluide élastique ou nerveux ; ces fluides aériformes pénètrent la substance de cet organe, et se répandent dans sa cavité par les extrémités capillaires nerveuses. Ils y rencontrent l'air atmosphérique, qui ayant plus de rapports avec ces fluides animalisés qu'il n'en a avec l'hydrogène et le carbone qui le composent, se combine avec

monaires, et delà dans les nerfs pour être versé dans le poumon dans le même état.

Cette partie est l'hydrogène et le carbone des alimens, leur partie gazeuse ; il est facile de remarquer que les gaz passent des artères capillaires et des veines lymphatiques du même ordre dans le grand système veineux, qu'en conséquence elles passent d'un état de caloricité considérable (*qui doit les tenir sous forme de gaz*) dans un autre degré bien moins fort, puisque le système veineux n'exerce pas les mêmes secrétions que le système artériel, secrétions desquelles dépend la chaleur du sang, et que, d'un autre côté, cette chaleur dans les artères augmente en raison directe de leur éloignement du cœur, et qu'en conséquence l'état de caloricité des artères capillaires et des veines lymphathiques capillaires est bien plus considérable que dans les vaisseaux d'un calibre supérieur ou plus rapprochés du cœur ; ce qui rend parfaitement raison de l'état de condensation dans lequel passent les substances de diverse nature pour composer les parties concrète et lymphatique du sang artériel et veineux.

eux pour former le sang rouge qui pénètre par les extrémités artérielles capillaires dans le système de même nature , où il s'incorpore pour donner la vie à toutes nos parties, tandis que l'hydrogène et le carbone de l'air , animalisés à leur tour par leur passage dans le poumon , se sont emparés d'un degré de calorique supérieur à celui qui lie les principes de l'air , et c'est au moyen de la nouvelle combinaison qui résulte de leur mélange que se forment les liquides et l'acide carbonique qui arrosent constamment cette région, ainsi que les conduits aériens et la bouche. L'hydrogène et le carbone sont enfin expulsés pendant l'expiration et remplacés par le nouvel air. Tel est le cercle des décompositions constantes au moyen desquelles le sang se régénère dans le poumon, en même temps que cet organe est sans cesse rafraichi par les moyens que nous venons de désigner (1).

C'est par l'air que le sang se régénère à chaque

(1) Il y a , dans la nature vivante un mouvement double qui agit constamment (les anciens avaient reconnu cette grande vérité); le premier compose sans cesse, l'autre décompose toute transformation organique, toute décomposition : le simple développement qui a lieu dans la plante exige cette double fonction ; elle commence et se continue par un mouvement de fermentation qui détermine la dépuration du mouvement opposé au premier.

instant dans le poumon, de même que c'est par le chyle et la lymphe que le sang entretient les facultés cérébrales et reproductives inverses entre elles, comme les principes qui les déterminent (*le chyle et la lymphe*).

L'air est donc le radical de la vie, auquel le chyle et la lymphe fournissent les matériaux nécessaires pour la composition du sperme qui est (*comme nous pensons l'avoir prouvé*) le germe de la reproduction.

Les substances végétales et animales sont converties en gaz de deux espèces, dont les uns sont de nature animale et les autres de nature végétale; ces gaz ont une pesanteur spécifique qui détermine le mode d'attraction propre à chacun d'eux. Les premiers, ou ceux qui appartiennent aux substances végétales, pénètrent les vaisseaux lactés qu'ils parcourent sous la même forme; les seconds pénètrent les veines stomachiques gauche et droite et coronaires stomachiques qui les transmettent dans le foie; ils servent aux diverses secrétions de cet organe.

Le sang qui a été élaboré dans le foie, et qui n'a pas servi à ses secrétions, est repris par les veines hépatiques, lesquelles le versent dans le système lymphatique.

C'est par le moyen des vaisseaux lymphatiques que le produit liquide de la secrétion des veines, traverse sous forme gazeuse les canaux de ce système, de la même manière que le chyle parcourt ses canaux propres sous le même mode de gazéité : le système lymphatique transmet ces gaz dans le canal thorachique. (*Ces gaz sont la dépuration du sang noir, conséquemment la partie végétale des substances animales, composé d'hydrogène et de carbone.*)

Les gaz qui proviennent de la décomposition des substances végétales, sont transmis dans le système lacté qui transmet directement le fluide gazeux qu'il contient dans le canal thorachique qui est le centre commun des vaisseaux lymphatiques et lactés (1), dans lequel les deux produits

---

(1) Le système lymphatique est la continuation du système veineux, et le système lacté est celle du système artériel ; le premier système secrète la lymphe : de même que le second fournit le fluide animal ou nerveux, composé d'hydrogène et de carbone, et produit de la décomposition des substances végétales, et opposé au premier par sa nature comme par son mode d'action. Ils aboutissent tous deux dans le canal thorachique, leur centre commun dans lequel ils versent l'un et l'autre les gaz qu'ils contiennent.

Le canal thorachique transmet ces gaz de diverse nature dans la veine sous-clavière gauche, pour être portés dans la veine cave supérieure qui les renvoie dans les artères pulmonaires, laquelle les verse au moyen des nerfs dans le poumon ; ils y forment leur liaison avec l'air, et c'est de leur

de même nature se réunissent pour être versés ensemble dans la veine sous-clavière gauche; les artères pulmonaires qui communiquent avec celle-ci, les transmettent dans le poumon par leurs extrémités capillaires, et les veines pulmonaires de même calibre incorporent le fluide qui résulte de leur combinaison avec l'air dont ils sont avides, et qu'ils décomposent dès qu'ils sont en contact avec lui.

Il s'ensuit que le sang noir parcourt les veines caves, tandis que le sang rouge parcourt le système artériel, et que les produits des substances animales traversent les veines, tandis que les produits végétaux traversent les artères pour fournir à la secrétion du fluide nerveux et servir à la formation du sang rouge. Ceci explique pourquoi le sang de la partie droite du cœur ne parvient dans la gauche, qu'après avoir traversé le poumon. Ce mécanisme a lieu, pour recevoir dans cet organe le sang rouge qui dit animer le sang veineux et le rendre propre à communiquer la vie à toutes nos parties.

Les substances végétales et l'air fournissent

combinaison que résulte le sang rouge. Les veines pulmonaires le reçoivent pour le verser dans l'artère aorte, où il sert aux usages les plus essentiels de la vie, puisque c'est par son moyen qu'elle se maintient et qu'elle se renouvelle.

donc le sang rouge, et les substances animales fournissent le sang noir ; ce dernier est conséquemment principe primitif des substances animales.

C'est par ce moyen que la lymphe rend au sang ce que le chyle lui enlève, c'est de même par ce moyen que se forme un dégagement permanent d'hydrogène et de carbone, qui sert aux usages les plus essentiels de la nature vivante, de même aussi que c'est par cette voie que se forment les diverses parties qui constituent les forces vitales, puisqu'elles composent les trois parties du sang.

Les matières alimentaires et l'air sont les racines de la vie, c'est avec les radicaux de ces substances que l'existence se maintient, puisque c'est par leur concours qu'elle se compose.

L'hydrogène et le carbone qui forme le fluide nerveux est le produit des premières, l'oxigène et l'azote sont les produits de l'atmosphère.

Ces principes combinés ou réunis forment le sang rouge qui maintient et renouvelle la vie à chaque instant.

Le chyle (*produit des substances végétales.*)

Le sang noir (*ou la lymphe son extrait, produit des substances animales.*)

Et la partie gazeuse du sang (*ou le sang rouge*) forment trois parties, lesquelles combinées ou

réunies, sont les parties intégrantes du sang artériel.

Le sang rouge, le chyle et la lymphe, sont
donc les matériaux qui composent le sang; ces
trois parties sont composées des mêmes principes, l'air renferme les mêmes élémens. On
peut donc dire, comme nous l'avons avancé,
que l'air est le radical de la vie qu'il maintient
et qu'il renouvelle à chaque instant.

Ces transformations des substances alimentaires en gaz de diverse nature, s'opèrent au
moyen d'une fermentation considérable, qui
va jusqu'à faire éprouver un commencement de
putréfaction à ces substances. Tous les mouvemens que ces modifications nécessitent, s'exercent au moyen d'un dégagement d'hydrogène
et de carbone, produit de la fermentation que
les alimens subissent; il est très-probable que
l'action du suc gastrique opère les grandes modifications desquelles résulte tout ce mécanisme
organique et vital.

Les expériences de M. de Réaumur, rap-
portées dans les *Mémoires de l'Académie royale
des Sciences*, pour l'année 1752, ne laissent
point de doute que le suc gastrique opère sur les
alimens à la manière des menstrues chimiques.
Cette action, qui s'opère au moyen des gaz,
prouve déjà assez clairement que le but de la

nature, est de réduire complètement en fluides ductiles, les matériaux des substances alimentaires : en effet, le chyle qui entre dans le sang par la veine sous-clavière gauche, parcourt toute l'étendue du système circulatoire, avant d'être transmis dans le système nerveux, dans le but de se perfectionner en se rapprochant insensiblement de l'état gazeux, sous lequel il doit parcourir le système nerveux pour servir à l'exercice des facultés qui nous donnent le mouvement, le sentiment et la vie. Ces circulations continuelles s'opèrent toujours de la même manière, par le dégagement constant d'hydrogène et du carbone, parce que les alimens se rapprochent ainsi de plus en plus de la nature de l'air, en perdant leur caractère organique et animal. Ces dégagemens constans déterminent une fermentation permanente qui est, comme nous le verrons plus loin, la cause très-naturelle du battement artériel. Ainsi la digestion redonne au sang, par les vaisseaux lactés, tout ce qu'il rend de son côté au système nerveux: il reçoit le chyle pour se perfectionner, il le transmet aux nerfs pour faire achever ce qu'il n'a pu faire lui-même. Enfin les nerfs sont chargés de compléter son travail, de la même manière que le système lymphatique reçoit des veines hépatiques le résidu des matériaux du sang noir que le foie n'a pas em ployé à ses secrétions, pour le verser de même dans la veine sous-clavière gauche. Ces deux parties (*le chyle et la lymphe*) se rapprochent nécessairement, puisque le chyle doit former la partie concrète du sang, comme la lymphe doit composer sa partie fluide, avant que le système artériel ne transmette ces deux parties (c'est-à-dire le chyle parvenu à l'état de fluide nerveux, et l'hydrogène et le carbone de la lymphe) dans le système nerveux sous la forme qui caractérise leur élément primitif pour servir aux usages les plus essentiels de l'organisation, puisque le sang rouge, ou la vie elle-même, est leur résultat. Le sang travaille pour les organes, comme les organes travaillent pour lui.

Le sang travaille pour former les dépendances du fœtus, tandis que les organes travaillent à corroborer sa nature; mais il doit s'occuper lui-même à former le germe de la reproduction, il doit exécuter ce travail au moyen des radicaux qui composent sa force et son pouvoir, puisque c'est par ce seul moyen qu'il peut maintenir la vie, comme c'est aussi par ce seul moyen qu'il peut la transmettre, et perpétuer ainsi la chaîne des êtres organisés et vivans.

C'est ainsi que le chyle est transformé en sperme, c'est-à-dire que les élémens qui composent le chyle, sont combinés dans de nouvelles proportions ou ont changé dans leur état. Pour constituer ce fluide, ces élémens se rapprochent dans l'ordre de leur affinité réciproque pour réunir les produits organiques qui doivent former les dépendances du fœtus.

Le calorique agit différemment sur les principes qui composent le sperme, il agit sur les propriétés physiques et chimiques de ce fluide, et place ses molécules, dans l'ordre inverse où elles se trouvent dans les substances qui les fournissent. C'est pour cette raison que les principes des substances animales doivent former les dépendances du fœtus, parce que la volatilisation rapproche l'hydrogène et le carbone de leur état primitif, qui ne permet à ces principes que de former des membranes et des eaux, etc. Ceci explique comment les particules qui composent le principe de vie, ne peuvent pas se confondre avec celles qui doivent former les dépendances du fœtus, et comment ces premières doivent nécessairement se séparer pour former le cœur et le cerveau.

C'est pour cette raison qu'il est nécessaire que tous les corps solides et fluides soient volatilisés, lorsqu'ils doivent subir des changemens, parce que la volatilisation rapproche ou écarte les molécules de ces corps, pour les placer dans l'ordre inverse à celui où elles étaient dans les substances qui les ont fournies. Tout le mystère de la reproduction s'explique par ce moyen, ainsi que les différentes secrétions.

Le calorique écarte donc les particules cohérentes du sperme , et les convertit en fluides ductiles comme lui ; mais incessamment ces molécules reprennent la place inverse à celle qu'elles avaient précédemment dans les corps qui les ont fournis ; c'est pour cela que l'hydrogène et le carbone du végétal organisé, servent à former les dépendances du fœtus, tandis que le principe de vie sert à organiser le fœtus lui-même.

Nous avons vu jusqu'à présent que le sperme avait été formé par les deux forces inverses de nutrition, et de reproduction qui ont exercé simultanément leur action sur des principes opposés (*le chyle et la lymphe*); qu'il était résulté, des combinaisons constantes de ces deux fluides, un nouveau composé, dont le sperme est le produit. Mais comment se sont exercées ces combinaisons, il faut étudier la nature pour la connaître. Les naturalistes et les médecins les plus célèbres se sont bornés à dire jusqu'à présent que les secrétions étaient incompréhensibles ; cependant la nature nous dévoile quelques-uns de ses procédés, et en calculant ceux-ci, ne parviendrons-nous pas à connaître les autres ?

Deux substances inverses ou dissemblables qui se combinent, changent nécessairement de qualité comme deux corps qui se séparent après avoir été combinés, changent de principes, c'est ce qui arrive dans l'estomac; les substances végétales deviennent animales, puisqu'elles servent à composer les solides, comme les substances animales prennent un caractère opposé à leur nature, puisqu'elles deviennent fluides lymphatiques; c'est le sang noir qui est le produit de ces substances qui fournit la secrétion de la lymphe et qui devient partie intégrante du sang, parce qu'elle reprend sa nature fluide, en parcourant le système lymphatique avant d'être versée dans la veine sous-clavière gauche, pour circuler avec le fluide que celle-ci contient.

Arrivées dans l'estomac, les substances alimentaires font sur ce viscère une impression spéciale, qui met en action sa sensibilité, excite sa contractilité, et développe sa caloricité; il en résulte une série de mouvemens organiques, au moyen desquels ces substances parcourent successivement différens degrés de solubilité, auxquels tout l'appareil gastrique concourt essentiellement, en raison de sa force organique.

C'est ainsi que les alimens se dénaturent, que leurs principes constituans passent successivement de l'état solide à celui de fluide, et enfin à celui de gaz, qui constitue leur caractère primitif. Les combinaisons qui résultent de ces mélanges passent d'abord à l'acidité, puis à un commencement de putréfaction (1) très-remarquable

(1) La transformation des substances alimentaires commence dans l'estomac, elle se continue dans le système artériel, et se termine dans le système nerveux. L'acidité que ces substances acquièrent dans ce premier viscère, est le premier état de leur dissolution, qui est un passage nécessaire à celui qui achève leur décomposition : ces substances sont décomposées lorsqu'elles passent à l'état de putréfaction, très-remarquable par la nature des parties devenues excrémentitielles : l'air combiné dans les alimens, les dégage insensiblement de leurs matériaux pour retourner à son principe, ou à son état primitif : ce dégagement insensible se manifeste par la constante exhalaison d'hydrogène et de carbone qui accompagne leur dissolution ; tandis que l'oxigène et l'azote, diversement combinés, ou unis dans des proportions différentes, se réunissent pour nourrir nos solides et nos fluides, et former la partie concrète et lymphatique du sang : l'hydrogène et le carbone (*produit de la partie végétale de ces matières*), traverse le sang artériel où il occasionne une fermentation permanente, jusqu'à ce qu'enfin ces élémens soient transmis dans le poumon par les extrémités artérielles et nerveuses, pour y rencontrer l'air qui le parcourt, dans le but de former la nouvelle liaison ou combinaison au moyen de laquelle se régénère le principe de vie, où le sang rouge forme avec les radicaux des substances alimentaires et de l'air. On voit très-manifestement que l'état de putréfaction est prononcé dans les substances alimentai-

par les parties qui deviennent excrémentitielles. Ces diverses modifications n'ont lieu que par le moyen des gaz qui se séparent successivement de ces substances, qui se décomposent par ce moyen. Ces gaz sont de diverse nature, en raison des substances qui les fournissent, et ont des facultés spéciales, physiques et chimiques.

C'est en raison de ces facultés inverses que les gaz de nature physique se séparent naturellement, se rapprochent et se condensent de suite, parce qu'ils sont moins pénétrés de calorique, ou parce qu'ils s'en séparent plus facilement que les autres, qui les attirent en même temps, en raison de la loi de l'affinité. Ceux-ci, plus animalisés, et jouissant déjà du degré de solubilité nécessaire pour s'incorporer avec nos solides et fluides, sont transmis dans le système artériel (*système de la veine porte*), tandis que les facultés chimiques, qui se séparent des premiers en raison de leur pesanteur spécifique et du degré plus considérable de caloricité qui les a pé-

---

res, lorsque l'air n'en lie plus les matériaux, et que l'air est le principe qui maintient les forces de la vie, combinées entre elles ; que c'est par son moyen que l'équilibre s'établit dans les fonctions qu'elles déterminent, et qu'enfin l'air doit se décomposer pour renouveler l'existence, comme il se décompose pour maintenir la vie dont il est le principe et la force.

nétrés, prennent la route du système lacté, où elles se condensent, et dans lequel elles ne peuvent pénétrer que sous cette forme gazeuse ; elles sont transmises ensuite dans le système nerveux, opposé au système artériel, que les propriétés physiques ont pénétré d'abord. Ces principes animalisés ont une attraction particulière et propre à leur nature avec l'air atmosphérique, qui est de même qualité, c'est-à-dire qu'ils sont sous forme de gaz, lorsqu'ils rencontrent l'air, et qu'ils lui présentent une surface égale à la sienne (*comme nous le verrons ailleurs*), parce qu'ils jouissent d'une grande force d'animalisation, et d'une caloricité proportionnelle, et que toutes les particules harmoniques qui composent l'air tendent sans cesse à se perfectionner, d'après les lois de la nature, c'est-à-dire qu'elles tendent à s'unir, à s'organiser et à s'animaliser.

C'est en raison de la loi que la nature a établie pour toutes les transformations qui s'opèrent sans cesse dans l'organisation vivante, que les substances du règne animal fournissent le sang noir (1),

(1) C'est aussi en raison de cette loi inverse que le sang noir se forme dans la région inférieure au diaphragme, tandis que le sang rouge se compose dans la région supérieure à ce viscère.

Celui-ci est le résultat de la première nutrition ou pre-

dont la lymphe est le produit, qui constitue la partie liquide du sang. Le sperme s'imbibe et se pénètre de cette partie liquide, lorsque, par l'effet de la troisième nutrition, il rentre dans la masse du sang, dans le but d'organiser avec sa partie lymphatique les dépendances du fœtus, tandis que le chyle, produit végétal et organique, compose le cerveau et la partie concrète du sang ; comme aussi le sang rouge (*formé par l'extrait du chyle, puisque le fluide animal ou nerveux est son résultat*) produit un état inverse ou opposé aux deux autres parties du sang, puisqu'il compose, au moyen de l'air, le sang rouge, fluide gazeux qui anime les deux autres parties de ce fluide, en leur donnant le mouvement, le sentiment et la vie, dont il jouit lui-même.

C'est par suite de cette même loi qu'une partie

mière fonction vitale, puisqu'il se compose au moyen de la respiration et des principes de l'air qui se combinent avec le fluide animal ou nerveux *(produit des substances végétales)*.

Le premier est le produit de la décomposition des substances animales.

Le sang rouge est un *composé primitif* des substances végétales et de l'air, puisqu'il est formé avec les radicaux de ces substances.

Le sang noir est *principe primitif* des matières animales, parce qu'il est le produit de la décomposition de ces substances.

des animaux destinés à l'usage de nos tables est frugivore, et que ceux-ci doivent fournir les moyens de réparation de nos fluides, qu'ils doivent reproduire et nourrir (1).

L'estomac a donc de triples fonctions à remplir comme l'utérus ; le premier de ces viscères sépare les solides des fluides, et divise ceux-ci en fluides permanens et en fluides élastiques, ou dans les radicaux de l'air (*principe primitif comme le sang*) ; le second réunit et place chaque molécule en raison inverse du travail de l'estomac et de la soustraction des principes que celui-ci a déterminés. C'est en raison de cette soustraction que le produit végétal qui a constitué le sang rouge, compose le sang du fœtus.

(1) Et puisque les mêmes moyens, ou les substances de même nature produisent des résultats inverses, il s'ensuit que les animaux frugivores ne doivent avoir que l'instinct de l'animalité, tandis que les animaux frugivores et carnivores doivent se rapprocher de plus en plus de l'état organique de l'homme, en raison des deux ordres de substances qui les nourrissent, ce qui explique l'intelligence dont plusieurs sont doués, et l'instinct particulier et propre à chaque espèce ; ceci rend aussi raison du naturel ingénieux et hardi, accompagné quelquefois d'une horrible férocité qui distingue les animaux carnassiers, ou ceux dont l'appétit pour la chair est le plus véhément ; tels sont le loup, le lion, etc. En général, l'appétit différent pour la chair et les racines, distingue les animaux domestiques de ceux qui sont sauvages et féroces.

Il compose de même avec la partie concrète du chyle, les organes des sensations (*le cerveau*), et ceux du sentiment et de la vie (*le cœur et les poumons*), et il secrète les fluides avec la partie concrète (*produit du sang noir*). Ce changement d'état des substances alimentaires est celui de la position différente que le calorique de l'utérus a fait prendre aux radicaux des substances végétales qu'il fait reparaître subitement par la volatilisation, de manière inverse à celle par laquelle l'estomac a placé les principes des parties animales, puisque dans celle-ci l'estomac a fait dominer l'azote.

Ce sont les radicaux des substances végétales que l'utérus fait reparaître en sens inverse à celui où ils se trouvaient dans les substances alimentaires, puisque le travail de l'estomac en a soustrait l'hydrogène et le carbone.

La volatilisation de l'utérus replace ces radicaux dans l'ordre inverse à celui que l'estomac a disposé. L'oxigène doit donc animer les parties que l'estomac a animalisées, puisque par le travail de ce viscère l'azote était devenu principe dominant, tandis que par le travail de l'utérus l'oxigène doit exercer son pouvoir en se séparant de l'azote.

C'est par ce moyen que l'oxigène se fixe et devient corps solide, il conserve malgré cela, une grande quantité de calorique, puisque sa caloricité détermine la chaleur du sang.

On voit que ces trois modes de nutrition du sang sont les racines de la vie, qu'ils sont aussi essentiels l'un que l'autre, et qu'ils se lient entre eux pour former son ensemble. Les trois modes de composition de ce fluide sont donc indispensables, et l'on ne pourra plus contester l'existence du fluide animal ou nerveux.

Ils ont été ainsi déterminés par les lois de l'économie animale, en raison des pertes que le sang doit animer et nourrir, et les matériaux qui doivent fournir ces trois parties ont été disposés sous un triple mode de solubilité, en raison de la triple influence qu'ils doivent exercer, ou du triple mode d'action qu'ils doivent manifester ou reproduire.

Il en résulte que l'hydrogène et le carbone, l'oxigène et l'azote sont les élémens ou les principes qui ont été réunis pour former le fluide gazeux rouge, qui compose le principe de vie; la prédominance de l'oxigène sur les autres élémens distingue ce principe du sang lui-même, c'est-à-dire des parties concrète et lymphatique que les substances animales et végétales lui fournissent, en ce que, dans ces parties comme dans le sang, les autres principes (*l'azote, l'hydrogène et le carbone*) sont prédominans sur l'oxigène. L'animalisation et l'animation doivent se distinguer de même par cette différence, puisque cette partie donne la vie aux deux autres; il s'ensuit que l'oxigène et l'azote composent essentiellement le fœtus, et que l'hydrogène et le carbone doivent former ses dépendances, et que pour les composer, les fluides doivent être dans l'état de fluides élastiques, puisque le sang a réuni, sous les mêmes formes ou dans le même état de fluides élastiques, les élémens qui composent le germe du fœtus. J'en conclus que l'oxigène et l'azote étant essentiellement prédominans dans le principe de vie, l'hydrogène et le carbone doivent constituer les moyens de réactions que la nature emploie pour renouveler la vie comme pour la maintenir.

L'hydrogène et le carbone (*extraits des substances végétales*) produisent donc le mouvement constant de fermentation du sang, lequel maintient l'action organique de ce fluide, comme ils produisent dans l'utérus la réaction inverse, en composant les dépendances du fœtus.

Le dégagement de ces gaz a lieu par la volatilisation du sperme (*opération inverse à la première*) pour exercer la réaction nécessaire qui doit mettre en équilibre les forces qui renouvellent l'existence. Il en résulte que l'oxigène et l'azote (*produits des mêmes substances*) doivent former le fœtus, puisque l'utérus replace en sens inverse les matériaux que l'estomac a animalisés. Il s'ensuit que les substances végétales doivent s'animer ou devenir vivantes dans l'utérus, tandis que les parties animales doivent devenir organiques; il faut donc, pour que le mécanisme vital puisse avoir lieu, que les parties végétales et animales aient été disposées différemment par l'estomac, ce qui prouve qu'elles ont dû être affectées différemment par son calorique, et qu'elles doivent prendre une direction différente lorsqu'elles ont été dissoutes par ce viscère.

Il résulte de ce qui précède, que les parties animales doivent former les membranes, les muscles, les os; tandis que les parties végétales doivent composer le principe de vie, c'est-à-dire le sang du fœtus (1).

Ces substances nous nourrissent l'une et l'autre: elles fournissent donc, étant réunies, l'en-

(1) Nous avons vu en effet que le fluide nerveux est composé de l'hydrogène et du carbone des substances végétales, produits de la secrétion ou de la dépuration du chyle, au moyen de laquelle sa partie concrète est devenue propre à être déposée dans le sang pour faire partie intégrante de ce fluide, tandis que l'hydrogène et le carbone renvoyés de la masse du sang, doivent devenir sa partie la plus précieuse par la composition du sang rouge, au moyen de leur combinaison avec les radicaux de l'air, nécessairement décomposé par son contact avec eux.

semble des principes qui composent les forces vitales, puisque la nutrition s'opère par le chyle qui est le produit des substances végétales, et que la reproduction ou le sperme se compose par les produits du chyle et du sang noir. Il s'ensuit que ces produits réunis doivent composer les forces vitales, et que leur ensemble doit composer la même somme de force que le produit de la première nutrition (*ou le sang rouge*); c'est pour cette raison que les alimens sont aussi essentiels que le sang rouge, pour le maintien de la vie qu'ils conservent par leur réunion ou leur ensemble. En effet, cette première nutrition se compose des élémens de l'air et du fluide nerveux, produit des matières alimentaires, au moyen desquels la vie se maintient par les forces combinées de nutrition et de reproduction. L'air et le fluide nerveux sont donc les radicaux de la vie. Ces radicaux combinés sont les mêmes que ceux de l'air en liberté, puisqu'ils forment un fluide gazeux comme lui; c'est donc d'abord comme élément que le sang donne la vie ; c'est ensuite comme fluide composé qu'il la maintient; il ne peut donc la renouveler que sous la même forme, puisque les mêmes moyens nous nourrissent et nous reproduisent : c'est donc, encore une fois, au moyen du fluide nerveux et de l'oxigène et de l'azote de l'air, que le fœtus doit se former;

il s'ensuit que la vie doit se maintenir de même par la formation du sang rouge, et par les produits du chyle et du sang noir.

Le passage du chyle dans le sang doit se manifester par un dégagement constant d'esprits animaux, et analogue à celui qui s'exerce pour toutes les secrétions, puisqu'elles s'opèrent toujours de la même manière; le même mécanisme a lieu chaque fois que le sang modifie sa nature aux dépens de sa substance, parce qu'il se débarrasse constamment des fluides animaux qui sont inverses à sa nature, de laquelle il cherche cependant à se rapprocher le plus possible. C'est probablement pour cette raison que les nerfs ont constamment la même direction que les vaisseaux sanguins qu'ils accompagnent jusque dans leurs ramifications capillaires ; il paraît que les nerfs qui parcourent le poumon, transmettent directement les fluides animaux dans la substance de ce viscère, puisque c'est là que l'air se décompose, qu'il change de qualité et de nature, puisqu'il devient sang rouge au moyen du fluide animal ou nerveux avec lequel il s'identifie.

Concevrait-on, sans ce mécanisme très-naturel, puisqu'il est calculé d'après les fonctions de la vie, comment l'oxigène pourrait se mêler avec le sang? et comment l'air atmosphérique pourrait-il se décomposer? comment aussi s'établiraient les forces vitales qui sont organisées en vertu de ce phénomène le plus important de l'économie animale? Lorsque l'oxigène n'est pas combiné avec le fluide nerveux , il n'a pas de liaison avec le sang.

Si ces deux substances n'étaient pas dans un état analogue de solubilité qui puisse rendre leur cohésion possible et facile, comment leur combinaison pourrait-elle avoir lieu ? Nous examinerons ailleurs les raisons qui nous autorisent à croire que les propriétés des corps ne peuvent s'exercer , c'est-à-dire que leurs molécules ne peuvent se réunir ou se combiner, que lorsqu'ils sont tous deux dans un état de ductilité proportionnelle, ou bien lorsqu'ils sont tous deux sous forme de gaz; ce mode de solubilité est d'ailleurs celui que la nature et l'art emploient dans toutes leurs opérations.

C'est donc nécessairement par la décomposition de l'air et par la pénétration de ses principes avec les fluides animaux que le sang se renouvelle dans le poumon, comme c'est aussi par la décomposition subséquente de l'air et l'intromission nouvelle de celui-ci dans le poumon que cet organe se nourrit et que se forment l'eau et l'acide carbonique pour lubrifier sans cesse les bronches, la bouche, etc., (1). Il est donc croyable

(1) Dans cette circonstance, le gaz hydrogène est le produit de la décomposition instantanée de l'eau de l'atmosphère.

que c'est par les divisions des nerfs intercostals et pneumogastriques qui pénètrent dans la substance du poumon, et où les ramifications capillaires de ces nerfs vont se perdre de la même manière que les nerfs se perdent dans toutes les parties par les filamens qu'ils y portent; il est, dis-je, croyable que c'est là où les fluides nerveux, avides de s'animaliser de plus en plus, sortent de leurs canaux pour composer le sang rouge, que tous les instans de la vie régénèrent dans le poumon.

Les substances animales et végétales sont sé-

L'eau liquide absorbe de l'air, l'air absorbe de même l'eau et la dissout; telle est la cause de l'évaporation spontanée de l'eau. Cette dissolution de l'eau dans l'air est sèche et invisible comme lui, elle suit la raison de la température *. Cette eau se décompose dans le corps de la même manière que l'air qui y pénètre en même temps. Ce mécanisme s'exerce en vertu de la double affinité ou décomposition qui a lieu constamment dans toutes les opérations de l'art et de la nature. L'eau de l'atmosphère cède son oxigène aux fluides animaux inflammables qui, en brûlant, exigent une grande quantité d'air vital, et absorbent celui qu'ils rencontrent. Le produit de cette combustion est le sang rouge, et l'eau qui se recompose de suite, parce que le gaz hydrogène de l'eau décomposée étant une des substances naturelles qui contient le plus de calorique, est aussi un des corps combustibles qui en laisse le plus dégager, c'est pour cela qu'il s'empare de l'oxigène de l'air qui a une très-grande affinité avec lui, et il compose ainsi le liquide qui arrose constamment les conduits aériens et la bouche, etc.

* Voyez Fourcroy, *Philosophie chimique*, page 180.

parées les unes des autres par le travail de l'estomac : les premières deviennent sang noir, en
raison des vaisseaux particuliers que leur volume et leur pesanteur les obligent de pénétrer,
tandis que les substances végétales, soumises à
l'action que leurs principes inverses déterminent,
manifestent leur dissolution par un dégagement
permanent d'hydrogène et de carbone. C'est au
moyen du mouvement que cette fermentation
produit dans l'estomac, que se font les séparations
des principes qui composent ces substances.

Les premières, plus animalisées que les secondes, prennent une route différente des autres ;
la veine porte ventrale transmet celle-là dans le
foie (1) qui les élabore, et les perfectionne pour

(1) Il y a encore une grande lacune à remplir en physiologie, c'est celle de rechercher et de connaître toutes les fonctions du foie : il paraît certain qu'elles sont bien différentes
de celles qu'on a décrites jusqu'à ce jour, et qu'elles ne se
bornent pas à la secrétion de la bile. Cet organe est destiné
à secréter le sang noir, comme le poumon est destiné à fournir le sang rouge; le foie est nécessairement un organe congénéré du poumon, et auxiliaire de l'estomac; il remplace
le poumon dans le fœtus ; il remplit, conjointement avec le
placenta, les fonctions nécessaires au développement de la
vie organique du fœtus; il est congénéré du poumon dans
l'adulte, pour nourrir les organes des viscères du bas-ventre,
et fournir la partie lymphatique du sang artériel; il est en
même temps auxiliaire de l'estomac, puisqu'il reçoit par les
veines les matériaux des substances animales que celui-ci
a volatilisés. La disposition des deux ordres de vaisseaux du
foie semble confirmer les usages que nous indiquons seule-

en former le sang noir, qui devient lymphe
dans ses propres canaux : tandis que les subs-

ment, parce qu'il n'entre pas dans notre sujet d'approfondir
cette matière ; en effet, l'artère hépatique gauche communique dans la fosse ombilicale avec l'artère épigastrique, tandis que la droite qui fournit au grand lobe du foie, est renfermée parmi les vaisseaux biliaires et donne naissance à l'artère lystique qui se perd dans sa cavité, sans doute pour
s'emparer du sang qui a été secrété dans la substance de ce
viscère pour fournir à la secrétion de la bile ; et ce qui confirme davantage cette proposition, qui n'est qu'énoncée ici
pour faciliter les recherches, c'est que les artères hépatiques
viennent le plus souvent, ou tirent leur origine de l'artère
coronaire stomachique ; et que, lorsque cette circonstance varie, l'artère hépatique droite vient immédiatement
du tronc caliaque, tandis que la gauche est constamment
formée par la coronaire stomachique.

D'ailleurs pourquoi la capsule de Glisson, formée par la
membrane qui recouvre le foie, et qui s'enferme dans ce viscère avec les vaisseaux qui le pénètrent, et qui embrasse toutes
les tranches de la veine porte ? pourquoi, dis-je, les veines
hépatiques, qui sont toujours accompagnées par un rameau
d'artère hépatique et de pore biliaire, marchent-elles seules ?
pourquoi la direction de ces veines est-elle essentiellement différente et opposée à celle de la veine porte ; et pourquoi leurs
rameaux se croisent-ils à angles droits ou à-peu-près ? pourquoi dans le fœtus le foie est-il plus gros à proportion que dans
l'adulte ? pourquoi dans le fœtus le lobe gauche est-il toujours
plus grand que le droit, au lieu que dans l'adulte le lobe droit
l'est plus que le gauche ? Celui-ci reçoit dans le fœtus la plus
grande partie du sang apporté par la veine ombilicale, il doit
donc croître plus rapidement que le droit ; mais, après la naissance, les fonctions de cette veine s'abolissent, le foie ne reçoit plus de sang que de la veine porte, alors le lobe gauche
doit diminuer de volume. En effet, dans le fœtus, les veines

tances végétales parviennent directement dans les vaisseaux lactés, qui les transmettent, par le moyen du canal thorachique, dans la veine sous-clavière gauche, qui les verse dans les artères pulmonaires.

On conçoit que ces deux fluides (*le chyle et la lymphe, produit du sang noir*), se mêlent par ce moyen, et que pour qu'ils puissent se com-

ombilicales rapportent au placenta un sang chargé des principes des secrétions, de même que le sang des veines pulmonaires rapportent au poumon des principes qui lui ont été fournis par la respiration ; ainsi, la veine ombilicale porte au fœtus un sang nutritif et stimulant qui participe des qualités du sang pulmonaire. Il est évident que les veines hépatiques remplissent dans l'adulte les mêmes fonctions que remplit la veine ombilicale dans le fœtus. Les matériaux de ce sang que nous appelons sang noir, sont nécessairement fournis par l'estomac comme nous le verrons.

Il suit de ce qui précède, que chaque partie du sang est formée par un organe opposé, et puisque chacune de ces parties est composée de principes analogues qui ne diffèrent les uns des autres que par leur combinaison différente ou inverse, il s'ensuit nécessairement qu'il doit y avoir équilibre dans les parties qui composent le sang, comme dans les forces vitales, puisque ces mêmes principes composent, par leur réunion inverse, l'ensemble de ces forces. En effet, l'estomac secrète le chyle ou la partie concrète du sang, le foie en fournit la partie lymphatique, et le poumon en fournit la partie rouge ou la partie gazeuse. On voit évidemment qu'il y a opposition de principes et d'organes pour produire un résultat uniforme, c'est-à-dire pour composer le sang ou les forces vitales que ce fluide renferme, et qui lui sont essentielles pour maintenir la vie comme pour la renouveler.

biner, la lymphe subit la même défécation que le chyle ; c'est ce qui détermine toujours un dégagement d'hydrogène et de carbone qui accompagne ces dépurations permanentes : et ce qui prouve que les produits des substances animales et végétales ont un mode propre de dissolution et de circulation qui appartient à leur nature (*puisque les premières doivent nourrir les organes des mouvemens volontaires ainsi que les fluides, tandis que les autres, ces substances végétales, doivent former et nourrir le moteur de l'entendement et de nos sensations*), c'est que le canal thorachique lui-même, qui porte le chyle dans la veine sous-clavière gauche pour le verser plus tard dans les artères et de là dans les nerfs, passe au-dessus de la veine cave inférieure sans y verser la liqueur qu'il contient, et va le porter à la veine sous-clavière gauche qui en est très-éloignée, ce qui a lieu, sans doute, pour que ce canal puisse s'approcher, autant que possible, des extrémités supérieures pour recevoir la lymphe qui en revient ; ces deux produits inverses sont versés dans la veine sous-clavière gauche, et le fluide nerveux s'en dégage constamment pour être porté dans le poumon par les extrémités artérielles et nerveuses.

Le chyle est porté dans le canal thorachique, et delà dans le torrent de la circulation ; le système nerveux capillaire le transmet sous la forme de fluide animal dans le poumon; le système lymphatique transmet de même la lymphe, produit du sang noir élaboré, et perfectionné par des dépurations continuelles, c'est-à-dire des dégagemens constans d'hydrogène et de carbone; la lymphe parvient ainsi dans les nerfs, sous le mode qui appartient aux canaux qu'elle doit parcourir, et à l'action qu'elle doit remplir; ce qui est facile à expliquer, par la raison que la décomposition des alimens, ou leur complète dissolution en gaz, a pour but de former le fluide animal qui, au moyen de l'air, doit composer le sang rouge, pour que la force de reproduction, vers laquelle tendent tous les efforts de la nature, puisse organiser le germe du fœtus, ce qu'elle exécute par la force combinée des divers systèmes chargés de cette fonction importante que chacun d'eux remplit au moyen des facultés qui caractérisent sa nature.

Les substances animales sont volatilisées dans l'estomac, comme les premières (1) (c'est-à-dire

(1) Il est impossible que les produits des substances animales, et ceux des substances végétales, s'introduisent dans les mêmes canaux, en raison de la pesanteur spécifique propre à chacune de ses substances, ainsi qu'aux gaz qui n'en sont que les extrais : il faut donc que le sang noir parcoure ses canaux, tandis que le chyle est transmis dans les vaisseaux lactés qui conviennent à la nature des végétaux ou de leurs produits.

que les parties qui sont extraites du chyle par
la force d'action ou par le calorique de l'estomac, et qui doivent rentrer dans la masse du
sang, pénètrent sous forme gazeuse le système
veineux), tandis que le chyle est introduit sous
forme gazeuse dans le système artériel. Les
matériaux nutritifs extraits des substances animales sont donc introduits dans d'autres canaux
que le chyle extrait des substances végétales. Les
premiers y subissent une élaboration et une défécation analogue aux seconds, qui parcourent
des vaisseaux lactés pour se dépurer ou pour devenir fluide animal ou nerveux : c'est en raison
du mode d'action ou d'influence qui est propre
à ces canaux, dont la caloricité est nécessairement plus considérable que celle des vaisseaux
sanguins, que le chyle reste sous forme ductile
pour être versé sous la forme qui caractérise sa
nature dans la veine sous-clavière gauche, qui la
transmet dans les artères pulmonaires, lorsque
les substances animales gazeuses pénètrent le système veineux dans l'estomac, en vertu de la loi
de l'attraction et de leur volatilisation inverse,
qui les condense et les rapproche plus tôt, et différemment que les autres.

Deux substances dissemblables qui se sont combinées en vertu de la force d'aggrégation, se séparent naturellement après avoir été combinées
(*c'est ce qui arrive lorsque les matières animales*

et végétales sont dissoutes par la force d'action de l'estomac, leurs matériaux se convertissent en gaz de diverses natures); elles changent de propriétés et de principes : c'est pour cela que les composés qui en résultent (*le chyle et le sang noir*) sont tout-à-fait différens de ceux de leurs principes constituans. Ainsi, l'azote et l'oxigène qui dominent dans les substances animales avant leur transformation par l'estomac, doivent nécessairement dominer dans la matière végétale après la dissolution de ces matières, et c'est précisément en vertu de cette conversion réciproque que le sang noir produit des substances animales; tandis que le chyle (*produit des substances végétales*) fournit la partie concrète de ce fluide. C'est par une raison semblable que les parties concrète, lymphatique et gazeuse du sang se séparent naturellement, quand leurs parties intégrantes ne sont maintenues et réunies que par la force d'action du système artériel. Ceci confirme entièrement que les parties lymphatique, concrète et gazeuse du sang ont été formées par des principes inverses et secrétées, ou fournies par des organes opposés. Le sang noir qui est l'extrait des substances animales, est donc produit par des organes inverses à ceux qui fournissent le chyle, puisque celui-ci est l'extrait des substances inverses aux premières.

Les substances animales fournissent donc le

le sang noir, que le foie (1) est chargé de perfectionner pour en former la nutrition des divers
organes du bas-ventre, et pour achever la formation du sperme commencé par les deux premières nutritions; c'est par le sang noir que le sperme reçoit l'enveloppe qui doit le perfectionner,
puisqu'elle est destinée à former les dépendances
du fœtus.

Le sang noir nourrit, par la troisième nutrition, les organes de sa substance de la même manière que le sang rouge les nourrit par la première, pour leur donner la vie au moyen de l'oxigène de l'air et du fluide nerveux que le chyle a
fournis par la deuxième nutrition, pour corroborer sa nature et composer la seconde partie
de lui-même (*sa partie animale ou cérébrale*).
Lorsque le sang noir a donc fourni les matériaux
qui doivent nourrir les organes du bas-ventre et
composer le sperme, il verse le résidu des matériaux qu'il n'a pas employés dans le système lym-

(1) Les anciens avaient déjà reconnu que le foie est chargé
d'élaborer les alimens qu'il reçoit directement des intestins
*In intestinis concoctio efficitur, et ab ipso alimentum in
jecus digeritur* (Arétée). C'est aussi dans le foie qu'ils croyaient
que le sang se formait pour être ensuite porté de ce viscère dans
toutes les parties.

Cette note m'a été fournie par M. Andral fils, jeune médecin
aussi instruit que modeste, dont j'ai suivi les avis utiles. Ce
jeune savant marche avec succès sur les traces de son hono-
rable père.

phatique, qui probablement s'anatomise avec les veines : c'est par cette voie que la lymphe est portée dans la veine sous-clavière gauche, comme le chyle l'a été lui-même. Les substances animales fournissent donc la partie lymphatique du sang, ce qui doit être ainsi, en raison du mode inverse, que la nature a établi dans l'ordre de ses secrétions, tandis que le chyle, produit végétal, fournit à la secrétion du fluide animal ou nerveux, par un dégagement d'hydrogène et de carbone (*principes prédominans dans les végétaux et inverses à la nature du sang*), ce qui rapproche et condense sa partie concrète (*l'azote*) pour composer nos solides.

Ces produits (*le chyle et la lymphe*) composent les deux parties liquide et concrète du sang: celui-ci forme la partie concrète, et la lymphe en forme la partie liquide. On voit que le sang noir, *produit animal*, fournit la partie lymphatique, tandis que le chyle (*produit végétal*) en fournit la partie concrète. Le sang noir et le chyle sont donc les extraits de substances inverses par leur nature (*les matières animales et végétales*); ils fournissent d'une manière inverse les matériaux immédiats qui composent nos solides et nos fluides; leurs produits (*le chyle et le sang noir*) sont donc nécessairement fournis par des organes opposés.

Ces parties organiques sont jusqu'alors sans

vie, comme les substances dont elles sont extraites; elles sont les résultats de la deuxième et
troisième nutrition; il faut donc que la première
nutrition leur donne la vitalité dont elles sont
susceptibles, puisque la vie constitue leur nature, et c'est ce qui arrive par leur combinaison
avec le sang rouge (*comme la suite le fera connaître*). C'est au moyen du mécanisme vital, dont
le poumon dirige les ressorts, que l'air fournit
les principes qui maintiennent et qui nous donnent la vie.

Ce phénomène, vrai miracle de la nature, se
manifeste par son résultat: c'est un fluide rouge et
gazeux dont l'oxigène est le principe, et par lequel les deux parties que nous venons de désigner
sont vivifiées. La vie est renfermée dans le fluide
gazeux; elle y est combinée, comme elle l'est
dans le sperme, qui est composé par le moyen
des trois nutritions, comme nous venons de le
détailler.

Celui-ci est donc le véritable germe de la
reproduction; il possède la vitalité nécessaire
pour communiquer ou transmettre la vie dont
il jouit lui-même. Cette vie est renfermée
dans le sperme, comme elle l'est dans le sang
rouge, parce que l'oxigène y est combiné
avec les principes de nutrition, ce qui est nécessaire pour qu'il puisse maintenir l'existence;

mais, pour qu'il puisse la reproduire, il faut qu'il soit dégagé de ces principes, puisque le principe de vie est vivant par sa nature, et qu'il doit être dégagé de tout ce qui est matière, pour qu'il puisse se manifester. Il faut donc que l'oxigène soit séparé des principes du chyle, c'est-à-dire qu'il soit en liberté pour que la vie puisse s'instituer ou se reproduire. C'est ce que produit l'opération que le sperme subit dans l'utérus, comme nous le démontrerons.

Il s'ensuit que la semence, qui est le produit des secrétions du sang, est composée de la partie lymphatique et de la partie concrète de ce fluide, et que les parties qui composent nos solides et nos fluides renferment les mêmes principes que le sang rouge, comme la suite en donnera la conviction.

Il résulte de ce qui précède que les matières animales et végétales sont transformées par l'estomac dans les principes du sperme, c'est-à-dire que les gaz dans lesquels les matières alimentaires ont été dissoutes par le travail de l'estomac, reparaissent en sens inverse par la dissolution du sperme dans l'utérus. Les matières animales et végétales sont donc les principes du sperme, comme le fluide nerveux et l'air sont les principes du sang rouge.

Il suit donc enfin de ce qui précède que les

alimens retournent à leurs principes pour maintenir la vie, par un mode inverse à l'ordre dans
lequel ils se trouvent dans les matériaux qui les
constituent, comme ils retournent aux mêmes
principes par un changement inverse pour la renouveler. La volatilisation que l'utérus exerce,
n'est donc qu'une dissolution du sperme opposée
à la dissolution des alimens par l'estomac, c'est-
à-dire que les principes gazeux que l'utérus fait
reparaître pour donner la vie, sont opposés aux
principes gazeux au moyen desquels l'estomac
se maintient; tous les efforts de celui-ci tendent
à faire diminuer l'azote par la dissolution des
alimens, pour réparer par son moyen nos pertes
continuelles; l'utérus doit donc faire reparaître
ou dominer l'oxigène par la dissolution inverse
qu'il opère sur les principes ou les matériaux
immédiats qui composent le sperme.

Ceci prouve avec l'évidence de la vérité, que
les substances alimentaires sont réduites par le
travail de l'estomac dans les matériaux immédiats
qui composent leur nature, ou dans des gaz de
diverse nature qui ayant une pesanteur spécifique différente, pénètrent les canaux qui leur
sont analogues, et ce qui le confirme c'est que
ces mêmes gaz qui ont formé le sperme, sont
séparés les uns des autres par le travail de l'u-
térus, en raison de leur pesanteur spécifique

(ou en raison de leur attraction plus ou moins grande avec le calorique); puisque les uns forment les dépendances du fœtus et se volatilisent, tandis que les autres se fixent et se condensent par un mécanisme inverse pour composer le fœtus.

Nous avons dit que le sperme est composé de deux parties inverses et analogues aux substances animales et végétales, desquelles il renferme d'une manière inverse les principes opposés. La partie lymphatique ou liquide provient des substances animales; la partie concrète est l'extrait des substances végétales, ou d'une partie analogue que renferment les animaux.

Le sperme contient donc une partie chyle et une partie sang ou lymphe, et ce qui le prouve, c'est que le cerveau, qui est un produit du sperme, conserve la couleur du chyle. Dans la formation du sperme, le chyle se mêle avec le sang; le premier s'incorpore et se pénètre de la substance du second pour s'animaliser et se rapprocher de sa nature, puisque les parties, que le chyle doit former, doivent conserver la nature animale pour composer le cerveau; en effet, le chyle produit les organes de cette vie, que le cerveau préside, c'est pour cette raison que le chyle sert d'enveloppe au principe de vie qui est le principe primitif. Nous avons dit que le chyle se pénétrait de sang pour former le cerveau, comme le sang se pénètre de chyle pour se nourrir et doubler pour ainsi dire sa nature; ce mélange augmente, il est vrai, la masse du sang, mais il ne le renouvelle pas; le chyle ne peut pas plus renouveler le sang, que le sang ne peut renouveler le chyle; le sang perd donc de sa qualité en servant de nutrition aux solides et en fournissant à la secrétion des liquides; il ne se renouvelle pas davantage par les vaisseaux lymphatiques qu'il s'est composé par les vaisseaux lactés. Nous pouvons en conclure que le sang se nourrit par le chyle pour former le cerveau, et que le sperme nourrit le sang pour former les dépendances du fœtus; et enfin que le sang se nourrit par la lymphe pour fournir à la secrétion des liquides.

Le sang ne peut donc se renouveler que par les fluides nerveux et l'air; nous nous occuperons plus particulièrement de ce fluide animal, puisque son action sur l'air compose le sang rouge, qui est la racine des forces qui maintiennent la vie et qui la renouvellent. Nous disons d'après cela que le sang ne peut se renouveler par aucune de ces voies; les liquides peuvent se dissoudre dans sa masse; mais ce qui prouve que l'union des fluides n'est pas parfaite, c'est qu'en se désunissant, les principes reparaissent avec les formes et les qualités qui les caractérisaient avant leur transformation. Il n'y a donc eu que déplacement des molécules physiques ; les molécules constituantes sont restées réunies ; la preuve est que les composés qui résultent de ces mélanges sont faciles à décomposer, puisqu'ils se sont unis avec beaucoup d'énergie et très-promptement. Le dégagement constant et considérable d'hydrogène et de carbone qui accompagne ces dissolutions, confirme cette assertion ; celui de fluides aériformes, indique leur qualité inverse à celle du sang, ainsi que le mode de leur union avec ce fluide. Il y a attraction moléculaire, la dissolution est analogue à celle des substances alimentaires dans l'estomac ; elle est de même nature, donc il ne peut y avoir attraction de composition, c'est-à-dire composition chymique ; celle-ci ne peut exister qu'entre les radicaux des substances à combiner ou à réunir, ou bien être des corps de même densité, ou qui se trouvent dans le même état.

D'ailleurs, pour que celle-ci puisse avoir lieu, il faut que deux corps unis en rencontrent un troisième qui ait plus d'affinité avec l'un de ces corps, qu'ils n'en ont entre eux ; et, dans le cas qui nous occupe, il n'y a que deux principes constamment en action, le chyle et la lymphe ; ils sont opposés par leurs principes, puisque le chyle est un produit végétal, et la lymphe le

produit des substances animales; et par les organes qui les fournissent, ils ne peuvent donc se
combiner intimement. On remarque d'ailleurs
constamment que dans l'union chymique des
corps, il y a changement de température, re-
froidissement ou échauffement, et par conséquent que les corps changent de densité ou d'é-
tat pendant qu'ils s'unissent. D'ailleurs, quel est
le but de la nutrition ou de la décomposition des
substances alimentaires? c'est de les réduire à
l'état le plus simple, pour en rendre les principes constituans à de nouvelles combinaisons: les
élémens qui constituent les diverses fermenta-
tions, ne se rencontrent que dans les composés
compliqués des règnes végétal et animal; ils sont
le terme des efforts de la nature pour la reproduction des êtres. Ne voyons-nous pas ces efforts
prodigieux par les deux principes inverses qui
nous composent, et qui doivent se reproduire
de la même manière pour perpétuer la chaîne de
la vie? N'est-ce pas le chyle qui forme le cerveau?
N'est-ce pas de l'union des principes inverses du
chyle et de l'air que se compose le sang rouge?
N'est-ce pas de leur combinaison que doivent se
composer les forces vitales? La nature, pour
rendre leur union plus parfaite, a voulu que les
radicaux de ces deux principes puisent seuls
composer le sang rouge, qui doit réagir contre

les forces opposées qui résultent de la décomposition des substances alimentaires pour la formation du chyle et du sang noir, afin d'établir l'équilibre qui maintient la vie, et au moyen duquel elle se renouvelle.

Elle a donc dû mettre ces radicaux en contact : c'est ce qui a lieu par la décomposition de l'air dans le poumon, et la régénération du sang, au moyen du fluide animal ou nerveux, qui en se combinant avec l'oxigène et l'azote de l'air, renouvelle la vie à chaque instant. Les alimens ont encore d'autres fonctions aussi importantes à remplir que les premières; c'est par leur dissolution que se forme le chyle et le sang noir (*ou lymphe, son produit*). Ces matériaux de nutrition sont élaborés ou dépurés par la circulation. Ils nourrissent le sang qui, aux dépens de sa substance, reproduit le cerveau.

C'est au moyen du chyle que le sang reproduit le cerveau, puisque le sang se nourrit par le chyle, et que le fluide nerveux (*qui avec l'air compose le sang rouge*) est une secrétion du chyle qui fait connaître comment le sang artériel fournit à son tour à la secrétion du cerveau. La nature combine les deux produits des substances alimentaires et de l'air pour reproduire l'existence; c'est ainsi qu'elle renouvelle le sentiment, le mouvement et la vie, puisque c'est par leur moyen qu'elle la maintient en composant le sang rouge que chaque instant reproduit dans le poumon.

Le sang noir et le chyle ne sont pas les produits des mêmes substances; le premier secrète la lymphe, qui est l'extrait des substances animales, comme le chyle qui est un produit des substances végétales, fournit à la secrétion du fluide nerveux. Ces substances se réunissent pour organiser notre être, de même qu'elles se séparent quand elles sont réunies pour maintenir l'existence, et établir l'équilibre des forces, au moyen desquelles la vie se maintient et se renouvelle.

Le sang rouge ne peut donc se renouveler, comme nous l'avons déjà dit, ni par le chyle ni par la lymphe : il faut nécessairement qu'il se reproduise, puisqu'il nourrit les organes de la substance; il lui faut une force considérable qu'il ne peut rencontrer que dans sa plus grande perfection, c'est-à-dire dans les radicaux qui composent sa nature. C'est par cette voie qu'il acquiert la force nécessaire pour le renouvellement de son principe, c'est dans un principe qui lui est analogue qu'il puise sa force; et puisque ce principe (*l'air*) nous fait vivre, c'est nécessairement lui aussi qui nous reproduit, il est donc le principe de la vie en composant le sang rouge, de la même manière que le principe primitif ou le sang noir est un des principes de la reproduction, en fournissant au sperme la partie lymphatique qui doit former les dépendances du fœtus.

L'estomac n'exerce son action que sur des matières solides ou liquides, au lieu que le poumon n'agit que sur des gaz. Cependant l'estomac agit en vertu d'une force chimique, parce qu'il réduit en gaz les matériaux qui sont soumis à son action (*le chyle et le sang noir*) et se séparent sous l'état gazeux des matériaux qui ne sont pas dissolubles par leur nature : ceux-ci forment le résidu qui est transmis dans les intestins. Ce n'est que dans les divers canaux que ces substances gazéifiées pénètrent en raison du degré de solubilité qui leur est propre, qu'elles se transforment dans l'un des états qui appartient au mode d'action que chacune d'elles doit exercer en raison de sa nature, c'est-à-dire en raison des matériaux qui la composent. Les substances de nature gazeuse restent sous ce mode d'influence, parce que les canaux qu'elles doivent parcourir possèdent une coloricité proportionnelle aux gaz qu'ils renferment, tandis que les substances concrètes et liquides par leur nature, pénètrent le système artériel ou veineux, où la coloricité est en rapport avec l'état liquide ou concret que les substances doivent conserver pour les usages qu'elles doivent remplir.

On voit que l'estomac n'opère que par son action chimique, et réduit en principes comme l'air les matériaux qui sont soumis à son influence. L'estomac a donc une force chimique, tandis que le système artériel possède une propriété physique qui est de sa nature. On voit parfaitement que les alimens et l'air concourent au même but d'une manière inverse, pour composer les forces vitales qui sont formées par des propriétés physiques et chimiques, ou par la combinaison des effets de ces forces réunies en sens inverse. Ces forces doivent nécessairement être de même nature que l'air, puisque les gaz fournis par l'estomac, ou le fluide nerveux composé d'hydrogène et de carbone, produit végétal, se combine avec l'air pour former le sang rouge (*fluide gazeux oxigéné*). C'est pour cette raison que le composé qui résulte du mélange de ces gaz doit nécessairement conserver la nature de ses principes, et que les forces vitales, produit de leur combinaison, doivent être de nature inverse à celles-ci qui ont été composées par le chyle et par la lymphe; les produits de ces forces réunies en sens inverse composent les trois parties qui forment le sang artériel.

Celui-ci doit être sous forme fluide, parce

que le chyle et la lymphe sont des composés physiques, dont l'action l'emporte sur la propriété chimique (*sang rouge*), qui tient leurs parties liées ou combinées.

C'est pour cette raison que le sang est sous forme fluide, et que le sang rouge, par sa force chimique, lui donne le mouvement et la vie qu'il a reçus de l'atmosphère. Les forces vitales sont donc composées, comme le sang, d'une force physique et d'une force chimique, c'est pour cette raison que les alimens sont indispensables à la conservation de l'existence et à la manifestation ou à l'exercice de ces forces. Ces deux forces réunies composent les trois parties du sang, elles maintiennent l'équilibre qui dirige l'exercice des facultés qui composent les forces vitales, et au moyen desquelles les fonctions de la vie s'exécutent.

On voit que ces fonctions s'exercent en raison de l'action réciproque et de la réunion inverse de ces principes opposés (*l'air et les alimens*). En effet, le fluide nerveux est opposé à la partie concrète du sang, comme celle-ci l'est à la partie lymphatique de ce fluide. Chacune de ces parties est le produit d'une substance opposée, la partie rouge du sang est le produit de l'air et de la surabondance d'hydrogène et de carbone (*fluide animal ou nerveux*), que renferment les substances végétales; la partie concrète est le produit du chyle (*l'azote des substances végétales*) (1), et la partie lymphatique ou liquide est le produit des substances animales ou du sang noir.

(1) C'est pour cette raison que cette partie concrète (*l'azote*) traverse sous forme gazeuse, nébuleuse et épaisse, les vaisseaux lactés qui composent le système artériel lymphatique, dont la caloricité, proportionnelle à l'état de gaz, fait conserver au chyle sa nature aériforme, jusqu'à ce qu'il parvienne dans le système veineux, où il reprend sa forme concrète naturelle. On conçoit que si le chyle traversait les vaisseaux lactés sous forme concrète ou solide qui est sa nature, il perdrait les qualités nécessaires aux liqueurs qui circulent, en raison de sa concrescibilité; tandis que la lymphe change de qualité, c'est-à-dire qu'elle perd sa forme gazeuse dès qu'elle pénètre ses propres canaux, parce que le système veineux lymphatique, dans lequel celle-ci circule avant de passer dans le grand système circulatoire, a une caloricité relative à l'état fluide qui forme le caractère principal de la lymphe, et qu'elle doit conserver, puisqu'elle est destinée à composer la partie fluide du sang; il en résulte que le chyle traverse ses canaux sous forme épaisse et nébuleuse. La lymphe parcourt les siens sous l'état liquide, et le sang rouge parcourt le système artériel sous forme gazeuse : ce qui en est la preuve, c'est que chacune des trois parties du sang se trouve dans la masse de ce fluide avec les mêmes qualités que celles qu'elles ont eues dans leurs propres canaux : ce qui confirme ce que nous avons avancé à ce sujet, et donne en même temps la conviction que le sang noir (*ou la lymphe son produit*) parcourt, dès sa formation dans l'estomac, d'autres

Ces divers produits inverses entre eux, comme
le sont les substances dont ils sont les extraits,

canaux que le chyle ; ce qui est facile à concevoir : le chyle,
en raison de l'azote qui en forme la base, reste sous une forme
rapprochée, quoique gazeuse, en raison du calorique considérable des vaisseaux capillaires artériels qui le charient, et
en raison du degré de fixité essentiel à l'azote ; car il est reconnu que, moins les corps sont volatiles, plus ils peuvent
prendre un degré de chaleur considérable et réciproquement,
ce qui explique parfaitement pourquoi la lymphe reste fluide,
tandis que le chyle reste concret, et parcourt ses canaux sous
forme gazeuse. Dès que cette substance est sortie de ses canaux,
elle passe nécessairement dans un état opposé, parce qu'elles
se touvent condensées aussitôt en raison de son passage d'un
lieu rare dans un autre qui l'est moins : tandis que le sang noir,
ou la lymphe, qui parcourt des canaux très-minces et qui a
été raréfiée dans l'estomac plus que le chyle, en raison de
sa moindre pesanteur, ne peut se rapprocher ou se condenser autant, et est obligée de prendre la route opposée,
c'est-à-dire de pénétrer dans les veines lymphatiques, où elle
prend aussitôt l'état liquide qui lui est essentiel, et qui est le
résultat du peu de caloricité, ou de l'état de caloricité propre
aux vaisseaux lymphatiques veineux. On voit que les parties
qui composent le sang, prennent dans les canaux qui leur sont
propres le caractère qu'elles conservent dans ce fluide ; en effet,
la lymphe est *fluide*, le chyle *concret* et le sang rouge *ga-*
zeux, ces trois produits de l'air et des substances alimentaires
doivent donc nécessairement être les résultats de principes
opposés et d'organes différens ; le sang noir, produit des substances animales, ne peut donc parcourir les mêmes canaux
que le chyle, produit des substances végétales.

n'agissent. ou ne se combinent que lorsqu'ils rencontrent un état égal au leur. C'est ainsi que le fluide nerveux (*partie gazeuse des alimens*) ne forme union qu'avec l'air, que le chyle

La transformation des substances alimentaires en gaz de diverse nature est l'état radical de ces substances , ou l'état qui les rapproche de leur principe et qui constitue leur nature; mais le chyle ne peut se combiner avec le sang tant qu'il est sous l'état de fluide gazeux. L'eau en vapeur est indissoluble dans celle qui est liquide , parce que la chaleur ne permet pas à la première d'y rester dissoute et de faire corps avec elle; le même effet a lieu lorsque l'air entre dans le poumon; celui-ci ne peut se combiner avec le sang , parce que le sang n'a pas la propriété de rendre l'air liquide : celui-ci ne peut donc rester dissous dans le sang , parce que l'état de caloricité de ces corps n'est pas proportionnel , c'est pour cela que les gaz ne peuvent dissoudre que les gaz, et que les fluides ne peuvent dissoudre que les fluides. C'est pour une raison semblable que l'air qui entre dans le poumon se combine aussitôt avec le fluide nerveux pour composer le fluide oxigéné qui , en raison de son état d'oxigénation considérable, et de caloricité proportionnelle , se mêle avec les deux autres parties de ce fluide , et qu'en même temps l'air décomposé par ce mécanisme vital , est en état de décomposer l'air qui a remplacé le premier pour composer l'eau et l'acide carbonique que contiennent les conduits aériens, tandis que l'hydrogène et le carbone de l'air deviennent excrémentitiels, parce que ces fluides gazeux n'ont plus le degré de calorique nécessaire pour former une nouvelle liaison.

(*l'azote des végétaux*) se mêle et acquiert dans le sang la forme concrète qui lui est essentielle, et que la partie lymphatique (*produit des substances animales*) se combine avec la partie du sang qui lui est analogue. Les alimens et l'air composent donc le sang, comme ils composent les forces vitales.

Le sang rouge, le chyle et la lymphe étant volatilisés par la force d'action d'un calorique considérable et bien supérieur à celui qui pénètre nos organes, éprouvent une véritable secrétion inverse à celle qui a réuni leurs principes dans le sperme; ils ont été réunis parce que l'oxigène et le calorique du plus pesant de ces principes doit attirer le plus léger, qui doit nécessairement rester à la surface de l'autre qu'il doit conserver; c'est pour cette raison que le sang rouge est renfermé dans la substance du sperme, comme si elle devait conserver ou protéger sa nature, laquelle doit, à son tour, reprendre ses droits et protéger la première, puisqu'elles ne peuvent marcher que réunies pour composer l'organisation. Cela prouve que le sperme est composé de différens principes. Le chyle fournit les matériaux qui forment le cerveau : tandis que l'air et les fluides nerveux fournissent ceux qui renouvellent le sang rouge, et que le sang noir fournit la partie lymphatique qui pé-

nètre les deux autres : et puisque le renouvellement du sang rouge a lieu dans le poumon, on
peut dire que cet organe est le protecteur de la
vie qu'il maintient et qu'il renouvelle.

C'est en raison de cette loi inverse que la nature a établie dans toutes les transformations qui
s'opèrent dans l'organisation des êtres animés et
vivans, que les substances du règne animal fournissent le sang noir, dont la lymphe est le produit; et que le chyle, produit végétal et organi-
nique, compose la partie concrète du sang. Ce
qui est conforme à la manière dont ces substances se nourrissent et se reproduisent. En effet,
les composés végétaux se nourrissent de l'azote
des matières animales, dissoutes dans l'air par
suite de la décomposition de ces mêmes substances, de l'hydrogène, de l'eau, et de l'acide
carbonique de l'air, tandis que le plus grand
nombre d'animaux est frugivore, et se nourrit au
moyen des substances végétales ou de leurs produits, ce qui est conforme aux vues de la nature, qui a voulu qu'ils servissent de nutrition à
nos fluides, dont ils doivent réparer les pertes,
ou qu'ils doivent renouveler ou reproduire. C'est
en raison de ce mode inverse que le chyle, produit végétal, compose la partie concrète du sang,
qui sert à la nutrition des solides et à la reproduction du cerveau, tandis que le sang noir, pro-

duit de la dissolution des substances animales, compose la lymphe, qui constitue la partie liquide de ce fluide : c'est de cette partie que le sperme s'imbibe et se pénètre par l'effet de la troisième nutrition, lorsqu'il rentre dans la masse du sang artériel pour circuler avec lui, dans le but d'organiser les dépendances du fœtus.

C'est la partie lymphatique (*produit de la troisième nutrition*) qui forme les dépendances du fœtus, comme la partie concrète que le chyle a fournie en circulant avec le sang, forme les organes de la vie animale ; dans la seconde nutrition le sang corrobore sa substance et la pénètre du chyle pour doubler sa force, et composer, par ce moyen, la seconde partie de lui-même ; tandis que le sang rouge (*produit de la première nutrition*) compose la vie organique ou le cœur du fœtus.

On voit, avec l'évidence de la vérité, que le sang ne s'est pas régénéré ou reproduit par les deuxième et troisième nutritions, et que nos physiologistes, qui prétendent le contraire, ne sont pas d'accord avec la nature ; elle ne s'arrange pas de leurs systèmes, qui la défigurent, ce qui est manifeste en calculant ses efforts dans l'organisation, pour composer le sang rouge et les forces inverses de nutrition et de reproduction.

C'est donc par la première nutrition que le sang se renouvelle et se régénère dans le poumon, comme nous le prouverons, tandis que c'est dans l'estomac et le système artériel que se fait la séparation des deux parties animale et végétale qui composent les substances alimentaires (*ces deux parties distinctes existent toujours dans les substances animales*). La plus légère de ces parties prend une autre direction que la plus pesante, ce qui est aisé à concevoir, en raison de la pesanteur spécifique qui appartient à chacune d'elles. La première est transmise sous forme gazeuse dans le système veineux de l'estomac (*veines cœliaques et autres*) et des intestins grêles. Elle forme le sang noir, qui produit la partie lymphatique du fluide, tandis que la seconde, plus pesante, devient chyle; elle pénètre ses propres canaux, qui la pompent dans toute l'étendue des intestins grêles, tandis que la partie excrémentitielle prend la route des gros boyaux.

Les changemens qu'éprouvent ces substances par le travail de l'estomac ou du système artériel ont lieu sous forme de gaz : ce n'est que dans le système lymphatique que la lymphe change de mode, ou qu'elle acquiert la qualité qui lui est essentielle. C'est dans les canaux qui appartiennent à sa nature que ces gaz se condensent, et c'est dans le système nerveux qu'ils modifient de nouveau leur qualité en changeant leur état, puisqu'ils y deviennent gaz, et qu'ils y conservent la forme radicale qui constitue les principes ou les élémens des substances alimentaires, jusqu'à ce qu'enfin ces radicaux se combinent avec ceux de l'air, pour renouveler la partie rouge du sang qui doit animer les deux autres parties (*concrète et liquide*), au moyen desquelles le sang compose sa nature, ou les trois parties qui constituent sa substance.

Il est facile de remarquer qu'il y a constamment opposition dans les produits, comme il y a opposition dans les principes, comme il y a aussi opposition entre les canaux qui perfectionnent et les substances qui sont élaborées par la force d'action des systèmes qu'elles parcourent. Voilà comment se composent les deux parties qui forment nos solides et nos fluides ; tandis que le sang rouge forme la partie qui anime les deux autres, en les pénétrant du feu qui les rend vivantes.

La force d'attraction, au moyen de laquelle s'exercent les gazéifications et les transformations diverses qui ont lieu dans le corps, est une loi de la nature ; toutes les particules harmoniques dont l'ensemble compose l'univers, tendent sans cesse à se rapprocher, à s'unir et à s'organiser. La loi qui les met en action est invariable ; comme les effets qu'elle détermine sont au-dessus de tout calcul.

Nous avons vu que le chyle nourrissait le sang. parce que le sang forme le sperme, et que le sperme rentre dans la masse du sang (*principe organique*), pour corroborer sa nature et se nourrir de plus en plus, c'est-à-dire pour devenir de plus en plus organique. Mais comment se nourrit le cerveau; il est, comme le sang d'où il dérive, principe essentiel dans l'organisation. Le sang ne peut nourrir le cerveau, lorsque ce dernier est développé ou perfectionné; il lui faut un principe de sa nature pour le nourrir, de même qu'au sang, qui ne peut tirer sa nourriture que du chyle, et se régénérer que par le produit de ce dernier. Il faut au cerveau un principe aussi perfectionné que lui. Ce principe est l'élément nerveux ou le fluide ductile et animal qui parcourt la cavité des nerfs, de la même manière que le sang parcourt ses propres canaux.

Nous avons déjà dit que le chyle devenait fluide nerveux ou animal, c'est-à-dire fluide ductile, en changeant de canaux ou en changeant de système; que ce changement d'état n'était qu'une modification de la cohésion de ses molécules, indispensable pour l'effet inverse que les fluides animaux doivent exercer alors, puisqu'ils étaient fluides organiques dans les vaisseaux lymphatiques ou dans les canaux du chyle, et

qu'ils sont devenus fluides animaux par leur passage dans les nerfs, ils ont dû nécessairement
changer de mode, puisqu'ils changent d'action
(*ils servent à maintenir la vie animale et à diri-*
ger ses fonctions intellectuelles), comme ils doi-
doivent servir à régénérer l'organe cérébral dans
le fœtus. C'est donc sous la forme de fluide élastique que le chyle doit nourrir le cerveau, parce
qu'il n'a pu se développer ou être sécrété par le
principe de vie que sous cette forme, c'est-à-dire
par un dégagement d'hydrogène et de carbone,
et d'azote, secrétion fondamentale et constante
que le sang exerce dans tous les momens de la
vie; elle est le produit de la première nutrition
(*ou de la formation du sang rouge*), et précède la formation organique du sperme, fonctions inverses que le sang exerce chez l'adulte,
comme il les exerce en sens inverse dans le fœtus, puisque la première opération de l'utérus
est de développer les dépendances du fœtus et
de ne réagir que consécutivement sur le principe de vie pour organiser le cerveau. Cette forme primitive lui est donc devenue essentielle;
il faut qu'il la conserve pour son développement,
comme il l'a manifestée pour se régénérer. C'est
nécessairement sous la forme de fluides élastiques que le cerveau est séparé de la masse du
sang, et c'est aussi sous cette forme qu'il doit se
nourrir et se perfectionner.

Il est essentiel d'observer que l'air étant la racine de la vie, tous les efforts de l'organisation tendent constamment à convertir les substances alimentaires en principes de même nature, pour établir l'équilibre entre les fonctions organiques et vitales. En effet, c'est en raison de cet état que se composent les forces qui maintiennent la vie. Le mode uniforme d'action et de réaction qui a lieu sans cesse pour l'exercice des facultés qui les constituent, est déterminé par la nutrition des organes au moyen des substances alimentaires, et par celle qui a lieu en sens inverse dans le poumon par la composition du sang rouge.

La transformation des substances alimentaires en gaz est donc nécessairement le mode que la nature emploie pour conserver la vie, puisqu'elle emploie le même mode pour la renouveler ou la reproduire.

En effet, la dissolution des substances alimentaires doit les rapprocher de l'animalisation par un mode inverse à celui qui réunit les matériaux qui les composent. Il paraît, d'après cela, que le mode d'action de l'estomac consiste à dégager l'hydrogène et le carbone des substances végétales, pour rapprocher par la soustraction de ces fluides très-volatiles et inflammables, les autres principes concrescibles, plastiques et susceptibles de la fixation nécessaire pour réparer nos pertes continuelles, et donner au corps les qualités convenables à l'animalisation et à l'animation. Ce sont ces qualités inverses qui font différer le sperme des gaz qui résultent de la transformation des substances alimentaires; et, puisque nous ne pouvons juger de ces différences que par les résultats, tâchons au moins de reconnaître leurs principes ou les causes qui déterminent les modifications L'animalisation est donc le produit de la force d'action de l'estomac sur les substances alimentaires; elle a pour résultat la formation du sperme, et puisque l'estomac produit cette combinaison inverse, l'utérus doit nécessairement produire l'effet opposé. L'animation est donc opposée à l'animalisation. La première doit s'exercer en sens inverse de celle-ci, et par un organe opposé. L'utérus ne fait qu'animer les matériaux que l'estomac a animalisés. L'animalisation est un arrangement inverse des principes des substances animales et végétales. L'animation doit s'exercer d'une manière inverse, quoique analogue à la première; et comme ces deux produits ne diffèrent entre eux que par une surabondance d'hydrogène et de carbone, il doit nécessairement en résulter que les matériaux de la nutrition ayant été combinés en sens inverse, pour être animalisés, doivent être divisés en sens inverse pour passer à l'état d'animation ou de vie.

C'est donc cette surabondance d'hydrogène et de carbone, qui fait différer l'animalisation de l'animation; il est dès-lors évident que pour animer les substances animalisées, il faut leur enlever le carbone et l'hydrogène. Voilà précisément ce qui a lieu dans l'utérus, ensorte que l'on peut dire que la différence qu'il y a entre les animaux et les végétaux existe de même entre les substances animalisées et animées; en effet, pour convertir les végétaux en animaux, il faut leur enlever l'hydrogène et le carbone, et pour animer les substances animalisées, il faut faire la même soustraction.

Le sperme ne diffère donc de la vie, ou de son principe, que par une abondance d'hydrogène et de carbone, qui est volatilisé par l'utérus pour la formation des dépendances du fœtus.

Il ne faut donc au sperme pour le rendre vivant, qu'une force convenable qui dispose ses particules dans un ordre inverse à celui qui les tient réunies et confondues dans ce fluide.

Le calorique de l'utérus divise les particules, les pénétre de sa force, anime celles qui doivent l'être, et dispose les autres pour les usages qu'elles doivent remplir.

Il est naturel que les particules soient divisées par la force qui les pénétre, et qu'elles doivent nécessairement recevoir, étant divisées ; elles ne peuvent se placer dans l'ordre qui leur convient, que lorsque le calorique, choisissant celles avec lesquelles il veut se combiner, quitte les autres pour se réunir aux premières ; il restera donc combiné avec celles avec lesquelles il a le plus de rapports ou d'affinités ; il les rapprochera, les concentrera en les unissant, et leur donnera en même temps plus de poids, tandis que les autres plus légères, parce qu'elles sont abandonnées par le calorique et par leur anciennes liaisons, doivent s'étendre pour se séparer ; et voilà ce qui arrive par la volatilisation du produit végétal devenu récrément excrémentitiel pour la formation des dépendances du fœtus. Et puisque tout s'exerce en sens inverse dans les fonctions opposées de nutrition et de reproduction, on peut conclure, par ce qui précède, que la nutrition s'opère par les substances végétales qui produisent le chyle pour nourrir et former le cerveau de leur substance, et que la reproduction s'opère par les substances animales qui forment le sperme, pour servir à l'organisation des dépendances du fœtus ; et comme les dépendances du fœtus, et le fœtus lui-même, sont liés par les connexions les plus étroites, quoiqu'ils se reproduisent en sens in-

verse l'un de l'autre; il s'en suit que la première
nutrition étant celle qui doit fournir le principe
de vie, comme nous pensons l'avoir suffisamment démontré, la dernière doit fournir les dépendances du fœtus.

On voit que le sang a trois modes de nutrition dans le but d'exercer son triple mode de
reproduction, lesquels modes s'opèrent en sens
inverse quoique analogue aux premiers, ainsi
que les trois facultés essentielles qui maintiennent l'existence, s'exercent en sens inverse de
celles qui la renouvellent.

Le sang exerce la première de ses facultés,
pour composer la principale fonction de la vie,
qui est la respiration; il est naturel que cette
fonction soit analogue à celle par laquelle il
forme son propre principe ou le germe du fœtus;
c'est pour exercer ce double mécanisme qu'il
réunit les élémens ou les principes qui constituent sa nature, c'est ainsi qu'il renouvelle la vie,
par la vie ell -même. Par la seconde, il se nourrit avec les substances de sa nature, ou les substances végétales, c'est-à-dire celles qui fournissent le fluide ductile ou gazeux, comme lui (*le
sang rouge est un gaz oxigéné*), pour nourrir le
cerveau, et le produire avec ses propres forces;
c'est par le sang noir, et au moyen de la troi-

sième nutrition qu'il travaille à former les dépendances du fœtus.

L'estomac doit donc animaliser les substances alimentaires, par l'effet de son calorique et des réactifs qui appartiennent au mode d'action qu'il exerce pour convertir les matériaux de l'animalisation en principes d'animation ; et puisque ces élémens sont inverses à ceux de l'animalisation, il faut nécessairement que l'organe qui opère cette transformation soit opposé à la nature des substances sur lesquelles il exerce son action.

L'estomac est conséquemment un organe de la vie animale, quoiqu'il se trouve parmi les organes de la vie organique ; c'est donc à tort que Bichat l'a confondu avec ces derniers.

On voit clairement que ce n'est que *lorsque le sang a acquis toute la force vitale qui lui est essentielle pour organiser le germe, ou se reproduire lui-même, c'est-à-dire lorsqu'il a formé le principe de vie,* que le système artériel produit le sperme, puisque ce n'est que par la troisième nutrition qu'il nourrit les organes ; ce n'est qu'alors qu'il forme de sa substance les dépendances qui sont essentielles au fœtus ; puisque sans elles il ne peut reprendre sa nature. C'est donc de l'excédent de sa nutrition organique que le sang forme le sperme, puisqu'il nourrit le cerveau et qu'il prépare d'avance les élémens de la reproduction de cet organe, avant de s'occuper des dépendances du fœtus. On voit que la nature prévoyante prépare en silence dans sa sagesse tous les élémens qui maintiennent la vie, et qu'elle dispose en même temps tous ceux qui doivent la renouveler.

Il est évident, d'après cela, que le sang doit être considéré comme principe primitif ou animal, puisque ce n'est que par la troisième nutrition que se forment ses dépendances, et que le sang fournit à la secrétion du cerveau au moyen des matériaux que lui fournissent les végétaux, et qu'il s'approprie pour se corroborer; comme les élémens qu'ils fournissent sont surabondans dans le sang, puisqu'il en est déjà saturé par les substances animales, il n'est pas étonnant que le sang se débarrasse de cet excédent de nutrition organique qu'il convertit en principe animal ou cérébral par la force de la circulation. Ce principe est donc formé d'hydrogène et de carbone combinés avec l'azote, produit végétal lié avec une certaine quantité d'oxigène, principes que le sang a convertis en sa propre nature pour en former la seconde partie de lui-même.

L'état solide, liquide et fluide aériforme ne sont donc que trois modes différens du même corps, c'est-à-dire, qu'un corps prend ces trois formes successivement, sans changer de nature :

il ne change pas de principes, mais il change
de qualité, c'est pour cela que l'action des fluides élastiques est inverse à celle des liquides,
et que l'action de ceux-ci est encore inverse
à celle des solides. L'estomac opère ces transformations diverses des substances alimentaires
qu'il doit réduire à leur état de perfection;
cet état de perfection n'est confectionné que
lorsque le chyle est réduit dans les radicaux
qui composent les substances alimentaires;
c'est alors que ces radicaux, combinés avec ceux
de l'air, composent le sang rouge; ce sont là les
fonctions que l'estomac remplit par les procédés
que nous ferons connaître : il animalise ainsi les
substances alimentaires, et l'animalisation n'est
complète, que lorsque ces substances alimentaires sont réduites dans les radicaux qui doivent
reconstituer le sang dans sa nature par leur
union intime avec les radicaux de l'air.

L'estomac a donc séparé les substances alimentaires en partie solide, partie fluide et partie
aériforme; ces trois parties constituent séparément la partie concrescible ou solide qui forme
le cerveau, la partie lymphatique qui compose
les fluides, la partie colorante, ou le sang proprement dit (*sang rouge*), principe primitif,
parce qu'il est formé avec ses propres radicaux
et avec les radicaux des substances alimentaires,

qui sont ceux de l'air, qui ont été animalisés par l'estomac, c'est-à-dire perfectionnés par cet organe.

L'estomac dissout donc les substances alimentaires, de la même manière que le poumon dissout l'air; ce dernier est sans cesse décomposé, et le sang constamment renouvelé : ces deux substances diversement combinées (*les substances alimentaires et l'air*) forment le fœtus et ses dépendances.

On peut conclure de ces diverses données que l'air se décompose pour nous nourrir et maintenir le jeu de nos organes, qu'il se recompose pour maintenir la vie ou réparer sans cesse les pertes que nous éprouvons, puisque ses principes combinés forment le sang rouge, et qu'il se décompose de nouveau pour nous reproduire ou instituer la vie, lorsque l'oxigène reparaît en liberté pour se fixer dans le corps qu'il doit animer. On voit évidemment que la volatilisation du sperme est une secrétion ou une transformation des principes de l'air et des alimens, et que la vie s'institue de la même manière qu'elle se maintient.

Il est donc indispensable que la décomposition des substances alimentaires s'opère par leur dissolution, c'est-à-dire par leur transformation en gaz ou fluide animal : et puisque ces subs-

tances doivent aussi avoir un degré de solubilité proportionnel ou relatif avec l'air, avec lequel elles doivent s'unir, il est naturel qu'elles
aient été réduites sous forme de gaz: les fluides
n'agissant que sur les fluides, les gaz n'exercent
leur action que sur le gaz. Il faut donc nécessairement, pour que l'air puisse se décomposer, et
que nous puissions adapter à notre nature l'oxigène qu'il nous donne, que nous présentions à
sa surface un corps de sa nature, ce n'est donc
que comme fluides élastiques que leur combinaison peut se faire. Les alimens commencent
leur dissolution dans l'estomac, ils la continuent
dans le système nerveux, et ils la terminent
dans l'utérus.

Ce mécanisme ne peut s'exercer que par la
transformation du chyle en fluides élastiques,
opération qui a lieu nécessairement dans le système nerveux; il est donc naturel d'appliquer le
même mode d'action à l'opération inverse, qui
doit suivre la première, puisqu'elle a pour objet
de rendre au sang la nature qu'il doit avoir dans
l'organisation. D'ailleurs les diverses combinaisons de la matière, toutes ses transformations
s'exécutent toujours par ce mode d'influence,
qui est nécessaire pour que le mélange qui résulte de la combinaison des liqueurs puisse devenir plus intime et s'animaliser de plus en plus,

c'est-à-dire se convertir plus exactement dans la nature du sang. Lorsque les corps se décomposent, ils se dissolvent de même en gaz; quand ils se composent, ils doivent suivre un mode d'union analogue, quoique inverse, puisque la décomposition s'opère toujours en raison inverse de la composition. C'est par une raison semblable qu'il faut que le germe soit fluide, parce que le moteur de l'organisation ou celui de l'animalisation est fluide, ce qui est nécessaire pour que la cohésion de ses parties constituantes soit assez parfaite, et que les forces qui le composent puissent se transmettre aux parties qu'elles doivent animer et entretenir. On conçoit que, si le sang était solide, la transmission des forces vitales serait moins uniforme, qualité essentielle pour le maintien de l'existence, et que, par la même raison, elles seraient moins pénétrantes et moins soutenues; elles ne pourraient plus dès-lors exercer cette permanence d'action qui leur est essentielle sans épuiser très-promptement les facultés qui les font agir, ce qui abrégerait beaucoup la durée de la vie; il a donc fallu que la cohésion des parties qui constituent ces forces essentiellement actives, tienne un juste milieu entre l'état solide et celui des fluides élastiques, afin que l'éloignement proportionnel de leurs parties constituantes puisse faire interposer dans l'intervalle qui **en résulte** l'oxigène qui doit les régir : c'est ce qui a lieu par la formation du sang rouge, au moyen de l'air et du fluide animal ou nerveux.

C'est sous la forme de gaz que l'oxigène se mèle avec nos parties, et sa base s'identifie alors avec la nature propre du sang. Ce qui fournit la preuve de cette incorporation de l'air vital et de la décomposition que l'air subit dans cette opération, c'est que les autres parties intégrantes de l'air (*parties qu'il a reçues de l'eau qu'il tient constamment dissoute*) sont rejetées comme récrémentitielles, sous la même forme de fluide élastique qu'elles avaient en pénétrant dans le corps. Ce qui confirme que ces fluides aériformes n'ont pu se combiner avec le sang, qui n'est avide que d'oxigène, c'est qu'il est déjà saturé d'hydrogène et de carbone qu'il a reçus des subtances alimentaires, et qu'il a appropriés à sa nature par l'effet de la digestion vasculaire. Il était donc nécessaire que cette partie de l'air décomposé dans le poumon par la respiration, ne trouvant plus de liaison à former pour se loger dans nos parties, en fût rejetée (1).

D'ailleurs la nutrition des poumons s'opère comme celle des autres organes par voie de se-

(1) C'est ce qui arrive, puisqu'elle compose l'eau et l'acide carbonique qui lubrifie les conduits aériens.

crétion ; il faut donc que l'air y subisse des changemens ou des dépurations analogues à celles des autres parties, et qu'il soit décomposé dans le poumon, comme les alimens le sont dans l'estomac, ou comme le chyle l'est quand il passe dans le sang, puisque cet air doit servir à notre nutrition. Il paraît, d'après cela, que le sperme ne se forme que par les combinaisons de gaz de diverses natures; il doit donc nécessairement, pour rendre au sang sa nature essentiellement fluide, être aussi transformé en gaz, afin que les changemens inverses à ceux qui ont lieu sur le sang par la force des organes nutritifs puisse s'exercer sur le sperme, pour dégager ainsi le moteur (*comme germe de la vie*) des entraves qui l'empêchent d'agir pour continuer la chaîne des êtres organisés et vivans.

Ces changemens s'opèrent dans l'utérus en raison du mode d'union des divers fluides dont la combinaison a formé le sperme.

L'estomac, le système artériel et le poumon ont produit les premières combinaisons, la force qui doit exercer les secondes ou celles de la décomposition du sperme doit agir d'une manière analogue, quoique inverse, puisque celle-ci doit défaire ce qui a été fait par la force de nutrition. Il faut donc que l'organe chargé de la transformation du sperme soit doué de facultés analogues à celles de la première force. C'est précisément la faculté que possede l'utérus, et qu'il manifeste par le calorique excessif qui appartient à la nature de cet organe.

L'utérus dissout donc le sperme, il le volatilise, et rend ainsi au sang sa nature. Il est évident que le sperme se transforme en gaz pour reconstituer le sang, comme il est nécessaire que le chyle devienne fluide élastique pour s'incorporer avec ce même fluide et constituer le sperme.

C'est donc par la transformation du chyle en gaz que se forme le sang rouge, comme c'est aussi par la transformation du chyle que se forme le germe de la reproduction.

Ce n'est conséquemment que par une transformation semblable que le sperme peut revenir à la nature du sang.

Ces changemens s'opèrent par la volatilisation, au moyen de laquelle les parties essentiellement vivantes sont séparées de celles qui doivent rester simplement organiques.

La volatilisation du sperme est donc une véritable secrétion indispensable pour qu'il puisse servir aux divers usages auxquels la nature l'a destiné.

On peut conclure de ce qui précède, que l'estomac et le poumon sont les organes congénères qui composent les forces vitales, et que l'estomac et le foie sont les organes congénères qui composent les forces organiques; en effet, l'estomac et le poumon produisent le sang rouge (*ou la partie rouge du sang*), l'estomac et le foie produisent le chyle et le sang noir (*ou la partie concrète et lymphatique de ce fluide*); ces diverses parties sont fournies par l'air et les alimens : les principes qui composent chacune d'elles sont les mêmes, mais diversement combinés ou réunis en sens inverse; c'est de là que naît l'équilibre qui résulte de leur combinaison. On peut donc dire que les forces organiques sont égales aux forces vitales, et que la vie ne peut se maintenir que par leur ensemble et leur accord réciproque et inverse; il en résulte que le sang rouge (*produit de la combinaison du fluide nerveux* (extrait du chyle) *et de l'air*) nourrit les organes supérieurs au diaphragme, et que le sperme (*produit du sang et du chyle*) nourrit les organes inférieurs à ce viscère : le sperme et le sang rouge sont donc aussi essentiels l'un que l'autre pour le maintien de l'existence, comme ils sont essentiellement liés pour la reproduire, puisque nous avons démontré que le sperme était le produit de trois nutritions, et que ses matériaux immédiats étaient composés des mêmes principes que ceux du sang rouge; et puisque ce sang est formé des mêmes parties qui composent le sperme, nous pouvons affirmer que le sang (*ou le sperm son produit*) est le germe de la reproduction

ARTICLE XII.

La volatilisation du sperme est une véritable secrétion de l'utérus. Du mode d'action de ce viscère sur les parties intégrantes de ce fluide (le sang rouge, le sang noir et le chyle).

Raisons qui établissent d'une manière certaine l'existence et la nature du fluide nerveux, ainsi que la formation du sang rouge par le concours de l'air.

Les forces nutritives (ou le sang rouge) *doivent être en équilibre avec les forces vitales reproductives* (ou le sang noir et le chyle) *pour le libre exercice des fonctions de l'économie animale* (preuves de cette assertion).

Comment les unes et les autres s'organisent et dirigent, par leur concours mutuel et inverse, l'exercice des fonctions de la vie, et comment, quand elle s'institue, les forces vitales se divisent pour séparer les principes de la vie organique d'avec ceux de la vie animale (ou pour séparer le cœur du cerveau).

Le cerveau est une production ou une secrétion du sang (raisons qui établissent cette proposition).

La volatilisation du sperme dans l'utérus est un mode de secrétion propre à ce viscère, et in-

verse à celui qui s'exerce dans le système artériel, au moyen duquel s'exécutent les fonctions
vitales, c'est-à-dire celles qui maintiennent l'existence (1).

(1) La volatilisation du sperme détermine le premier mouvement vital de l'embryon ; la secrétion qui le détermine est
de nature inverse à l'organe qui l'exerce. Il est conséquemment de nature organique pour former les organes de la dépendance du fœtus. On voit qu'il est de même état que les
organes qui l'ont fourni, c'est-à-dire qu'il a conservé la nature du système artériel par l'action duquel il a été secrété.
Le chyle et le sang rouge prennent aussitôt leur place dans
l'organisation, en raison de leur pesanteur spécifique et du
mode inverse au moyen duquel leurs principes ont été placés
par l'utérus. La secrétion qui succède à celle-ci est nécessairement animale ; mais le principe de vie ou le sang rouge
reprend aussitôt le caractère de prédominence qu'il doit conserver dans l'organisation pour commencer le cercle des sécrétions, qui est établi de suite.

Le principe de vie exerce dès ce moment sa force, du centre
vers les extrémités. On voit évidemment que les deux forces
inverses qui le font agir sont en équilibre. C'est par cette
raison que le sang rouge peut diviser ses principes et les distribuer dans les forces particulières de nutrition et de reproduction. Il organise la première force avec l'oxigène (*puisqu'il est prédominant parmi les principes qui le constituent*).
Il compose la seconde avec le fluide nerveux. (*Ces deux produits ou leurs radicaux composent le sang rouge.*)

Ces deux forces réunies ou combinées en sens inverse, composent aussi les deux parties principales de l'organisation, le
cœur et le cerveau. Le sang rouge compose la première partie, le chyle compose la seconde.

C'est une action et une réaction vitale qui est déterminée par la pénétration subite qu'exerce le calorique de l'utérus sur des principes opposés ou dissemblables, qui reçoivent son influence d'une manière analogue à la force qui constitue leur nature, et qui est inverse à celle de cet organe.

Elle se continue par une succession permanente de secrétions sans cesse opposées entre elles, ce qui est nécessaire pour que les deux parties inverses qui constituent l'organisation puissent être ùnies par un lien commun. Il n'y a aucune suspension dans les fonctions vitales; elles se succèdent immédiatement et se remplacent sans cesse pour compléter l'action et la réaction des forces vitales, de la même manière que l'inspiration succède à l'expiration pour compléter l'acte de la respiration. Il y a donc continuité d'action entre les organes qui transmettent et ceux qui reçoivent le sperme.

Ce qui confirme la permanence d'action dans les mouvemens vitaux qui se transmettent de l'individu générateur à celui qui reçoit l'existence, c'est la marche que ces mouvemens suivent dans leur progression. En effet, le premier mouvement vital a lieu par la séparation des principes inverses que renferme le sperme, et cette séparation est nécessaire, puisque le calorique les divise et les place en raison de leur affinité avec son principe. Le premier mouvement qui détermine la vie est une véritable secrétion, dont l'objet est de compléter les deux parties de l'organisation. Ce mouvement s'exerce en sens inverse à celui qui maintient les fonctions vitales; l'action qui le détermine est double, puisqu'elle s'exerce en même temps sur les deux parties intégrantes du sperme, le sang et le chyle (*la première de ces parties doit former le cœur, et l'autre le cerveau*), de la même manière qu'elle a lieu dans l'exercice des fonctions de la vie, dans les parties supérieures au diaphragme, sur les organes de la vie animale, tandis qu'elle s'exécute en même temps en sens opposé, dans les parties inférieures à ce viscère, sur ceux de la vie organique. La première a lieu par une secrétion artérielle constante, qui porte la nutrition au cerveau, de la même manière qu'elle s'exerce dans les parties inférieures au diaphragme, pour la formation du sperme et la nutrition des organes du bas-ventre. Cette seconde secrétion est organique, puisque le sang l'exerce en vertu de son caractère de même nature, comme agent principal des facultés de cette vie, lesquelles sont opposées à l'action par laquelle il développe et nourrit les organes de la vie animale, pour com-

poser, par l'union de ses deux principes opposés, l'ensemble des forces qui instituent et qui
maintiennent l'existence.

Nous disions que les secrétions des parties
supérieures au diaphragme s'exercent en sens
opposé à celles qui ont lieu dans les parties inférieures à ce viscère.

En effet, c'est par une secrétion artérielle
constante, que le sang nourrit le cerveau (1); le

(1) L'opinion la plus ancienne sur l'organe des sensations
est celle des philosophes qui, comme Aristote, ont regardé
le cœur comme le principe du sentiment. Ce chef de la doctrine péripatéticienne prétend que les parties qui ont du
sang sont les seules qui puissent sentir : ce sont les artères
et non les nerfs, disait-il, qui distribuent l'esprit vital. Il dit,
en parlant des nerfs : *Origo eorum quoque in corde est :* il
ajoute : Le cerveau n'est qu'une masse inerte, composée d'eau
et de terre, qui ne contient aucun sang et qui est privée de
tout sentiment; il est la partie la plus froide du corps, et ne
sert qu'à tempérer la chaleur du cœur. (*Voyez. Aristote,
lib. de senectute et juventute, lib.* 2, *cap.* 7, c. 2, p. 493
et 496.) Platon, Aristote, et plusieurs autres, étaient du
même avis, Hippocrate les a combattus : selon lui, c'est le cerveau qui est le principe du sentiment. Je me permettrai une
réflexion à cet égard : le cerveau est certainement le moteur
des sensations; ce sont les nerfs qui distribuent et font circuler le fluide nerveux et qui le portent dans toutes nos parties; mais c'est le fluide nerveux et l'air qui composent le

système lymphatique perfectionne ce travail,
puisque c'est par cette voie que le sang acquiert

sang rouge ; c'est au moyen du chyle que le sang se nourrit
pour former le cerveau ; c'est donc le sang rouge qui est le
principe du sentiment, du mouvement et de la vie de toutes
nos parties ; puisque c'est le sang qui secrète et nourrit le
cerveau, ce dernier n'est donc que le moteur des sensations
dont le sang rouge est le principe. Le fluide nerveux est
l'aliment de l'irritabilité dont le sang est la source. Les nerfs
et les artères ne sont que les filtres qui transmettent leur liqueur épurée au cœur et au cerveau : ce sont les liqueurs
qui circulent qui transmettent le sentiment aux organes ; c'est
pour cela que les nerfs sentent différemment que les artères,
parce que le mode ou l'état des fluides qui parcourent ces
divers canaux, est opposé ou inverse.

On peut conclure de là, que le cœur et le cerveau sont les
principes de la vie par leur réciprocité d'action, et que le cœur
est le principe du sentiment, dont les nerfs sont les conducteurs : il faut donc considérer ces deux viscères, comme
unis d'intérêt entre eux, de manière que, s'ils sont isolés, ils
perdent toute leur puissance : c'est par leur réunion que la
vie se compose ; c'est par leur ensemble qu'elle se maintient ;
c'est par leur concours naturel qu'elle se régénère. Il est cependant raisonnable et juste de considérer le cœur comme
le principe de nos sensations, puisqu'il est l'organe secréteur
et nourricier du cerveau : celui-ci est un filtre à travers lequel se sépare une sève destinée à régénérer le sang dans le
poumon ; c'est une pulpe dans laquelle se prépare un fluide
particulier et analogue à la nature de l'air, propre à l'accroissement, la nutrition, la conservation et la reproduction de l'animal ; ce fluide gazeux coule à travers les nerfs

les qualités nécessaires au développement des organes qu'il doit entretenir, pour compléter germe de la reproduction.

pour être distribué à toutes les parties, et leur donner la force, la nourriture et la vie, avant qu'il ne parvienne dans le poumon pour renouveler la vie à chaque instant, par la formation constante du sang rouge. Les anciens, qui ne connaissaient pas la composition du sang rouge dans le poumon, ni la secrétion du sang noir dans le foie, ni la secrétion du chyle dans le système artériel, et qui ignoraient aussi que le but de la nature est de composer, avec les produits de ces dépurations, les trois parties qui constituent la masse du sang, connaissaient cependant une grande partie des lois organiques : ils admettaient trois espèces d'esprits, dont le mode d'action correspondait au sang rouge, au sang noir et au chyle. L'esprit vital avait sa source dans le cœur, l'esprit animal partait du cerveau, et l'esprit naturel se filtrait dans le foie ; on voit clairement que les anciens appelaient le sang esprit vital, qu'ils caractérisaient le fluide nerveux du nom qui lui est propre, puisqu'il constitue sa nature, et qu'ils accordaient au foie la secrétion naturelle ou celle des alimens ; ils interprétaient les lois organiques mieux qu'on ne les enseigne dans les écoles modernes....

Il faut donc en revenir, à quelques modifications près, à ce qu'ils nous ont appris ; ils étudiaient la nature, ils calculaient ses phénomènes, et nous méconnaissons ses lois ; c'est ainsi que les opinions anciennes déjà abandonnées se renouvellent et reparaissent sous un autre aspect.

Ce qui précède confirme en même temps que les substances alimentaires et l'air sont les matériaux qui fournissent au sang

On voit que l'action qui donne la vie est une secrétion permanente, comme celle qui a lieu pour la maintenir.

Ces dépurations continuelles sont les attributions du système artériel, dont les fonctions sont doubles, et s'exercent toujours en sens inverse, puisque, dans chaque organe, l'exhalation est toujours en rapport inverse de l'absorption, et que ces fonctions s'exécutent simultanément.

Ce double mécanisme s'exécute sans interruption pour l'entretien des forces vitales ; il s'exerce de même pour composer le sang. C'est par le système lymphatique et par les vaisseaux lactés qu'il reçoit les matériaux qui développent son énergie et sa force dans les parties inférieures du diaphragme, où il exerce son action sur les moteurs de la vie organique, en sens inverse à celle que détermine le sang rouge dans les parties supérieures à ce viscère.

Le chyle et la lymphe développent la circulation et excitent, par les fluides élastiques qu'ils versent dans la masse du sang, les mouvemens

les principes qui maintiennent la vie, ou qu'ils sont les élémens de l'animalisation, que les radicaux de ces mêmes substances (*lesquels sont les produits de la force de l'animalisation*) sont nécessairement les principes de l'animation, et que le sperme, qui est leur produit, est la racine de la vie, ou le germe de la reproduction.

de systole et de diastole qui dirigent le battement artériel.

Nous ne dirons qu'un mot à ce sujet, qui est étranger à l'objet que nous traitons.

Nous disons donc que le battement des artères, ou du sang, est déterminé en partie par la réaction du cœur ou du sang sur les fluides élastiques de force opposée à la sienne, lesquels changeraient sa nature, s'il n'exerçait la réaction nécessaire.

Cette réaction organique est prédominante, puisqu'elle est essentielle à la force du cœur; il la dirige contre la force animale des fluides élastiques, qui excitent et irritent le sang, en raison de leur caractère hydrogéné, très-infammable; quand les fluides animaux se mèlent avec l'air, il y a un dégagement nouveau d'hydrogène et de carbone, conséquemment un mouvement de fermentation continuelle, qui donne au poumon sa chaleur et sa force.

Les efforts de ces deux principes opposés, qui s'exercent sans cesse l'un contre l'autre pour maintenir les forces vitales, doivent augmenter la force du cœur et de ses vaisseaux. Je ne serais pas éloigné de leur attribuer la source du battement artériel. On voit évidemment que c'est par l'effet de la digestion vasculaire (ou deuxième nutrition) que le sang reçoit le principe nerveux, dont il se débarrasse pour la formation du sang rouge, d'une manière inverse à celle par laquelle il s'est approprié ces principes, pour fournir aux secrétions qui lui sont analogues pour la conservation des organes du bas-ventre et le maintien de la vie.

Il s'ensuit que le sang doit être dans un mouvement considérable, qui doit influer sur la force du cœur, laquelle doit augmenter sous le double rapport de sa nature opposée à la force qui l'excite.

La réaction nécessaire qu'oppose le cœur, sans cesse irrité ou excité par ces mouvemens constans de fermantation, est peut-être une des causes essentielles de la grande irritabilité de cet organe, qui est le premier ressort des forces vitales, comme elle peut être aussi la cause du battement artériel, ainsi que la grande force de contraction des artères.

On voit que ce dégagement constant de principes élastiques, ainsi que leur transformation en fluides permanens, est indispensable pour maintenir les forces vitales, et qu'il peut être considéré comme le moteur du battement artériel, et le régulateur des forces qu'il détermine.

On ne pourra donc plus contester l'existence de l'esprit animal ou nerveux, puisque sa formation est indispensable, et sert aux usages les plus essentiels de la vie, usages qui appartiennent à sa nature, et qu'il complète par la formation du sang rouge, qui ne pouvait se régénérer sans son secours, puisque les radicaux qui composent ce dernier lui sont fournis par le fluide nerveux et par l'air.

Les esprits animaux n'étaient pas méconnus des anciens; les médecins des derniers siècles avaient constamment reconnu leur influence: tels sont *Borelli* (1), qui les disait composés d'esprits sulfureux, *Magow* (2), et *Vieussens* (3), qui les re-

(1) *Diversus ergo videtur esse succus nerveus nutritus a spiritibus locomotivis, et sensitivis quo ad temperiem et energiam operandi; hi quidem nobilimini, acres, sulphurei, salinique activissimi sunt, ut spiritus vini; illi vero dulcissimi et soporiferi, potiùs quietem suavem, quam dissolutionem etvirium languorem inferentes. (Joan.-Alphonsi Borelli, De motu animalium, in-4°, Rome, 1681, tom. II, propos. 108, p. 326.*

(2) *Unde sequitur particulas nitro aereas a cerebro provenire, et consequenter ipsos spiritus animales esse. (Joan. Mavow, doct. med., Opera omnia medico-physica, tractatibus quinque comprehensa, in-12. Hago comitum, 1681. Tractatus quartus, de motu musculari et de spiritibus animalibus, etc., c. 4, p. 318.)*

(3) J'entends par esprit animal une substance éthérée, qui est l'organe immédiat de tous les sens, et la cause principale de tous les mouvemens des parties solides, et même des

gardait comme nitreux et aériens, que *Willis* (4)
considérait comme une émanation de la lumière,
et d'autres, enfin, comme des esprits ignés.

liquides du corps. J'ai avancé que l'esprit animal était une
substance éthérée, non-seulement pour faire entendre qu'il
est une liqueur insensible, pour ne pas dire une espèce de
soufre très-subtil, séparé du sang artériel dans le cerveau,
et répandu dans le genre nerveux, mais encore pour mar-
quer qu'il est composé de cet air fin qui s'insinue dans les
vaisseaux sanguins par la respiration et par les pores de l'habitude du corps. (OEuvres françaises de Raymond Vieussens,
in-4°, Toulouse, 1715 : *Traité de la structure du cœur*, cha-
pitre 18, p. 134.)

(4) *Spiritus animalis, velut lucis radios, per totum sys-
tema nervosum diffundi supponimus : atque radii isti, nisi
humidæ aeris particulæ iisdem admisceantur, rerum ico-
nas, sive simulacra non facile transmittunt : pro ut obvium
est in scenographiâ opticâ, quæ a nimio solis fulgore et
clare jubare obfuscatur.* (Thom. *Willis*, med. doct., *Opera
omnia, studio Gerardi Blasii*, in-4°, *Amsterædami*, 1671,
tom. I, *De cerebri anatomia*, cap. 18, p. 65.) *Hæ particulæ subtilissimæ spiritus animalis dictæ... Alteram et nobi-
liorem animæ corporeæ partem, vulgo sensitivam, a nobis
lucidam, sive etheream dictam, constituunt.* (Tom. II, *De
anima brutorum*, cap. 4, p. 21. *Vide etiam librum De fer-
mentatione*, cap. 5.)

Il est par conséquent suffisamment démontré que les esprits animaux ne sont pas un être imaginaire, que les physiologistes d'aujourd'hui prennent plaisir à combattre, ou
plutôt dont ils nient tout-à-fait l'existence et le pouvoir

On voit que la dissolution des substances alimentaires par l'estomac les rend à leur nature première ou à leur principe primitif, comme le sang qu'elles composent au moyen de l'air, et que celui-ci doit être considéré comme le principe de la vie et de la reproduction, et qu'il est essentiellement et originairement le seul principe primitif.

On voit aussi que les radicaux qui composent les élémens de l'air, des substances alimentaires et du sang (1), sont les mêmes, et que les trois

au mépris de leur puissance conservatrice et régénératrice. C'est de là que prennent naissance leurs erreurs physiologiques, et par suite les systèmes pratiques dangereux vantés par quelques médecins modernes.

(1) Le sang se débarrasse donc de la partie végétale des substances alimentaires, parce qu'elle est opposée à sa nature; et c'est pour cette raison que l'hydrogène et le carbone, produits de la décomposition des substances végétales, traversent le système artériel sous forme gazeuse, y produisent une fermentation considérable, de laquelle résulte le battement artériel et la réaction du cœur contre le principe hydrogéné, très-inflammable, lesquels irritent ce viscère et occasionnent le mouvement de contraction qui fait réagir cet organe contre ces principes, lesquels n'étant pas de sa nature, l'irritent et déterminent les mouvemens organiques vitaux. Le sang noir et le chyle se débarrassent ainsi de leur excédant de nutrition organique.

Ce dégagement d'hydrogène et de carbone débarrasse le

substances ne diffèrent entre elles que par la proportion des principes qui les composent, ou par leur degré différent d'oxigénation.

sang noir de sa partie végétale ; il est alors tranformé en lymphe, et est transmis dans le sang veineux par le système lymphatique : la lymphe subit de nouvelles dépurations dans le système veineux, et devient enfin propre à former la partie intégrante du sang artériel.

Le chyle subit la même élaboration, mais en sens inverse, puisque son produit est inverse à la nature du sang noir ou à la lymphe, son produit, c'est-à-dire qu'il parcourt les canaux lactés sous forme gazeuse, qu'il est transmis dans le système artériel sous le même mode, où sa secrétion détermine un dégagement constant d'hydrogène et de carbone, pour se débarrasser de ces principes, qui cèdent, dans les matières végétales, aux deux autres parties qui constituent ces substances.

Ce dégagement permanent rapproche les autres principes qui composent les matières végétales ; celles-ci se condensent en se rapprochant, et sont destinées à former la partie concrète du sang, à composer nos solides, et à organiser les organes qui donnent le mouvement et le sentiment à toutes nos parties. C'est de cette formation concrète et liquide du sang que résultent les forces vitales reproductives, parce qu'elles composent le sperme, tandis que l'hydrogène et le carbone, produits de cette décomposition végétale, sont transmis dans le système nerveux, pour composer le sang rouge avec l'azote et l'oxigène de l'air. C'est de cette combinaison que résultent ou se composent les forces vitales nutritives (*ou produits de la première nutrition, parce qu'elles nourrissent et renouvellent la vie à chaque instant*), les-

On peut conclure de ces diverses propositions
que les trois régions principales qui composent

quelles réagissent constamment contre les forces reproductives, pour maintenir, par un concours mutuel, quoique inverse, l'équilibre des forces qui maintiennent la vie et qui la
reproduisent.

En effet, l'hydrogène et le carbone, produits des substances végétales, et l'oxigène de l'air, composent le sang
rouge.

Les mêmes principes, diversement combinés, composent
le chyle et la lymphe (ou la partie concrète et lymphatique du
sang artériel.) Ces matériaux immédiats du sang rouge sont
donc égaux à ceux du chyle et de la lymphe ; ils équivalent
aussi à ceux de l'air extérieur, puisqu'il est composé des mêmes principes que les substances alimentaires. C'est donc par
la réunion de l'air et des alimens que se composent les forces
vitales ; et c'est aussi par le concours de ces deux substances
que se maintient l'équilibre de ces forces. Ce n'est donc pas,
comme le disent les naturalistes, par une simple introduction
de l'air dans le sang que les forces peuvent se reproduire ; et
ce n'est pas non plus par ce moyen qu'elles pourraient maintenir l'équilibre des forces que les substances alimentaires
produisent dans les parties inférieures au diaphragme, puisqu'il est prouvé que les substances alimentaires se décomposent dans leurs principes pour nourrir les organes. Il
faut aussi que ces mêmes principes se recomposent pour former le sang rouge, qui produit les forces vitales des organes
supérieurs à ce viscère, puisque ce n'est que par leur équilibre que la vie peut se maintenir, ce qui veut dire que ces
différentes substances, diversement combinées, nourrissent

l'économie animale sont dirigées dans les fonctions que chacune d'elles doit remplir par des principes inverses et par des organes opposés; ce qui est naturel, puisque chacune d'elles est maintenue dans l'intégrité des facultés qui constituent sa nature par des substances qui sont essentielles et propres à la force qui dirige chaque partie.

C'est ainsi que l'air nourrit et fait mouvoir le poumon, que les alimens (*ou le chyle et le sang noir, leurs produits*) nourrissent les organes de la reproduction; et que ces deux substances réunies nourrissent et renouvellent le cerveau. On voit que le sang est le composé ou le produit de l'air et du chyle, c'est-à-dire des radicaux qui composent ces deux substances.

tous les organes et maintiennent l'existence. Les substances alimentaires nourrissent donc par les forces de l'estomac et du système artériel, les organes inférieurs au diaphragme, ainsi que d'autres produits, analogues aux premiers, nourrissent les parties supérieures à ce viscère. En effet le sang rouge est composé par le fluide animal ou nerveux, ou l'hydrogène et le carbone, produits des végétaux, et par l'air extérieur, qui leur fournit ses principes, lesquels, réunis, composent le fluide gazeux oxigéné, qui maintient dans l'équilibre toutes les parties de l'organisation.

Ceci confirme parfaitement l'existence du fluide nerveux, et l'impossibilité de renouveler le sang rouge sans son concours.

Le sang ne peut donc se renouveler que par les radicaux des substances qui nous nourrissent (*l'air et les substances alimentaires*). Il ne peut donc se régénérer que dans le poumon. Le sang rouge est en conséquence le germe de la reproduction, comme l'air est le radical de la vie, qu'il maintient et qu'il renouvelle au moyen des alimens, qui en sont les matériaux médiats et immédiats, ce qui est assez naturel, parce que les substances alimentaires, en se dissolvant dans le corps, doivent se rapprocher de plus en plus de l'air atmosphérique, leur élément primitif, pour qu'elles soient susceptibles de nouveau de rentrer sous la domination de leur premier principe, par la dissolution des corps, comme elles doivent s'animaliser de plus en plus dans le corps qu'elles ont pénétré, pour s'incorporer avec lui, ou pour prendre sa propre nature. Elles ne peuvent prendre cette nature que lorsqu'elles ont repris leur qualité primitive, qui est celle de leur perfection; il faut donc qu'elles redeviennent ce qu'elles étaient avant leur transformation en substances alimentaires. Les matériaux de la nutrition forment, par leur dissolution, le sang, qui, à son tour, reprend sa forme primitive par la dissolution de nos corps.

L'oxigène ayant une très-grande affinité avec

les substances animalisées, puisqu'il est leur aliment naturel, et ayant aussi une affinité très-prononcée pour le calorique, doit nécessairement quitter l'air atmosphérique pour se combiner avec les principes qui se rapprochent plus de sa nature. L'hydrogène et le carbone de l'air deviennent nécessairement libres par l'effet de ce mécanisme.

Ainsi, les fluides animaux sont des dépurations ou des secrétions que le sang exerce sur le chyle, lesquelles deviennent récrémentitielles, parce que les premiers sont étrangers à la force organique de ce fluide, auquel ils sont opposés, comme produits d'un viscère de la vie animale (*de l'estomac*); ils retournent dans sa masse quand ils ont été perfectionnés, et qu'ils ont acquis sa nature.

C'est de cette manière que doit nécessairement se renouveler le sang, et que doit aussi se nourrir le cerveau; et puisque les mêmes moyens nous nourrissent et nous reproduisent, il est naturel de conclure que le cerveau est une production du sang, et qu'il est l'effet de la première secrétion, ou le résultat du premier mouvement vital.

Je croirais volontiers qu'il y a continuité entre les extrémités capillaires artérielles et ner-

veuses, et que les ganglions produisent les changemens divers nécessaires aux modifications que
doit éprouver l'organe cérébral pour exercer ou
entretenir nos facultés intellectuelles et nos mouvemens volontaires, qui s'exécutent par les forces de cet organe. Mais que cela soit, ou non,
cela ne change en rien la certitude que nous con-
servons de l'existence des esprits animaux, de la
manière dont ils sont transformés en sang, du
lieu où s'opère leur transformation en fluides permanens, ainsi que de la forme gazeuse qu'ils
doivent conserver pour pénétrer le cerveau, le
nourrir, et devenir ainsi les instrumens de nos
sensations, de nos sentimens et de nos passions.
Nous avons la même conviction sur leur origine,
c'est-à-dire sur la secrétion première que le sang
exerce, lorsqu'il est animé ou vivant, pour organiser le cerveau. Les artères pulmonaires communiquent manifestement avec les bronches;
c'est par le moyen des premières que le sang
veineux pénètre dans le poumon; c'est par les
bronches que l'air y arrive, et qu'il est porté
en même temps à l'oreillette et au ventricule
gauche du cœur, pour former le sang rouge et
maintenir l'action vitale. Mais l'air et le sang
ne peuvent être transmis de la partie droite du
cœur à la partie gauche que lorsqu'ils ont tra-

versé le poumon ; et puisque ce sont les artères pulmonaires qui font arriver le sang veineux dans le poumon, comme les bronches y font pénétrer l'air, ce sont nécessairement les veines pulmonaires qui transmettent au cœur le sang, alors oxigéné, comme les nerfs y transmettent les esprits animaux, qui sont versés dans cet organe pour s'emparer de l'oxigène de l'air qu'ils y rencontrent ; ils s'en saturent, et forment ainsi la partie vitale du sang. Ce mécanisme explique pourquoi le sang ne peut être transmis immédiatement de la partie droite du cœur à sa partie gauche ; il fait connaître en même temps pour quel motif l'air qui pénètre dans les bronches traverse l'oreillette et le ventricule droit du cœur avant d'arriver au poumon par les quatre veines pulmonaires ; il acquiert, en se mêlant avec le sang, le calorique nécessaire à sa solubilité ; il fait connaître aussi pour quelle raison les artères pulmonaires ont un calibre moins considérable que les veines. Les premières doivent transmettre le sang dans le poumon ; et après que ce liquide, mis en contact avec l'air dans leurs dernières ramifications, s'est régénéré dans cet organe, il est transmis par les secondes dans les cavités gauches du cœur.

Le sang, ainsi reproduit, est en même temps

vivifié par cette opération, l'une des plus importantes de l'économie animale; il est devenu sang rouge; il est alors propre à nourrir les organes, et est, dès ce moment, le germe de la reproduction. On voit que le sang rouge, la partie la plus subtile et la plus élaborée de nos fluides, ainsi que le principe vital le plus pur, forment les bases qui organisent les germes, et qu'on ne peut rien choisir de plus parfait pour instituer la vie, que la vie elle-même.

En effet, le sang a alors acquis les facultés vitales, par le moyen desquelles il maintient la vie, et par lesquelles il l'institue.

On voit par tout ce qui vient de précéder, qu'il y a constamment opposition d'organes et de principes pour produire des résultats analogues ou semblables. Les bronches laissent introduire dans le poumon l'air extérieur; les nerfs qui pénètrent ce viscère versent dans sa substance les fluides élastiques, parce que les premiers sont animalisés. Cette réunion de principes inverses ou dissemblables, et d'organes opposés, forme le sang rouge, moteur de la vie, qui se maintient par des moyens opposés à ceux par lesquels l'utérus et le système artériel forment le fœtus ou renouvellent l'existence. On voit évidemment, comme nous l'avons indiqué d'abord, que le fœtus est le résultat de deux forces inverses, dont

l'action a été développée par des principes opposés; et puisque des forces inverses et des
principes analogues organisent les dépendances
du fœtus, il est nécessaire que des forces inverses et des principes opposés instituent la vie elle-
même ou régénèrent le fœtus; ce qui prouve
complètement que l'utérus doit défaire ce que le
système artériel a formé. On doit, d'après cela,
être parfaitement rassuré sur la *non-préexistence
du germe.*

Nous pouvons inférer de ce qui vient d'être
dit sur les fluides animaux, que le poumon est
un organe congénère du système artériel, et
qu'il doit agir en sens inverse à l'estomac et à
l'utérus. En effet, le poumon rétablit le sang
dans sa nature par la combinaison des fluides
animaux avec l'oxigène et l'azote de l'air; c'est
par son mécanisme que se forme le sang rouge;
il produit ainsi *le germe du fœtus*, lorsque le
système artériel, de son côté, s'occupe à former ses dépendances. On voit qu'ils agissent
tous deux dans le même but, quoique d'une
manière inverse, et qu'ils ont entre eux les mêmes
rapports que l'estomac et l'utérus; puisque le
second reproduit par une voie inverse ce que le
premier a formé. En effet, l'estomac régénère le
sang au moyen des fluides animaux, ses produits; l'utérus fait reparaître le sang, ou le prin-

cipe de vie, en opérant, par la volatilisation du sperme, le changement d'état des molécules spermatiques, c'est-à-dire en replaçant les élémens du sperme dans l'ordre inverse à celui dans lequel ils étaient dans les canaux qui les ont fournis ou secrétés, ou dans l'ordre inverse à celui dans lequel ils étaient primitivement dans les substances dont ils proviennent.

Quant à ce qui concerne la respiration, dont les fonctions nous occupaient tout-à-l'heure, nous croyons ne pas nous tromper en la définissant une secrétion de gaz qui maintient le jeu du poumon, par le moyen de l'action qui lui est propre, ou une combinaison de principes élastiques ou ductiles, qui s'exerce dans le poumon pour régénérer le sang.

Nous voyons que le poumon et le système artériel sont des organes congénères, quoiqu'inverses, parce que le premier forme le sang rouge (*en réunissant ou en combinant les élémens ou les radicaux qui le composent*), dans le but d'organiser le fœtus, tandis que le système artériel produit le sperme pour former ses dépendances.

L'estomac et le système artériel composent le sperme par une voie inverse à celle par laquelle l'utérus le décompose : ainsi le sperme est le véritable germe de la reproduction.

La respiration est, selon notre définition,

une fonction qu'exerce le poumon pour opérer l'incorporation de l'azote et de l'oxigène avec les fluides animaux que les nerfs ont transmis dans sa substance. Il résulte de ce mélange formation du sang et dégagement d'hydrogène et de carbone, devenus excrémentitiels par la décomposition de l'eau, que l'air atmosphérique tient constamment dissoute, l'oxigène de celui-ci ayant plus d'affinité avec les fluides animaux, parce que ceux-ci sont pénétrés de calorique, et qu'ils sont plus animalisés que les fluides élastiques avec lesquels il était uni précédemment. Tout, dans la nature, cherche à se rapprocher et à s'identifier avec l'animalisation, parce que cette qualité est le degré de perfection des êtres, et qu'ils tendent tous à se perfectionner de plus en plus, ou à se rapprocher le plus possible de l'animalité. Les fluides élastiques, devenus excrémentitiels par la respiration, et qui se dégagent dans ce mécanisme, ne restent pas pour cela sans alliance; ces gaz forment les trois quarts de l'atmosphère qui s'en saisit, d'autant plus avidement qu'il s'en sert pour la nutrition des végétaux, dont ils sont l'aliment principal : c'est ainsi que rien ne se perd dans la nature.

Revenons aux esprits animaux, et tâchons de prouver leur existence indispensable; ces principes ne peuvent circuler avec le sang, puisqu'ils sont opposés à sa nature fluide; c'est pour cela qu'ils sont expulsés de sa masse aussitôt qu'ils y pénètrent, ce qui a lieu à chaque changement organique de ce fluide, qui approprie à sa nature ce qui lui convient, et distribue aux organes qu'il nourrit de sa substance ce qui est inutile ou nuisible à sa propre force.

Nous disons donc que, lorsque l'air et les fluides animaux se rencontrent dans le poumon, ils ne peuvent se rencontrer sans se combiner; en effet, ils sont d'espèce inverse, mais analogue, et ont été composés dans des laboratoires différens. L'atmosphère fournit l'air, principe organique (on peut dire principe des principes); les nerfs fournissent les esprits animaux, produits de la force animale; ces élémens doivent donc se combiner dès qu'ils se rencontrent, parce qu'ils jouissent tous deux d'un mode d'action réciproque ou inverse, quoique analogue.

Ces principes ne peuvent plus se séparer lorsqu'ils ont été réunis, parce qu'ils sont les produits de forces inverses, qui ont **exercé leur** action sur des principes opposés (*il y a évidemment opposition d'organes et de principes*); c'est ainsi que l'air rend au sang ce que le fluide animal ou nerveux enlève à la circulation, puisque c'est par la réunion de ces principes que **le sang** rouge se compose dans le poumon.

C'est pour cette fin que les substances végétales fournissent au sang des matériaux continuels de secrétion, parce que l'hydrogène et le carbone des produits végétaux ne peuvent se combiner avec l'hydrogène et le carbone des substances animales, celles-ci étant toujours intimement combinées avec l'azote et l'oxigène, qui lient leurs principes. C'est pour cette raison que le sang est principe primitif des substances animales; c'est aussi pour cette raison que les dégagemens d'hydrogène et de carbone sont des produits organiques ou végétaux, et que le sang s'en débarrasse sans cesse pour nourrir les solides et les fluides.

Ce qui prouve que c'est sous forme de fluides élastiques que les substances végétales parcourent les différens couloirs qui doivent enfin les transformer en sang,

C'est : 1° la finesse des vaisseaux que le chyle traverse pour arriver dans la sous-clavière gauche; 2° c'est la tendance que cette masse liquide doit avoir pour devenir fluide gazeux, lorsque le calorique la pénètre. En effet, ces molécules n'ont entre elles qu'une faible cohésion, en raison de la petite quantité d'oxigène qui les lie jusqu'alors. Ce n'est que par l'air vital que le poumon transmet à ces substances gazeuses la cohésion nécessaire pour se combiner avec des fluides permanens. C'est en changeant de vaisseaux que ces gaz changent de nature, et qu'ils modifient leur mode d'action , leur couleur et leur qualité. On sait aussi que la force d'action des vaisseaux augmente en raison de leur éloignement du centre qui les fait agir : la force d'action des vaisseaux lactés est le *canal* thoracique ; ils doivent donc avoir une force d'action d'autant plus considérable , que les vaisseaux lactés sont éloignés de ce centre , ce qui rend ces vaisseaux propres à convertir en fluides élastiques les matériaux que l'estomac leur prépare et leur envoie.

On voit clairement qu'il y a action de l'oxigène sur ces fluides , et réaction des deux principes opposés , lorsqu'ils sont introduits dans le système circulatoire. Ainsi les principes inverses sont en action et réaction permanente. C'est de ce double mécanisme que résulte l'équilibre que l'organisation conserve pour maintenir la vie , et qui devient son principe lorsqu'il la renouvelle.

Ces gaz, de différente nature, doivent nécessairement se réunir lorsqu'ils se rencontrent , comme ils doivent changer de nature en se combinant ; le plus comburant de ces fluides s'empare du calorique. tandis que le plus pénétré de ce calorique s'empare de l'oxigène. Le fluide, brûlé ou oxigéné par cette opération, a nécessairement changé de nature en perdant son calorique, et en s'emparant d'une base concrète. Ce fluide aériforme est donc devenu corps concrète ou fluide permanent, puisque les gaz ne sont qu'une dissolution d'un corps solide dans le calorique, qui, s'étant dissipé par le mélange des deux gaz, a nécessairement rendu la forme fluide au composé nouveau; c'est pour cette raison qu'il y a toujours dégagement de calorique dans ce corps, où l'oxigène doit se fixer. Il s'est donc nécessairement formé un corps fluide du mélange des deux fluides aériformes, de la même manière qu'il se forme nécessairement un gaz d'un fluide qui se sature de calorique : c'est sur ce procédé qu'est fondé le renouvellement du sang qui se forme dans le poumon. En effet, c'est dans cet organe que le sang se forme par la décomposition de l'air atmosphérique et par la transformation des fluides animaux. On conçoit aisément que cette formation d'esprits animaux est le résultat des secrétions du sang, ou de la transformation du chyle; c'est en vertu de ce mécanisme que s'opère ce dégagement constant de calorique, d'hydrogène et de carbone, qui a lieu dans toutes les secrétions. Cette opération est la plus essentielle de toutes celles qui s'exercent dans l'économie animale, puisqu'elle forme et renouvelle constamment le principe de la vie. On peut conclure que toutes les secrétions s'opèrent de la même manière.

Dans ces circonstances, les élémens des corps qui se combinent ou se pénètrent réciproquement changent de nature; l'adhésion des particules qui les composent est modifiée en raison de leur affinité proportionnelle; c'est-à-dire que l'affinité que ces élémens ont entre eux écarte ou désunit différemment leurs molécules, pour qu'elles puissent se combiner; il en résulte pénétration réciproque de principes, dégagement de calorique, et changement d'état de ces corps, qui doivent nécessairement passer de l'état de fluides aériformes à celui de fluides permanens et réciproques. Il y a en conséquence, dans toutes les secrétions, formation de gaz, pour que les corps qui doivent s'unir puissent se combiner; il y a aussi dégagement d'hydrogène, de carbone et de calorique, puisque le but des secrétions du sang est la dépuration, pour donner au principe de vie les forces qui doivent le caractériser : cette formation de gaz est indispensable, puisque les corps ne peuvent s'unir que dissouts, et que, pour se dissoudre, ils doivent aussi se rapprocher le plus possible de de leur état primitif.

Il faut donc, pour donner l'existence, que le

sang se rapproche de son état primitif, c'est-à-
dire des principes de l'air, et qu'il perde par les
secrétions ce qu'il a acquis par la seconde et la troisième nutritions, afin de se rapprocher de plus
en plus de la première, c'est-à-dire de son état
primitif ou de celui par lequel il a été régénéré
par la combinaison des gaz qui se sont réunis
dans le poumon pour le constituer, puisqu'il se
compose essentiellement d'hydrogène, de carbone, d'oxigène et d'azote. On peut conclure de
ce qui vient d'être dit, que la formation des fluides animaux, ainsi que la décomposition de l'air
dans le poumon, doivent avoir lieu nécessairement pour renouveler la masse du sang, et que
c'est là la seule voie par laquelle ce fluide reprend
sa nature de principe organique.

Nous pouvons aussi inférer de ces assertions,
que les secrétions du sang ont pour but de dépurer les substances alimentaires et de les animaliser de plus en plus, puisque les dépurations doivent avoir pour résultat de leur rendre
leur état primitif, pour composer le sang. C'est
donc par le moyen de ces dépurations que le
sang se débarrasse des molécules qu'il a reçues
par la dissolution des substances alimentaires,
jusqu'à ce qu'elles soient susceptibles de l'incorporation à laquelle elles sont destinées.
Les molécules que ce fluide reçoit des subs-

tances animales se combinent avec lui avant les molécules qui doivent lui fournir à leur tour les substances végétales ; c'est pour cette raison que ces dernières doivent être converties en fluides animaux. On peut conclure que les diverses secrétions que le sang exerce sans cesse ont pour résultat de dégager ce fluide des molécules organiques ou végétales qui altèrent sa nature, et que c'est pour cette raison que ces diverses secrétions sont toujours accompagnées d'un dégagement d'hydrogène et de carbone qui devient recrémentitiel, puisque c'est par ce moyen que le sang se régénère. Les produits végétaux sont contenus dans le principe de vie, ou le germe, comme ils le sont dans le sang ; et l'on peut conclure de ce qui précède, que c'est par leur moyen que le sang exerce chez le fœtus la secrétion des organes, de la même manière qu'ils servent dans l'adulte à fournir les matériaux nécessaires à leur nutrition et à leur développement.

L'état solide, liquide ou gazeux, n'est donc qu'une modification dans l'état du même corps, en raison du rapprochement ou de l'éloignement de ses molécules ; le sang n'est donc pas décomposé par le mécanisme des secrétions. En conséquence, le chyle peut se mêler avec le sang, comme cela arrive dans la formation du sperme ; mais il ne peut renouveler ou régénérer ce fluide que sous la forme de fluide élastique, puisque son principe est opposé à la nature du chyle, qui est un produit animal, lequel est lui-même opposé aux substances végétales, qui sont de nature organique.

C'est pour cette raison que le sang a travaillé pour sa reproduction ou la formation du sang rouge, en composant le germe avant de nourrir les organes ou de former le sperme , parce qu'il fallait que le principe de vie restât dans toute sa force. Il a donc dû le former avec les élémens qui le constituent ; il est nécessairement le produit de la combinaison des fluides animaux avec l'air atmosphérique, ou de l'oxigène et de l'azote de l'air avec l'hydrogène et le carbone des fluides animaux (*élémens qui constituent le sang rouge*).

On peut en conséquence considérer le sperme comme l'écorce qui renferme le germe ou le principe de vie ; c'est pour cette raison que le sperme est un produit du chyle, et non des fluides animaux ; qu'au contraire ceux-ci servent à organiser le germe, c'est-à-dire à former le sang rouge, qui doit organiser le fœtus.

Les forces vitales existent donc dans leur intégrité dans ce sperme, et la volatilisation de celui-ci, qu'opère la force d'action du calorique de l'utérus, ne fait que placer les molécules du sperme en sens inverse à celui où elles se trouvent dans leurs produits; c'est pour cela que l'hydrogène et le carbone, comme produits végétaux très-légers, et formant l'écorce du sperme, s'étendent en circonférence pour organiser les membranes et les eaux, et que, dans cette circonstance, l'oxigène est devenu prédominant, et se trouve animé par la force d'action du calorique de l'utérus, de manière à composer des produits analogues aux substances qui ont fourni ces principes, c'est-à-dire les dépendances organiques du fœtus de nature semblable à celle des élémens végétaux dont elles dérivent, tandis que le principe de vie, ou l'oxigène, se trouve en proportion relative aux parties qui ont organisé ce principe, et se rétablit avec les mêmes forces qui l'ont constitué. On voit clairement que les divers degrés d'oxigénation font différer entre elles les parties qui nous composent, et que la force d'action de l'utérus fait seulement reparaître ces élémens en sens inverse à celui dans lequel ils se trouveraient dans les substances animales et végétales; c'est ce qui détermine leur vitalité relative ou proportionnelle aux parties qu'elles doivent organiser ou reproduire, puisque la dissolution des corps ne fait que placer les molécules en raison inverse de leurs produits, c'est-à-dire dans l'ordre inverse à celui ou elles se trouvaient dans les substances qui les ont fournies.

Il est naturel que la reproduction, qui détermine un effet opposé à la nutrition, c'est-à-dire qui rapproche les molécules au lieu de les diviser, mais toujours en leur faisant conserver l'ordre inverse de leurs produits; il est, dis-je, naturel que la reproduction, qui est le mode d'action de l'utérus déterminé par la volatilisation des matériaux de ces substances, doive changer leur caractère, puisqu'elle doit condenser, en sens inverse, les molécules qui ont été divisées par la force opposée. Il est donc évident que les produits des végétaux, comme produits organiques, doivent servir à des productions animales inverses aux premières, tandis qu'avant cette transformation, elles étaient productions organiques et végétales.

Il est donc démontré, avec l'évidence de la vérité, que c'est par la seconde nutrition du sang par le chyle que résulte la formation du sperme, pour la composition du cerveau, tandis que ce n'est que de la troisième nutrition que résulte la formation des dépendances du fœtus, et que c'est par la première nutrition que s'organise le germe des facultés vitales, ou le sang rouge, qui est le germe du sang du fœtus. Le principe de vie est formé par l'oxigène, produit de la décomposition de l'air dans le poumon. Le sang s'y régénère au moyen de la combinaison des fluides animaux avec l'air atmosphérique. Le sang rouge, qui résulte du mélange de ces produits, rentre dans la circulation en se combinant avec le sang qui traverse le poumon : on conçoit qu'ainsi régénéré, il possède toutes les facultés vitales, et qu'il doit servir à régénérer la vie, puisque c'est par ce moyen qu'il la maintient. Le sang se reproduit donc par la première nutrition ; il s'est approprié ses dépendances au moyen de la troisième nutrition ; il reproduit le cerveau au moyen de la seconde.

Il est donc évident que le sperme, qui est un produit des trois nutritions de ce fluide, renferme les facultés vitales et reproductives qui donnent l'existence ou plutôt qui la transmettet et la renouvellent.

Nous espérons donc avoir déjà rempli une partie de la tâche que nous avons entreprise, celle de faire connaître comment le germe s'organise, et comment il se développe dans la formation du fœtus humain.

L'air atmosphérique et les fluides animaux sont en action et en contact permanens : ce sont eux qui renouvellent le sang ; quand ils sont désunis ou séparés, ils sont les agens de nos sensations, de nos mouvemens et de la vie ; quand ils

En effet, les seconds parcourent les nerfs, comme le sang circule dans les vaisseaux qui le contiennent; ils jouent dans le mécanisme de l'organisation un rôle d'autant plus admirable, que les fonctions qu'ils déterminent sont les résultats de produits végétaux. Ceux-ci fournissent, d'après cela, les matériaux de nos sensations, comme l'air fournit ceux de nos mouvemens vitaux: ces fluides ductiles et l'air forment le sang rouge par l'intermède du poumon, avec des forces inverses à celles qui régénèrent la partie liquide du sang, au moyen du sang noir ou de la lymphe, son produit; les fluides animaux s'emparent de l'oxigène de l'air pour renouveler à chaque instant la vie qui réside dans les radicaux (*principes chimiques*) des substances qui nous nourrissent. Le travail de l'utérus sépare ces radicaux inverses et les divise pour les distribuer dans les deux parties opposées qui constituent la vie du fœtus; tandis les fluides, qui composent la partie lymphatique du sang sont les produits des substances animales, et sont destinés à former les dépendances de l'embryon, dans le but essentiel de remplacer l'organe pulmonaire chez l'adulte. Les esprits animaux, en se combinant avec l'air, mettent en action les forces vitales et le jeu des poumous; les substances alimentaires sont la cause du mouvement organique opposé.

Enfin, la vie se compose de l'ensemble des forces que ces deux puissances combinent d'une triple façon pour maintenir la vie, comme elles combinent ces forces sous un triple mode pour la renouveler.

C'est aussi de cette transformation constante de fluides animaux que résulte (*par la deuxième décomposition de l'air*) le renouvellement constant du liquide qui arrose et lubrifie le poumon, les bronches et la bouche : c'est par suite de ces diverses combinaisons que se manifeste le dégagement constant d'hydrogène et de carbone, qui devient excrémentitiel par la respiration.

Enfin, les fluides animaux produisent dans l'estomac le mouvement de fermentation au moyen duquel s'animalisent ou s'incorporent dans nos parties les matériaux de la nutrition.

Nous avons dit que l'air nourrissait les parties supérieures au diaphragme, que les alimens étaient des matériaux de la nutrition des organes inférieurs à ce viscère, et que le sang, leur produit, nourrissait tout le corps. Il faut donc que le sang soit composé de trois parties, comme les substances qui le fournissent, ou comme l'air, les substances végétales et les matières animales, et que les organes formés et nourris par ces fluides, soient aussi inverses ou dissemblables.

En effet, l'air nourrit le poumon et forme le sang rouge ; il dirige les mouvemens du cœur et ceux du moteur de nos sensations internes et externes. Les alimens nourrissent et développent les organes inférieurs au diaphragme, puisque le sperme est leur produit, ainsi que le sang noir qui circule dans la veine-porte, pour distribuer le produit de ses secrétions dans les viscères du bas-ventre.

L'air et les alimens renouvellent donc le sang rouge et le sang noir : le premier sert de nutrition aux organes vitaux; il maintient la vie du cœur et du poumon, puisqu'on ne peut vivre un instant sans son moyen; le second entretient les organes du bas-ventre, qu'il nourrit avec la lymphe, son produit; c'est un produit animal qui devient principe organique, puisqu'il compose une des parties du sang.

Ceci explique pourquoi le chyle a animalisé le sperme, et pourquoi il faut que l'utérus produise l'effet opposé, en lui enlevant le produit de l'animalisation, qui est le résultat de la combinaison du sang rouge avec le chyle et le sang noir, dans lequel le sperme circule et rentre constamment pour former les dépendances du fœtus.

Il faut donc que l'utérus lui enlève d'abord cette enveloppe spermatique, par l'action chimique qui le fait agir, pour que le sang rouge puisse rentrer dans les domaines organiques, au moyen desquels il dirige les fonctions de la vie, lorsque l'enveloppe spermatique est enlevée; le chyle, ou le produit des végétaux, se dégage à son tour sous forme d'hydrogène et de carbone, que l'azote ne quitte pas, puisqu'il pénètre et s'engage dans toutes les transformations qui s'exercent pour le maintien de la vie; et c'est ce dégagement qui se rapproche et se condense pour former le cerveau.

Le sang rouge est alors dégagé de l'enveloppe spermatique, de fluides nerveux ou animaux. Il reprend donc nécessairement sa nature organique ; c'est-à-dire que l'oxigène est aussi dégagé de tous les gaz qui empêchaient la vie de se manifester ou de se reproduire.

On doit conclure de ce qui précède, que les fluides animaux sont les produits d'une force organique végétale ; que, pour qu'ils puissent s'animaliser de plus en plus, c'est-à-dire se convertir dans la nature du sang, il faut qu'ils puissent se combiner avec une force inverse qui leur soit analogue; que la régénération du sang dans le poumon, par la combinaison des fluides animaux avec l'air atmosphérique, est le résultat ou le produit de cette force; et que ce produit est l'effet de la première et de la seconde nutrition du sang, qui s'exerce par la respiration, et au moyen des matériaux primitifs qui composent les substances alimentaires.

Enfin, que la formation du sperme par le chyle est le produit de la volatilisation des substances végétales, dans le but de former les dépendances du fœtus, mécanisme par lequel le principe de vie que le sperme renferme parvient à se dégager par l'action du calorique de l'utérus.

On voit clairement que ces divers produits sont les résultats des trois modes de nutrition du sang, et qu'ils sont parfaitement ressemblans au mécanisme des fonctions vitales au moyen desquelles se maintient l'organisation, et qu'ils se rapportent également aux combinaisons de la nature, dans le but de la reproduction.

Si l'on est obligé d'admettre cette proposition, on doit reconnaître que la formation du chyle n'a d'autre but que celle des fluides animaux pour renouveler le sang et pour organiser le germe au moyen de la combinaison de ces fluides avec l'oxigène et l'azote de l'air; que le second résultat, aussi immédiat que le premier, est la formation des dépendances du fœtus au moyen des mêmes produits organiques, qui changent le sang en sperme par des dégagemens constans d'hydrogène et de carbone.

Si ces diverses propositions sont puisées dans l'organisation, on doit conclure que les trois nutritions du sang s'exercent pour la conservation de la vie, dans le but de la reproduction; ce mécanisme, qui s'opère par un mode d'action inverse au premier, est aussi produit par un organe opposé à celui qui a organisé les forces de nutrition.

Enfin, que la vie s'institue par le résultat de la volatilisation des spermes dans l'utérus, qui facilite et détermine la fixation de la base de l'oxigène dans le principe de la vie. Cette fixation dépend de l'arrangement que sont obligé de prendre les molécules qui composent le sperme, lequel produit le nouveau mélange de l'hydrogène avec l'oxigène, duquel résulte l'excitation vitale.

On peut conclure enfin que la formation des gaz est le mode de secrétion que la nature emploie pour déterminer les transformations qui lui sont essentielles pour la fixation relative de l'oxigène et de l'azote dans les produits qu'elle veut manifester; et que cette fixation est toujours accompagnée d'un dégagement d'hydrogène et de carbone, lequel est le moyen de réaction que la nature emploie pour former d'autres produits de nature animale, et que cette réaction de principes inverses est accompagnée d'un mouvement constant de fermentation qui, s'il n'est pas la source du battement artériel, concourt au moins efficacement à sa formation.

Ces forces inverses réagissent sans cesse pour maintenir l'existence, puisque la vie ne subsiste que par leur union très-proportionnelle. Elles réagissent de même lorsqu'elles doivent se séparer; mais elles agissent en sens inverse des forces vitales qui dirigent la vie; c'est de leur marche opposée que naissent les désordres qui troublent les fonctions avant la séparation des principes qui maintiennent l'organisation; de cette séparation résulte la cessation des forces qui maintiennent la vie; cette cessation est la mort.

La vie animale, qui naît la dernière, meurt la première. Les forces de la vie se séparent par la dissolution de leurs principes et par la perte de l'oxigène qui les tient liées, dans l'état de vie, par les connexions les plus étroites; moins cette adhérence des forces vitales avec l'oxigène est forte, et plus les facultés de la vie diminuent; quand enfin elle cesse tout-à-fait, la mort est son résultat; la faculté organique subsiste encore quelque temps après elle; ses molécules désoxigénées se séparent par leur dissolution.

composent ces substances, termine ainsi le travail de la digestion.

L'utérus digère conséquemment comme l'estomac, mais d'une manière inverse. Le même raisonnement doit s'appliquer au germe, qui devient vivant dans l'utérus ; ce viscère place en sens inverse les molécules qui le composent, c'est-à-dire que l'oxigène devient excédant sur l'azote qui était prédominant dans le sperme. On sait que cette inversion de principes différencie les espèces animales de celles qui ne sont qu'organiques, et distingue le sang rouge du sang noir, qui n'est propre ni à la respiration, ni à l'exercice des fonctions vitales. Nous pensons que cette explication est le complément de la doctrine que nous avons établie, et qu'elle est conforme à l'organisation et aux efforts de la nature pour la production du fœtus humain.

On peut conclure de ce qui a été dit dans les deux derniers chapitres, que les substances alimentaires sont composées d'hydrogène, de carbone, d'oxigène et d'azote. L'hydrogène et le carbone de ces substances servent à la formation du fluide animal ou nerveux, lequel, combiné avec l'air, compose le sang rouge, principe de l'existence et radical du germe de la reproduction, c'est-à-dire du sang du fœtus.

L'azote et l'oxigène , produits des mêmes

substances, se laissent pénétrer aisément d'une grande quantité de calorique, en raison de la force plastique qui est essentielle à ces élémens, et qui caractérise leur nature; c'est en raison du grand degré de caloricité dont ils se sont pénétrés dans l'utérus qu'ils s'élèvent vers la partie supérieure du globule dans lequel nage le fœtus, pour composer la seconde partie de lui-même. Comme c'est aussi du différent degré d'oxigénation et de calorisation que dépendent les qualités de l'esprit, du jugement et des passions, c'est d'après ces principes que se trouve très-fondé un axiôme très-commun, quoique très-juste, qui fait dire d'un homme que la fougue des passions entraîne: *C'est un cerveau brûlé.* L'oxigène est en effet très-comburant par la nature de son principe.

Le sang rouge est le produit des substances végétales et de l'air; il nourrit les parties animales supérieures au diaphragme, comme le sang noir, produit des substances animales, nourrit les organes inférieurs à ce viscère.

En effet, le sang rouge est le produit et la racine de la force de nutrition; elle se compose du fluide animal ou nerveux (*produit du chyle*) et de l'air. Ces élémens ou principes sont les radicaux de cette force.

Le sang noir est de même le principe de la

force de reproduction; il est le principe des substances animales, dont la lymphe est l'extrait. Ces deux produits inverses (*le sang noir ou la lymphe, extrait du premier par voie de secrétion*), combinés avec le chyle qui circule dans le sang artériel, composent le sperme, de la même manière que les produits de la force de nutrition, en sens inverse, forment le sang rouge.

Les produits de la force de reproduction sont donc égaux aux produits de la force de nutrition, puisque le fluide nerveux et l'air composent celle-ci, et que le sang noir et la lymphe composent la première : de là naît l'équilibre indispensable des fonctions vitales, lequel se coordonne dans toutes les parties de l'organisation pour maintenir la vie comme pour la renouveler.

C'est pour cette même raison que ces deux forces inverses, réunies, composent les forces vitales, et que ces mêmes forces inverses, combinées, composent le sperme, qui est le complément de ces forces, et conséquemment le germe de la reproduction.

Nous pouvons conclure définitivement de ce qui précède :

1° Que c'est sous trois différens modes que les substances alimentaires reproduisent les matériaux ou les principes qui les composent;

2° Que ces trois modes sont des modifications des mêmes principes qui changent de qualité en raison des parties qu'ils doivent nourrir, ou des organes qu'ils doivent reproduire.

On peut conclure avec autant de fondement:

1° Que *le sang rouge* forme *le sang du fœtus*;

2° Que *le chyle* compose la seconde partie de *l'économie animale*, c'est-à-dire *l'organe cérébral*;

3° Que *le sang noir* (ou *la lymphe, son produit*) compose *les dépendances du fœtus*.

Le *sperme* est donc encore une fois *le germe de la reproduction*.

Nous avons vu jusqu'à présent que le chyle était le produit de la secrétion des substances végétales par l'estomac; qu'il nourrissait les parties supérieures au diaphragme; et que le sang noir et la lymphe étaient les produits de la secrétion des substances animales par le foie (1), et que la lymphe nourrissait les parties inférieures au diaphragme.

(1) L'effet de cette secrétión est d'enlever l'hydrogène et le carbone surabondans dans les substances animales et végétales, pour rendre au sang sa partie concrète et liquide, et recomposer la troisième partie de lui-même avec les produits qui n'ont pas été incorporés jusqu'alors, c'est-à-dire avec l'hydrogène et le carbone rejetés de sa masse, parce qu'ils sont sont inverses à son état fluide, et qu'ils sont destinés à composer sa partie la plus précieuse par la formation du sang rouge au moyen de leur combinaison avec l'air.

Les produits de ces deux substances sont donc opposés comme les organes qui les ont fournis; nous avons aussi fait connaître que la volatilisation du sperme sépare chacune des parties composées de principes opposés et produites par des organes inverses. L'utérus doit, en conséquence, diviser les produits des substances végétales de ceux des substances animales, comme il sépare aussi chacun de ces produits du sang rouge, puisque celui-ci provient de principes inverses et d'organes opposés à ceux qui décomposent les substances alimentaires.

La volatilisation du sperme doit donc séparer nécessairement les parties lymphatiques (*produits des substances animales ou du sang noir, qui est l'effet de la troisième nutrition*) d'avec celles qui sont organiques et qui doivent devenir essentiellement vivantes. Nous avons dit qu'avec les premières se forment les dépendances du fœtus, tandis qu'avec les secondes (*produits de la seconde nutrition*), placées par l'utérus en raison inverse de leur dissolution par l'estomac, se compose le cerveau, et que le cœur est formé par le sang rouge (*produit de la première nutrition*). Nous avons fait connaître qu'après la formation du cœur et du cerveau, les parties constituantes du sang rouge étaient partagées ou distribuées dans les forces particulières de nutrition et de reproduction, pour composer tous les organes qui doivent compléter l'organisation du fœtus.

Nous avons aussi fait connaître les fonctions de l'estomac, du foie et du poumon, et nous nous croyons autorisés à conclure : 1° *que l'estomac est l'organe digestif des substances végétales,* dont le système lacté est le canal sécréteur ; 2° *que le foie est l'organe digestif des substances animales,* dont le système lymphatique est le canal secréteur ; 3° et enfin, *que le poumon est l'organe digestif ou secréteur des substances gazeuses* que les artères introduisent dans la masse du sang pour donner la vie aux deux autres parties.

Les fonctions du foie consistent donc essentiellement à enlever au sang noir l'hydrogène surabondant, cette matière huileuse, qui provient de la décomposition des matières végétales, et qui fait partie intégrante de toutes les substances animales, laquelle, en séjournant dans le sang, le corromprait et serait une source continuelle de putridité ou d'altération morbide de ce fluide ; tandis que le sang noir, dépuré par ce moyen, fournit la lymphe, qui, introduite dans le sang, facilite la circulation et l'union des autres principes qui constituent la force de laquelle émane le principe ou la racine de la vie ; la lymphe est donc le produit de la secrétion du foie, laquelle s'introduit ensuite dans les veines hépatiques , et , après avoir passé par le filtre du système lymphatique , est transmise dans le grand système circulatoire pour faire partie intégrante de la masse du sang , de la même manière que le système artériel est chargé d'élaborer le chyle (*c'est-à-dire de lui enlever de la même manière l'hydrogène et le carbone surabondans , puisque cette surabondance organique fait différer les substances végétales des matières animales*) pour former le fluide animal qui doit composer le sang rouge, en même temps que la partie du chyle secrétée ou dépurée par ce moyen sert à composer la partie concrète du sang artériel (1).

Le sang est donc nécessairement le réservoir du germe de la reproduction, puisque, d'un côté, il fournit par sa secrétion ou sa dépuration l'hy-

______

(1) M. le professeur Cuvier, page 44, *Règne animal,* s'exprime ainsi sur ce sujet : « C'est ainsi que le sang entretient sans cesse la composition de toutes les parties, et y répare les altérations qui sont la suite continuelle et nécessaire de leurs fonctions. Les idées générales que nous pouvons nous faire de cette opération sont assez claires, quoique nous n'ayons pas de notion distincte et détaillée de ce qui se passe sur chaque point, et que, faute de connaître la composition chimique de chaque partie avec assez de précision, nous ne puissions nous rendre un compte exact des transformations nécessaires pour le produire. »

drogène et le carbone du chyle qui concourt à former le sang rouge (*produit nutritif du chyle et de l'air*), tandis que de l'autre, la partie du chyle dépurée par ce moyen forme la partie concrète du sang (*produit reproductif du chyle*), dans le but d'organiser le cerveau et de nourrir les organes du sentiment et du mouvement de toutes nos parties.

Il est donc évident que le chyle ou ses produits composent le sang rouge et le cerveau, dont les ressorts intimes, combinés ou réunis, forment la double chaîne des facultés vitales, ou les forces réunies de nutrition et de reproduction, dont l'ensemble constitue la vie, ainsi que le germe de la reproduction, lequel est complété par la lymphe (*troisième partie du sang, et produit de la troisième nutrition*), dans le but d'organiser les dépendances du fœtus.

Il en résulte que l'estomac et le système lacté, ou artériel, forment la partie concrète du sang (*produit du chyle*).

Le foie et le système nerveux forment la lymphe (*produit du sang noir.*)

Le poumon et le système nerveux composent la partie rouge du sang (*produit du fluide animal et de l'air*). On voit que tous ces systèmes sont congénères et inverses, et qu'ils exercent leur action opposée sur des principes inverses.

Ainsi, les substances alimentaires introduites dans le corps sous forme fluide et liquide laissent dans la masse du sang leurs produits de même nature, et renvoient de sa masse les produits des mêmes substances qui ne lui sont pas analogues, parce que ceux-ci sont les matériaux les plus simples de ces mêmes substances qui se sont rapprochés de leurs principes primitifs pour recomposer, avec des principes qui leur sont analogues (*l'air*), le sang lui-même; ces mêmes principes ont d'abord été rejetés de la masse du sang, parce qu'ils étaient trop élémentaires pour rester combinés avec lui : ce qui prouve évidemment que l'oxigène de l'air ne peut de même s'unir avec le sang, parce que l'oxigène est un fluide gazeux, et que le sang est dans un état liquide ou inverse à l'état de l'air; il faut donc que l'oxigène quitte cette forme primitive pour pouvoir former un liquide de la nature du sang, pour qu'il devienne apte à s'incorporer avec lui, et c'est ce qui a lieu par l'union de l'air avec le fluide animal ou nerveux pour la formation du sang rouge.

C'est ainsi que les trois parties du sang, ayant une nature analogue quoique inverse, constituent les forces vitales qui maintiennent l'existence, jusqu'à ce qu'enfin le sang lui-même retourne à son élément primitif par la décomposition de nos corps : ce qui prouve que l'air est l'état primitif des substances alimentaires et du sang lui-même, et qu'il faut de toute nécessité que nos corps retournent à leur principe par la dissolution des parties qui les constituent.

L'eau sous la forme de gaz, ou l'eau en vapeur, ne peut faire partie constituante de l'eau sous forme liquide ; c'est par une raison semblable que l'oxigène de l'air (*fluide gazeux*) ne peut se combiner avec le sang : pour que cette combinaison puisse avoir lieu, elle doit s'exercer entre les parties constituantes de ces deux substances : comment leur union serait-elle parfaite sans cela, et comment s'établiraient les forces vitales, qui ne peuvent s'organiser que par l'intime connexion de ces parties analogues quoique inverses ? C'est aussi d'après ce même principe que les trois parties qui composent le sang ne peuvent être réunies que par une aggrégation physique, puisque les parties constituantes du sang (*la partie rouge, la partie concrète et la partie lymphatique*) sont unies entre elles par une composition chimique.

C'est donc par le fluide animal (1) et par l'air que le sang rouge a été composé, comme c'est

____

(1) **M.** le professeur Cuvier admet l'existence de ce fluide ; mais il ne désigne pas quels sont les principes qui le constituent.

aussi par le dégagement d'hydrogène et de carbone que la partie concrète du sang, ainsi que la partie lymphatique de ce fluide, ont pu se rapprocher pour composer les trois parties distinctes qui constituent la nature du sang ; il est donc impossible que l'oxigène de l'air se mêle, par un simple contact médiat, avec le sang pour composer les forces qui régissent l'organisation, et au moyen desquelles elle doit se reproduire ou renouveler l'existence. L'eau dissoute dans l'air ne fait pas partie constituante de l'air ; il en serait de même de l'oxigène, s'il ne s'unissait au sang que par une simple aggrégation ou contact médiat (*comme le disent les naturalistes*) (1) : il faut, de toute nécessité, que l'oxigène fasse partie constituante du sang, c'est-à-

---

(1) *Voyez* M. le professeur Cuvier, *Règne animal*, p. 43 : « Le sang qui a respiré (dit ce célèbre naturaliste) est propre » à rétablir la composition de toutes les parties, et à opérer ce » qu'on appelle la nutrition proprement dite ; c'est une grande » merveille que cette facilité qu'il a de se décomposer dans » chaque point, de manière à y laisser précisément l'espèce de » molécules qui est nécessaire, etc. »

Si le sang se décomposait sans cesse, comment existeraient les forces de la vie, qui ne peuvent être maintenues que par la composition parfaite de ses molécules physiques et chimiques ? Ce sont les altérations de ce fluide qui produisent tant de désordres organiques et vitaux.

dire que les deux substances aient été réunies par la force d'action des radicaux qui constituent leur nature, pour que les forces de la vie puissent s'exercer, se développer et se reproduire. C'est ainsi que la nature, aussi admirable dans ses productions que belle dans l'organisation de l'homme, prépare en silence les forces qui maintiennent l'existence et celles qui la reproduisent.

ARTICLE XIII.

L'utérus est un organe de la vie animale, dissemblable, et non essentiel à l'organisation individuelle de la femme, ou inverse à l'exercice des fonctions de la vie générale. Son mode d'action est opposé à celui de l'estomac et du système artériel.

Il est essentiel et spécifique à l'espèce de la femme, ou à l'organisation générale du sexe. (Preuves qui établissent cette double proposition.)

Ce viscère digère le sperme, ou divise ses molécules intégrantes et constituantes dans l'ordre inverse à celui dans lequel elles ont été placées par l'estomac et le système artériel.

Définition du fœtus. — Analyse de la définition. — Des secrétions du sang et de la formation du cerveau.—Application physiologique.

L'utérus divise les particules dissemblables qui composent le sperme, et sépare celles qui doivent former l'embryon d'avec celles qui doivent rester simplement organiques pour la formation des membranes, des eaux et du placenta. Il les sépare par la force de son calorique, qui volatilise les unes et fixe les autres. Ce phénomène est une

véritable secrétion qui s'exerce comme les autres, c'est-à-dire par un dégagement d'hydrogène
et de carbone, au moyen desquels se forme
l'eau dans laquelle nage le fœtus; l'oxigène et
l'azote se condensent pour former les dépendances du fœtus, lorsqu'en même temps les parties
solidifiables se rapprochent et s'emparent du calorique des parties condensées les premières.

La force d'attraction exerce son pouvoir sur
les divers changemens qui s'opèrent sans cesse
dans l'organisation, comme elle l'exerce pour
manifester ceux au moyen desquels se produit
l'animation ou la vie.

Les diverses modifications de la matière ont
lieu en vertu des lois de l'organisation, lesquelles
sont mises en action d'après le principe reconnu
que tout phénomène organique et vital est déterminé par l'action réciproque de deux principes opposés, laquelle existe dans le germe,
entre l'effort des puissances extérieures, ou des
substances qui doivent former les eaux et les
membranes, etc., et celui de la résistance intérieure, ou des parties qui doivent composer le
fœtus. Ces puissances extérieures sont celles qui
servent d'enveloppe au principe de vie qu'elles
renferment, et desquelles il se sépare pour former les dépendances du fœtus. Elles sont extérieures, puisqu'elles sont étrangères à la nature

propre du sang, qu'elles proviennent de la transformation des substances animales, et qu'elles
sont les produits du sang noir.

Ces parties extérieures ou spermatiques op-
posent de la résistance aux parties intérieures
qui doivent former l'embryon ; car ces dernières
ne peuvent se dégager des premières que par
l'action ou l'intervention de l'utérus, qui opère
leur volatilisation et détermine ainsi la séparation de ces diverses substances, qui sont nécessairement dégagées par cette opération, puisqu'elles sont opposées au principe de vie ou au
sang rouge ; celui-ci doit se régénérer comme moteur de l'animation, et les principes qui s'en séparent sont organiques comme le sperme qui
les a fournis, puisque ces principes sont les résultats de la troisième nutrition, ou de celle
par laquelle le sang nourrit les organes de sa
substance. L'utérus s'approprie ainsi les parties extérieures du sperme pour la formation
des différens organes qu'il doit produire. L'utérus exerce donc des forces extérieures qui sont
inverses à sa force animale, et analogues à la nature organique du sperme. Je dis que la force
de l'utérus est animale, parce qu'elle est inverse
à la force du sang, dont il détermine le mouvement et la vie, en même temps qu'il développe
son action sur ce fluide d'une manière inverse à

celle qui produit la force organique des artères sur le sang. La volatilisation sépare donc les parties spermatiques qui doivent rester simplement organiques d'avec celles qui renferment le principe de la vie ou le sang.

Le sang, ainsi débarrassé ou dégagé des forces extérieures qui empêchaient son action, reparaît avec les facultés vitales qui lui sont essentielles, et qu'il possédait déjà avant sa tranformation spermatique, puisqu'auparavant il était propre à produire le fœtus sans ses dépendances, et à faire la secrétion des organes de la vie animale, qu'il manifeste dès qu'il est régénéré. La première séparation de principes a lieu par le dégagement du principe lymphatique, qui se sépare du sang rouge pour former les dépendances du fœtus. La transformation du sperme en sang est donc un changement purement organique, quoique indispensable, et une secrétion semblable ou analogue à celle qui s'exercent dans l'organisation.

La vie étant un mouvement par sa nature, puisqu'elle se compose de l'action réciproque des deux forces de nutrition et de reproduction, il s'ensuit que la formation de l'embryon est le résultat de ces forces, dont les résistances se sont développées d'une manière réciproque ou inverse. Nous disons d'abord que la vie est un mouvement : pour s'en convaincre, il suffit d'examiner la semence, qui,

comme on sait, est un extrait de toutes les parties
du corps et le produit du sang, dont elle conserve la nature; on voit que les particules qui la
composent sont toujours en action, et s'agitent
avec beaucoup de vitesse, dès qu'elles sont en liberté; l'on conçoit aussi leur grande tendance à
s'organiser, en raison de leur plasticité, force
qu'elles emploient dès qu'elles rencontrent une
association de principes analogues et une matrice
convenable; car dans l'état de mouvement où
se trouvent ces particules prolifiques, elles ne
peuvent devenir vivantes, puisque la fixation et
l'arrangement de leurs molécules sont nécessaires
pour composer l'organisation.

Tout ce qui existe dans la nature commence
par un mouvement de végétation ou de secrétion;
il s'ensuit que le mouvement des particules organiques de la semence doit précéder leur combinaison et leur fixation. Nous disons que l'utérus
est l'organe secréteur animal du sperme, opposé par son action au système artériel, qui est
leur organe secréteur organique; il agit en sens
inverse de cette dernière force, c'est-à-dire qu'il
dégage le sang des principes du chyle et de
la lymphe. Au moyen de ce dégagement, le sang
est reconstitué dans sa nature: l'embryon est donc
le produit de deux forces, dont les résistances intérieures ou leurs produits (*la lymphe et*

le chyle) ont été développés par des mouvemens opposés; d'après cela, c'est par une secrétion animale (ou une dépuration inverse à la secrétion organique) que l'utérus institue la vie, ce qui est évident, puisqu'il décompose ce que l'action du système artériel a formé.

D'après les principes que nous venons d'établir, nous pouvons définir le fœtus:

Une combinaison de principes prolifiques de même nature et d'espèce différente, dont l'arrangement et la fixation déterminent, par une force d'action et de réaction, un ensemble et une réunion d'organes semblables aux corps organisés et vivans desquels ils proviennent.

Analysons cette définition, et développons ses différentes parties; et si elles nous présentent le tableau exact des divers phénomènes de notre organisation, nous pourrons en conclure qu'elle est puisée dans la nature, et que la doctrine qu'elle présente est fondée sur des bases solides.

Je dis : Le fœtus est une combinaison de principes prolifiques, qui s'opère par l'action réciproque ou l'espèce d'affinité élective des molécules organiques des spermes. Nous sommes bien obligés d'admettre cette force attractive des particules organiques de la matière, lorsque nous voyons cette tendance perpétuelle des corps à s'unir, cette faculté procréatrice généralement répandue dans l'espace : les générations spontanées dues à des réunions fortuites de lieux, de substances et de température, nous en offrent des exemples : les transformations continuelles et permanentes qui s'exercent dans les corps pendant tous les instans de la vie, sont aussi des preuves incontestables de la tendance de la matière à la combinaison. Tous ces changemens organiques s'exercent au moyen des secrétions : toutes les modifications qui doivent avoir lieu pour nous reproduire doivent nécessairement s'opérer par la même voie. Ces changemens se continuent sans interruption pour instituer la vie, comme ils continuent sans interruption pour la maintenir.

L'union des principes prolifiques est indispensable pour la formation de l'embryon ; elle a toujours lieu entre les molécules de nature semblable ; c'est pour cette raison qu'il ne peut jamais résulter de leur mélange un animal de nature différente de ceux qui l'ont engendré. Il est indispensable que les deux êtres qui concourent à la formation d'un nouvel individu soient d'espèce différente, sans cela l'énergie organique ou vitale des deux liqueurs ne pourrait se développer ; et ce n'est que par la rencontre de ces deux forces distinctes, par l'action qu'elles déterminent quand elles sont réunies, que s'opère la fixation ou le repos nécessaire à la formation de l'embryon. Je

dis ensuite que les combinaisons de principes prolifiques produisent un ensemble d'organes semblables aux corps organisés et vivans desquels ils
proviennent; cette *similarité*, ou ressemblance,
est naturelle, constante et invariable; nous en
donnerons l'explication à l'article *Formation du
fœtus*. Nous avons vu comment l'action réciproque des spermes était déterminée par l'utérus, la
réaction des parties qui doivent former l'embryon (*contre celles qui sont et qui doivent
former ses dépendances*) s'opère par leur condensation réciproque et le rapprochement des
principes qui doivent s'unir en raison de la caloricité proportionnelle à chacune d'elles, ou de
l'action différente du calorique sur leurs principes; nous avons dit comment s'opère cette
transformation du sperme en matière vivante. Je
dis encore que les molécules organiques ne peuvent
former le fœtus qu'au moyen de l'équilibre (1),
sans lequel il ne peut résulter de repos ou de fixa-

---

(1) Cet état d'équilibre a toujours lieu dans deux corps
lorsque leurs quantités de mouvement sont égales : or, elles
sont relativement égales dans les deux spermes, puisque les
organes qui fournissent ces molécules ont une vitalité propre,
mais relative, à l'un et à l'autre sexe; l'équilibre doit donc
s'établir, et les spermes doivent se fixer presque aussitôt qu'ils
sont réunis : cette même raison explique aussi pourquoi les

tion des parties qui doivent constituer l'embryon. La fixation doit commencer par les particules qui forment le cœur : cette opinion est celle d'Aristote et d'Harvey (1). Je vais essayer de faire connaître comment s'opère ce phénomène important qui commence la vie.

Le cœur est le premier moteur de la circulation, qui prend sa source dans le sang même, puisqu'il est le produit de l'action combinée des forces de nutrition et de reproduction, lesquelles forces particulières entretiennent et animent le jeu des organes, en même temps qu'elles exercent leur puissance sur les forces propres du cœur, qui réagit à son tour pour maintenir son activité et son énergie. C'est ainsi que se continue l'équilibre des forces réciproques des organes sur le cœur, et celui du cœur sur ces organes; elles agissent en sens inverse, sans interruption, pour la conserva-

molécules reprennent dans le fœtus leur place naturelle; elles suivent les rapports de leurs mouvemens, c'est-à-dire du mouvement des organes qui les ont fournies.

(1) Aristote dit que le cœur est formé le premier ; Harvey est du même avis; il ajoute, pag. 205 , *lib. De genit :* « *Prius-* » *quam corporis quippiam vim discernitur, sanguis jam ge-* » *nitus et auctus est, est nempe corporis tum auctor, tum con-* » *servator, et pars principalis in qua animæ sedes.* » **En effet** le sang renferme le principe sensitif qui est le moteur de nos sens internes et externes.

tion de la vie, de la même manière que ces mêmes forces réagissent sur les organes lorsqu'elles doivent renouveler l'existence. Le sperme, qui est le produit de l'action des forces particulières de nutrition et de reproduction, conserve nécessairement leur nature ; l'activité inhérente aux molécules qui le composent est uniformément augmentée par l'accroissement de l'impulsion communiquée à chacune d'elles par leur mélange dans l'utérus ; c'est de cette force d'impulsion que résultent leur volatilisation et la fixation subséquente et immédiate des deux parties principales de l'organisation, qui reprennent leur place naturelle, en raison de leur pesanteur spécifique, c'est-à-dire de leur différent degré d'oxigénation. Nous reviendrons sur ce sujet.

Il est facile de reconnaître que la volatilisation et la fixité des fluides soumis à une chaleur différente de celle qu'ils éprouvent dans les canaux qu'ils ont parcourus, est l'effet d'une seule et même cause. Ces deux qualités ne sont, à proprement parler, que la même, dans des degrés plus ou moins marqués. Ce sont deux propriétés opposées et essentielles à la matière ; elles constituent les propriétés du tissu. Ces forces se succèdent dans les parties organiques de même espèce ; elles constituent l'extensibilité et la contractilité. La première force, mise en action, es-

nécessairement remplacée par la seconde; c'est pour cette raison que les membranes se forment par la condensation de l'hydrogène et du carbone, que le calorique de la matrice a volatilisés d'abord.

Ces fluides gazeux sont les produits de la lymphe : ils prennent une grande extension en raison de leur légèreté; leur condensation spontanée est le résultat du dégagement du calorique, qu'ils renferment moins fortement que les parties qui doivent former le placenta, puisque les premiers, devant former les membranes, ne renferment que peu d'azote; tandis que les fluides, qui forment le placenta, doivent en renfermer davantage, ainsi qu'une quantité relative de calorique. De là provient la condensation successive des flocons qui doivent former cet organe. Nous avons dit déjà que les produits spermatiques qui forment ces organes, sont ceux des substances nutritives et animales devenues organiques par l'effet de la transformation du chyle en sperme. Nous avons dit aussi que ces produits prenaient une nature inverse dans les parties qu'elles organisent : c'est ainsi que les principes nerveux, qui sont des produits nutritifs de nature organique, composent les forces de la vie animale, faculté analogue à la nature de l'organe, qui opère leur secrétion au moyen des dépurations qu'il fait subir au sang du fœtus.

Il est donc constant que le résultat nécessaire de la volatilisation des spermes est la formation de l'embryon, puisque le principe du sang a été dégagé de ses facultés spermatiques pour la formation des dépendances du fœtus, et que la partie contenant plus d'oxigène et d'azote a dû se condenser en même temps pour la formation de l'embryon, en raison de la plasticité différente ou inverse de ses principes constituans, et de la grande concrescibilité qui constitue leur nature. La forme des membranes qui renferment le fœtus est sphérique, puisque cette forme ovale est celle qui est primitive et essentielle aux molécules du sperme, et qu'elles sont acquises par leur circulation constante dans le système artériel. On conçoit que le mouvement imprimé au sperme pendant la circulation, doit être continué pendant un temps donné, quand il est sorti de ses canaux, et que ce mouvement est augmenté en raison du mélange des deux liqueurs. Cette action doit donc continuer dans l'utérus en raison de ce mouvement augmenté et du calorique considérable qui leur est appliqué. Les particules condensées sont, d'après cela, animées d'un mouvement circulatoire nécessaire ; ce mouvement ne peut s'exercer sans les secrétions qui en dépendent. L'utérus ne fait donc que changer le mode d'action du sperme, en raison des organes opposés sous l'influence desquels il est placé, puis-

que son mode de vitalité, essentiel relativement aux facultés qu'il exerce, est inverse à celui
du système artériel qui a formé le sperme.

C'est pour cette raison que les secrétions que
l'utérus exerce sur le sang ont pour objet de
reproduire les organes de la vie animale.

Ces secrétions du sang se succèdent sans interruption, puisque le mouvement est inhé-
rent à sa nature, et qu'il ne peut cesser pour
le maintien de l'existence ; car, lorsqu'il est sus-
pendu un moment, la vie cesse aussitôt. Il ne
peut donc y avoir aucune intermission dans les
mouvemens qui instituent la vie, puisqu'il ne
peut en exister dans ceux qui la maintiennent.

C'est par la force de son calorique que l'utérus exerce son action : c'est aussi de la différence
du calorique que résultent la séparation des
principes du sperme et ses diverses transformations ; c'est de cette capacité différente que résulte le rapprochement des parties du fœtus dans
l'ordre convenable ; c'est ainsi que le principe
nerveux, caché jusqu'alors dans l'organisation
du sang, se dégage par un mouvement de secrétion analogue à celui qui a eu lieu pour la séparation des principes spermatiques nécessaires à
la formation des dépendances du fœtus. Cette
opération de l'utérus développe ainsi la force vitale du sang, qui est, dès ce moment, en action

pour former les différens organes par le moyen de ses secrétions; ainsi l'utérus, qui est un viscère analogue à l'estomac par sa structure, agit d'une manière à peu près semblable, quoique par une voie inverse, puisqu'il rend au sang sa constitution et sa forme primitive. On peut le considérer comme digérant les spermes pour transmettre la vie ou régénérer le sang ; de même que l'estomac travaille a nourrir le sang pour maintenir l'existence : ces deux organes peuvent donc être regardés comme congénères, quoiqu'ils agissent d'une manière différente, comme les forces qui les mettent en action, ou comme la nutrition et la reproduction, qui sont leurs produits : l'action de l'utérus est indépendante de la grande circulation ou de la vie générale, puisque la femme peut vivre sans ce viscère. Mais comment le principe nerveux, confondu dans la composition du sang, peut-il s'en séparer, et comment ce principe secondaire s'unira-t-il au premier, puisque cette réunion est nécessaire pour composer la vie? Nous avons déjà dit que la série des secrétions avait commencé, dans l'utérus, par opérer le dégagement des principes spermatiques, et qu'elle devait continuer sans interruption pour maintenir la vie du fœtus. En effet, le sang se forme et se transforme par une suite de création et de destruction, ou d'accrétion et de recrétion, qui lui

enlevent successivement les parties devenues nécessaires aux forces qu'il doit exercer, et qu'il
avait acquises par la circulation du sperme dans
sa substance, pendant que ce dernier était retenu
dans ses canaux; les circulations sans cesse renou-
velées le rendent propre à la régénération des organes que le sang doit reproduire. C'est par les
forces nouvelles que le sang acquiert dans l'utérus, qu'il est en état de continuer le cercle des
secrétions qu'il a commencées pour la production
des différens organes : il faut donc qu'il subisse
dans l'utérus toutes les dépurations nécessaires à
ces nouvelles secrétions reproductives; or, toutes
les secrétions étant déterminées par des forces
analogues, ont aussi des résultats semblables qui
se manifestent toujours par un dégagement d'hydrogène et de carbone; ces dépurations s'exercent par de nouvelles forces, puisqu'elles sont
différentes de celles qui s'exerçaient dans le grand
système artériel pour la formation du sperme,
au moyen des recrétions organiques.

En effet l'utérus produit les dernières recrétions qui sont opposées aux premières, en ce
qu'elles sont animales et servent à l'organisation
de nos sens internes et externes, ou à la formation des agens nerveux, et qu'elles sont de même
nature que l'organe qui les met en action ou qui
les détermine, et inverses à la nature du sang sur

lequel elles s'exercent. L'élément nerveux est donc
le produit des recrétions animales que l'utérus
exerce sur le sang déjà animé ou jouissant de la
force vitale. Cette faculté animale était jusqu'a-
lors renfermée dans les facultés organiques du
sang, c'est-à-dire, enveloppée par les forces pré-
dominantes de celui-ci, qui empêchaient l'action
de la première. Cette combinaison de principes inverses détermine le mouvement qui résulte de la
transformation du sperme, et la défécation qui en
est la suite. Le sang éprouve ainsi, dans l'utérus,
des dépurations animales, analogues à celles
organiques qu'il a essuyées dans le grand système
circulatoire pour fabriquer le sperme, et dans le
but d'organiser la seconde partie de lui-même; la
vie animale reste donc cachée dans le sperme jusqu'à ce que la matrice détermine son apparition.

C'est au moyen de ces secrétions que le principe vital, ou le sang mis à nu, se trouve sans
cesse excité, et qu'il est ainsi revêtu des qualités qui sont de sa nature, et qui doivent organiser nos sens internes et externes. Ces changemens, qui s'opèrent successivement en raison du
développement des parties, déterminent un mouvement analogue, quoique différent à celui qui a
lieu pour la transformation du chyle en sperme. Le
sang qui constitue l'embryon doit ainsi perdre par
une suite de secrétions analogues à celles qui ont
lieu dans le système artériel, et qui sont les

produits de la digestion, tout ce qu'il a acquis de principes reproductifs et qu'il emploie à la formation des organes ; il reçoit alors dans l'utérus les forces déjà élaborées dont il a un nouveau besoin pour se développer et réparer ses pertes. Il se forme sans cesse un dégagement ou une dépuration dont les principes se combinent pour remplacer ceux que l'absorption a dissipés; c'est ainsi que se forment et se renouvellent les eaux de l'*amnios*, et que s'opère l'accroissement successif du fœtus et de ses dépendances. Il est évident que le dégagement d'hydrogène et de carbone est un excédant de la matière nutritive. C'est donc par la dépuration des spermes, et par la condensation des particules organiques excédantes et opposées à celles qui doivent former l'embryon, que s'organisent ses dépendances; car la formation du sperme est une production organique dont la désassimilation a pour résultat des productions organiques indépendantes de celles du fœtus; et puisque le mouvement qui s'exerce dans l'utérus est un mouvement de sécrétion, et que toutes les secrétions se manifestent de la même manière, il faut que le dégagement analogue à celui qui a lieu dans la respiration, par suite de nos secrétions constantes et continues, produise un effet analogue, c'est-à-dire qu'il doit s'opérer par la condensation des principes nécessaires à la formation des dépendances du fœtus, puisque dans l'acte de la respiration ces mêmes principes forment l'eau et l'acide carbonique qui arrosent les conduits aériens et la bouche.

Nous avons dit que l'élément cérébral était une secrétion du sang et conséquemment un de ses produits ; il faut naturellement que les actions du cerveau soient subordonnées aux fonctions du cœur.

En effet, après la naissance, ces deux principes de la vie, continuent leur développement dans le même ordre qu'il ont manifesté pour leur production : l'on voit en effet que le principe organique a une marche bien plus rapide que le principe cérébral qui est né après lui. Les organes de la vie interne atteignent leur perfection très-promptement, au lieu que l'exercice des fonctions animales avance d'un pas lent vers la perfection qu'elles doivent acquérir ; et ce qui ne laisse plus de doute que chacune des forces animales naît séparément, c'est qu'elles meurent aussi l'une sans l'autre, dans la série des phénomènes vitaux. La faculté animale cesse toujours la première, parce qu'elle est subordonnée, ainsi que le cerveau qui la dirige, à la faculté organique, qui peut vivre quelque temps encore après elle, et cela devait être ainsi, puisque le système nerveux n'est qu'un produit du grand système artériel.

La faculté animale ne doit donc son développement qu'à son organe secréteur particulier.

D'après toutes les considérations que nous venons d'exposer, il n'est pas douteux que l'animation ne soit le résultat de la force d'action de
l'utérus sur le sperme revêtu jusqu'alors d'une
force organique prédominante, tandis que l'animalisation est le résultat de la force d'action de
l'estomac, ces deux effets sont opposés, comme
les forces qu'elles déterminent sont inverses.
Vanhelmont prétend, et il est physiquement constaté, que les différences essentielles et propres à
chaque partie proviennent des causes qui les animent. L'utérus paraît, en effet, très-avide d'exercer ses facultés ou d'opérer les secrétions qui
appartiennent à sa nature, c'est-à-dire, d'organiser le fœtus et ses dépendances : n'est-ce pas
dans ce sens que ce médecin philosophe dit « *fu-*
» *rit uterus si cuncta non respondeant voto :* »
ce qui confirme que l'utérus est un véritable organe de la vie animale, c'est qu'il a des alterna-
tives d'activité et de repos, comme tous les organes de cette vie, qu'il a besoin de réparer ses
forces quand elles sont altérées (1), et qu'il cesse

(1) C'est pour cette raison que les femmes qui engendrent trop souvent font des enfans faibles, valétudinaires
et souvent infirmes, ce qui prouve que la constitutiou dépend

d'agir complètement quand elles sont épuisées; et ce qui prouve qu'il est le véritable organe se-créteur de la vie animale, c'est qu'il a la faculté de séparer les principes de cette vie d'avec ceux de la vie organique et d'instituer la vie, en réunis-sant leurs bases à un point fixe; ce qui donne à cette opinion le degré de la certitude, ou ce qui prouve que l'utérus n'est pas un viscère de la vie organique, c'est qu'il n'est pas absolument né-cessaire à la femme, puisque toutes les facultés de cette vie peuvent s'exercer avec toute leur per-fection sans sa présence : une femme peut vivre et très-bien sè porter sans utérus, comme elle peut vivre sans engendrer (1). Plusieurs auteurs affir-

de la force d'action de l'organe recréteur, qui perd son res-sort quand il est trop fatigué : c'est par cette même raison que les femmes qui fatiguent trop, ou épuisent les organes géné-rateurs, conçoivent rarement.

(1) *Sine utero vixerunt plurimæ etiam diutissime et feli-citer. Teste* Zacuto, Viero, Abenzoare.

In prolapsu putrefactum, citra periculum, totumfere abs-cissum observarunt. Rhazes, Carpus, Paræus, *aliique.*

Fernelius a se visum refert puerperam quæ una cum fœtu, uterum radicitus evulsum, absque vitæ dispendio emiserit.

Soranus in galatiâ sues habitiores fieri, ait, utero abs-cisso.

Plinio teste castrabantur fœminæ sues, suspensis pennis prioribus, recisa vulva, ut amisso libidinis usu, magis pris-quescerent, fierent que gratiores.

ment que ce viscère jouit d'une vie particulière, indépendante des facultés de la vie générale.

De cette conséquence en découle naturellement une autre, c'est que la nutrition, comme produit de la force animale, doit former le cerveau, qui est le centre de cette vie, de même que la reproduction ou le sperme, son produit, doit former les dépendances du fœtus, tandis que le sang reste le principe de ces deux forces. C'est donc l'organe recréteur animal qui sépare le cerveau du sang, avec lequel il est combiné. Le sperme est un composé organique et animal ou un accréteur-recréteur, et est un produit du sang et du chyle; c'est donc lui qui organise les deux parties de la vie qu'il renferme comme *germe*, et dont le sang est le centre. C'est pour cette raison, prise dans la nature, que l'on doit considérer le sang comme le moteur des facultés vitales, et comme principe primitif ou radical.

On voit évidemment qu'il y a sans cesse deux principes en action pour organiser le sperme ; ces principes sont le chyle et le sang ; le premier comme produit des substances végétales, et principe de la vie animale ; le second comme principe de la vie organique et produit des substances animales : on voit de même qu'il y a deux forces opposées en action pour organiser le fœtus. Ce sont les forces de nutrition et de repro-

duction; elles sont opposées entre elles, quoiqu'elles produisent des résultats analogues. En
effet, lorsqu'elles sont combinées, elles composent le sperme; lorsqu'elles sont divisées, elles
forment le fœtus : ces deux produits de forces opposées sont les effets inverses de l'assimilation
et de la désassimilation; elles agissent toujours
ensemble dans le but de l'organisation, quoiqu'elles marchent en sens inverse, et sont toujours régies par le sang, qui les gouverne. Toutes deux sont les produits des substances qui
nous nourrissent et nous reproduisent; elles
s'exercent au moyen des secrétions continuelles
qui instituent la vie, comme leur cessation la
termine; elles ont pour objet l'organisation du
fœtus, et elles résident dans le cœur et le cerveau.

Il suit de ces différentes données, que la force
sémitive ou animale ne peut se maintenir que lorsque la force organique est parfaite, ou lorsque
le cœur, qui la dirige, conserve ses facultés vitales, parce que la première ne peut se développer
que lorsque le sang est perfectionné ou qu'il est
séparé de la force animale combinée avec lui,
et puisque les substances alimentaires sont les
matériaux médiats et immédiats de la nutrition
et de la reproduction, il est naturel d'accorder à

19..

l'ensemble des facultés qui émanent de leurs principes des forces semblables d'organisation.

Le phénomène qui détermine la vie ne peut donc se manifester que par l'action réciproque de son *germe* ou des spermes, dont les résistances intérieures ont aussi été développées d'une manière réciproque pour organiser les deux forces dont la réunion compose le fœtus.

L'action des forces opposées, la nutrition et la reproduction, est donc essentielle à l'organisation, puisqu'elles se réunissent pour instituer la vie, qui est le résultat du mouvement constant du sang, tendant sans cesse à l'assimilation organique, ou à la reproduction de l'espèce.

L'ensemble des fonctions qui s'exécutent dans l'organisation peut se représenter assez bien par une espèce de cercle dont les trois quarts appartiennent à la vie organique, qui doit parcourir cette sphère d'activité dans l'assimilation qu'elle opère au moyen des accrétions, et l'autre quart à la vie animale, qui, marchant en sens inverse, détermine ses recrétions par des désassimilations nécessaires à la production nouvelle qu'elle doit former (1).

On conçoit aisément que la première a cessé

(1) La vie organique préside les deux modes de la vie : elle se forme dans tout le corps de l'individu par la voie du grand

d'agir dans le système artériel quand la seconde entre en action dans l'utérus, et qu'elles doivent revenir au même point pour se réunir quand elles ont terminé leur action circulaire réciproque; il est évident que l'espace qu'elles parcourent dans le grand système artériel pour former le sperme, doit être égal au produit des forces nutritives et reproductives, la première ayant formé le chyle et la lymphe, il faut que la seconde reproduise le sang, puisque, réunies, elles doivent former le sperme.

Il faut, d'après cela, que le sperme redevienne

système artériel, dont tous les organes concourent à sa perfection : c'est pour cette raison qu'elle parcourt les trois quarts du cercle vital, qui comprend dans sa totalité l'ensemble des facultés organiques et animales; c'est pour cela que le cœur, qui exerce une influence directe sur tous les organes de la vie générale, a achevé le perfectionnement de toutes ses facultés, dont le sperme est le produit, quand la vie animale entre en exercice : celle-ci ne parcourt qu'un petit espace de ce cercle, puisqu'elle ne peut être mise en action que dans son organe recréteur propre, et sous la dépendance de la première; aussi le cerveau n'a-t-il aucune influence directe ou immédiate sur le cœur. Il est nécessaire que ces deux parties, qui développent une action sphérique réciproque ou inverse, se réunissent et se rapprochent à un point fixe; le point de cette réunion est le premier instant de l'excitation vitale ou des forces réunies du cœur et du cerveau, dont l'ensemble constitue la vie générale.

sang , puisque le sang est devenu sperme ; l'une et l'autre fonctions se succèdent naturellement pour établir l'action réciproque des substances qui nous nourrissent et nous reproduisent. La vie organique perfectionnée est jusqu'alors réunie à la vie animale, encore renfermée dans le sperme, et qui commence son action circulaire par la séparation des principes hétérogènes à l'être nouveau, puisqu'ils empêchent son organisation, à laquelle néanmoins ils concourent essentiellement ; ces principes sont ceux qui enveloppent le sang et qui forment le sperme, car ce n'est qu'ainsi débarrassé qu'il peut arriver au point fixe qui constitue la vie organique et qui termine l'action circulaire des spermes : quand ils sont arrivés à ce point fixe qui reconstitue le sang et institue la vie, le premier mouvement vital qui en résulte est employé à de nouvelles secrétions pour organiser les forces sémitives. Cette première secrétion vitale sépare du sang le principe cérébral, qui n'existe que par le second mouvement de la vie, ou par l'effet de la première secrétion du sang, qui est la seconde, relativement au sperme, qui a commencé la série des secrétions, qui ne doivent plus cesser pendant tous les instans de l'existence. C'est de cette manière que s'opère la séparation des organes de la vie animale. Cette double désassimilation a donc lieu nécessairement, puisque ce mécanisme est déterminé par des forces intérieures analogues, quoique inverses, à celles de l'assimilation; elles doivent manifester des résultats analogues, puisqu'elles sont toutes deux renfermées dans le sang, dont elles ne sont que des produits, et dont elles ne peuvent se séparer que par des forces intérieures opposées. Ces deux principes organique et animal, réunis dans le sang, débarrassé de ses élémens spermatiques extérieurs, déterminent la fixité de la base de l'oxigène, dont l'action sur l'hydrogène est développée par le calorique de l'utérus : de là naît le premier mouvement de la vie. L'azote, dont la grande concrescibilité est reconnue, s'unit immédiatement aux bases des principes que nous venons de désigner.

Nous disons que le cœur doit être animé le premier : en effet, il est le centre de gravité du corps; il doit contenir plus d'oxigène que les autres organes : c'est d'après cela la particule qu'il a fournie au sperme, qui est dans l'état le plus excitable, le plus favorable à la commotion vitale, ou, pour m'expliquer plus clairement, c'est celle qui se trouve dans la condition la plus rapprochée de la vie; l'animation de cette particule ne peut avoir lieu avant la séparation des parties hétérogènes au principe qui l'anime; la volatilisation doit en conséquence précéder sa fixation.

puisqu'elle opère son dégagement, ou la restitu-
tion de ce principe, au moyen de laquelle il exerce
immédiatement les recrétions animales ou sémitives, action circulaire qui se complète par la rencontre de ces deux forces dans un point fixe qui
détermine le premier instant de la vie; les fluides
spermatiques ont acquis par là des propriétés
toutes différentes de celles qu'ils avaient d'abord;
les proportions de leurs principes ont changé par
la défécation (1) qu'ils ont subie dans l'utérus
pour opérer le rapprochement de leurs bases solidifiables, c'est-à-dire pour faire reparaître le
sang dans sa nature. Cette volatilisation représente parfaitement le dégagement des gaz devenus récrémentitiels par la respiration. Ce sont
les parties analogues à celles-ci qui ont été volatilisées dans l'utérus, et qui se condensent immédiatement pour la formation des dépendances du
fœtus. Sans cette séparation de principes de nature différente, les bases solidifiables ne pourraient se fixer pour la production du nouvel être;
ainsi, quoique le sperme ait dû prendre cette
forme pour organiser les dépendances du fœtus,

(1) Ce n'est que par cette volatilisation que l'oxigène,
l'hydrogène, l'azote et le carbone peuvent se combiner dans
de nouvelles proportions de nombre et de quantité, pour l'organisation des nouvelles bases solidifiables.

il ne peut la retenir, puisqu'il doit aussi organiser l'être nouveau : alors les parties qui doivent se fixer pour cette formation ayant plus d'affinité avec le calorique, puisqu'elles doivent le retenir, l'absorbent et le fixent en même temps dans la particule vivante; il se dégage donc des fluides volatilisés les premiers; et c'est ainsi qu'en même temps qu'ils se condensent, se forme le fœtus. L'oxigène et l'hydrogène étant ainsi combinés de nouveau, se réunissent à l'azote, d'après les conditions nécessaires au développement de l'embryon.

Le sperme se transforme, pour constituer le nouvel être, d'une manière inverse à celle par laquelle il a été produit; l'organe qui opère cette transformation doit nécessairement exercer une fonction inverse à celle du grand système artériel qui a fourni le sperme : les recrétions de celui-ci sont organiques comme leur produit; c'est donc l'utérus, comme organe de la vie animale, qui doit exercer cette action réciproque : en effet, ce viscère est le moule organisateur de la vie, comme il en est le régulateur, puisqu'il détermine l'action vitale des spermes par une nouvelle élaboration ou digestion qu'ils y éprouvent. Cet organe jouit, comme l'estomac, dont il se rapproche par sa structure musculaire et nerveuse, d'une force intérieure altérante, assimilatrice, inverse à celle du premier, puisque celui-ci agit en sens opposé de l'autre; il détermine l'arrangement des différentes parties de l'embryon, les dispose et les combine pour en former les deux principes opposés qui le constituent, comme il s'approprie pour lui-même ce qui lui est nécessaire pour la formation du placenta et l'augmentation des forces dont il a besoin pour le travail dont il est chargé. Nous avons déjà vu que ce travail est analogue, quoique inverse, à celui qui a lieu dans l'estomac pour la séparation des principes nutritifs; l'utérus sépare les principes reproductifs; et, quoique ces organes aient des forces opposées, il n'en résulte pas moins que les effets qu'ils produisent sont analogues. C'est donc toujours, au lieu d'un dégagement considérable d'hydrogène et de carbone, un rapprochement de ces mêmes principes qui se condensent pour les nouvelles parties qui doivent s'organiser ou pour la production des membranes, des eaux et du placenta; et comme toutes les sécrétions se manifestent de la même manière, il faut que celle-ci, qui est le résultat de la plus forte volatilisation du sperme, ou de la plus grande extension de ses parties intégrantes, soit aussi composée des principes les plus légers, comme elle doit, par la même raison, constituer les parties dont les principes doivent être en moindre nombre. Ces parties sont en effet les membranes du fœtus, qui sont organisées par une force analogue à celle qui détermine le dégagement d'hydrogène et de carbone dans l'acte de la respiration, mais qui agit en sens inverse, puisqu'elle opère le rapprochement et la condensation de ces fluides élastiques. Le sang, dans ses secrétions habituelles et constantes, ne retient de ces principes qu'autant qu'il lui en faut pour la formation du sperme, lequel en contient encore trop pour la reproduction du principe de vie qu'il doit faire reparaître, puisque, sans le produit organique dont nous venons de parler, il renferme encore les principes des organes de la vie animale.

Il faut conséquemment que la première opération de l'utérus sur le sperme ait pour objet de lui enlever cette surabondance organique, et c'est positivement ce que la volatilisation détermine par la condensation subséquente et instantanée de l'hydrogène et du carbone pour la production des membranes qui doivent renfermer l'embryon.

Sans cette dépuration, premier effet du mouvement continué par les principes du sperme, en raison du calorique de l'utérus, le premier conserverait les principes organiques, sans le départ desquels le principe sensitif ne peut se dégager, par une suite de secrétions qui doit continuer sans interruption pour le maintien de la vie du fœtus.

On sait que cette formation de fluides animaux,

l'hydrogène et le carbone, qui se dégagent sans cesse de la masse du sang, sont les produits des substances végétales, comme l'azote et l'oxigène, qui constituent ce fluide, sont les produits immédiats de l'air et des substances animales. Le composé végétal paraît donc organiser particulièrement tout ce qui a rapport à nos sensations internes et externes, comme les substances animales paraissent servir essentiellement à former le sang noir, qui semble être leur produit immédiat.

Les substances animales et végétales sont donc les matériaux immédiats du sang et du sperme; les substances qui nous nourrissent sont, par conséquent, celles qui nous reproduisent. Tout ce que nous venons de dire prouve évidemment que la recrétion de l'utérus est une véritable fonction animale, tandis que le sperme est un produit organique, dont la secrétion continue dans l'utérus d'une manière analogue et inverse pour produire les dépendances de l'embryon, ce qui rend au sperme la nature du sang, et met ce dernier en état d'exercer de nouvelles secrétions pour la séparation du principe nerveux. Il est donc hors de doute que le sperme est un produit des substances alimentaires, ainsi que le principe nerveux, tandis que le sang est le principe primitif ou le radical de ces mêmes substances. Ce qui prouve que les diverses assimilations du sang avec le chyle, ou ses divers degrés du nutrition, forment les différentes constitutions desquelles résultent souvent la stérilité ou l'aptitude plus ou moins grande des individus des deux sexes à la reproduction de leur espèce, c'est que, lorsque les quantités qui doivent exister entre ces deux fluides ne sont pas proportionnelles, et que le sang artériel ne conserve pas dans le sperme la prédominance qu'il doit avoir sur le chyle, ou que ce dernier est trop abondant, le dépouillement du sperme ne peut plus s'opérer, et le sang ne peut se manifester; les facultés sensitives restent alors confondues avec le sang, et la reproduction ne peut avoir lieu; et ce qui donne la conviction que la digestion vasculaire et respiratoire, dont le sang rouge est le résultat, produit le *germe de la vie*, ou essentiellement le *germe du fœtus*, tandis que la nutrition des organes par le sang donne lieu à une surabondance de nutrition organique, au moyen de laquelle le sang forme le sperme pour la production des dépendances du fœtus, c'est que, chez les individus de l'un et de l'autre sexe dont la nutrition vasculaire est trop forte, ou chez lesquels le premier effet du chyle sur le sang est trop considérable, le principe de la vie, ou le sang, est dominé par l'action du principe sensitif, ce qui détruit le principe vital dans le sperme, et le rend stérile : c'est pour cette raison que les individus des deux sexes dont l'embonpoint est trop considérable sont peu aptes à la génération; la vie nutritive et organique est comme chez l'eunuque trop active dans cette circonstance; l'action réciproque des spermes ne peut plus s'exercer pour faire reparaître le sang; et le *germe de la vie*, faute de l'excitation que le sang doit éprouver, est éteint ou anéanti. Ceci donne aussi la preuve que le cerveau et ses organes sont les produits du chyle que le sang renferme, puisqu'il doit, au moyen de sa secrétion dans le fœtus, manifester ou reproduire le principe sensitif, pour organiser la vie générale, de la même manière qu'il maintient les fonctions de l'existence par les secrétions qui appartiennent à sa nature.

C'est conséquemment par les spermes que le sang se régénère, puisque c'est par le sang que les spermes ont été formés. La préexistence des germes est donc une supposition gratuite et sans fondement.

Tout ce que nous venons de dire prouve complètement que le sang de la mère, autre que celui qui est contenu dans le sperme, ne concourt ni à la formation du fœtus, ni à son développement.

Voilà de quelle manière se reproduit la première goutte de sang qui doit former le cœur du fœtus. *Sanguis ergo primo genitus*, comme l'a dit Harvey (1).

(1) Il dit, page 1o5, *iib. De genit. ad oculum liquet sanguinem esse partem pulli primogeniam ac pro indè génitatem.*

Nous avons vu que le sperme est la perfection du sang, ou son germe. Le sang a donc été dépuré par des recrétions organiques, jusqu'à ce qu'il soit parvenu à cet état; il a ainsi perdu sa partie colorante et ses particules les plus grossières, ce qui était nécessaire pour l'organisation délicate que le germe doit rétablir; mais comment se colore-t-il de nouveau, puisqu'il doit jouir de toute sa nature ou de sa force pour présider à la vie organique ou entretenir les fonctions vitales. Haller dit, tom. 2, p. 13 : *Sanguis ex vitello flavo nascitur cujus vasa rubent, quo tempore nihil in fœtu non album est, per morbos in flavedinem redit ex qua per vitæ vim in ruborem perfectus est ; flavum enim iis temporibus manet, quibus in ovo bene incubato rubet, quoties cordis vires diminutæ languent.* L'abbé Spalanzani prétend que la couleur du sang dans le fœtus varie dans ses nuances, depuis le commencement de son développement, pour arriver de la couleur jaune, qu'il a d'abord, à la couleur rouge qui lui est naturelle; il ajoute, et nous ne pouvons penser comme lui, que la différence dans les couleurs du sang est uniquement l'effet de la diverse épaisseur qu'ont les parois des vaisseaux au travers desquels on l'observe.

Boerhaave a prouvé que cette couleur est due à l'action des poumons, et conséquemment à l'action du placenta, qui les remplace ou en fait l'office chez le fœtus, comme nous l'expliquerons. V. *Prohet in propriis institut.* tom. 5, p. 344.

On conçoit maintenant pourquoi le cœur, formé le premier, met en action et perfectionne, presque aussitôt, tous les phénomènes organiques de sa dépendance, qui marchent tous d'un mutuel accord dans l'exercice de leurs facultés; et comment le cerveau, qui n'est formé qu'après, ne détermine que successivement, en raison de son propre développement, les facultés de la vie animale, qu'il dirige, avec l'indépendance qu'il transmet à toutes les fonctions qui émanent de son principe : de là naît l'intermittence d'action propre à chaque organe de la vie animale.

L'excitabilité une fois éveillée par le cœur, développé le premier, donne lieu à la contractilité des particules organiques, premier effet de la vie qui les anime ; son résultat est l'extension ou l'accroissement successif de l'embryon (1).

Il est aujourd'hui reconnu que la couleur plus ou moins vermeille de ce fluide est due à l'air pur ou vital, avec lequel il se combine dans le poumon, et que le placenta lui fournit dans le fœtus.

(1) Le sang renferme le principe de la contractibilité ; de même que celui de la sensibilité, puisqu'il est le principe de nos sens internes et externes; l'ensemble de ces facultés constitue l'excitabilité dont le nouvel être jouit dès qu'il est animé ; cette raison détermine, dans le premier mouvement du

Nous venons de voir que le sperme est doué d'une force organique reproductive, ou qu'il est le *germe du fœtus*. Cette solution donne la preuve complète que notre définition du fœtus est puisée dans la nature, et que la doctrine qui l'établit prend sa source dans l'organisation.

Il suit de ce qui précède que les principales fonctions de l'économie animale sont les effets de la nutrition et de la reproduction, puisque toutes les fonctions organiques et vitales prennent leur source dans la première de ces facultés, et qu'elles ont pour résultat la seconde ; ce qui fait connaître que le sang, qui est le produit de la première force, est le moteur des facultés qu'elle dirige, comme les forces nerveuses, dont le cerveau est le centre, s'exercent par la seconde. Ces deux forces inverses sont subordonnées à la respiration, qui est l'aliment de l'une et de l'autre faculté, puisqu'on ne peut vivre un instant sans respirer.

La respiration est conséquemment le radical de la vie ; et l'acte qui la détermine ayant pour

sang, les secrétions qui développent les différens organes. On voit que le principe sensitif n'influe pour rien dans la production de la vie, ou que très-indirectement, et seulement autant qu'il agit sur les fonctions de la circulation, dont le sperme est le produit : c'est pour cela, comme le dit Bichat, que la vie animale n'existe pas encore chez le fœtus, c'est-à-dire qu'elle n'est pas encore commencée chez lui.

objet la formation du sang rouge , la sanguification est nécessairement le produit de la première fonction vitale ; de même que la nutrition
des organes , qui est le produit de la chylification , dont les alimens sont les matériaux , est
le résultat de la seconde.

C'est donc le chyle qui alimente le sang , comme c'est l'air qui compose la partie essentielle de
ce fluide vital , dont il renferme les principes ,
ce qui est naturel , puisque les substances qui
nous nourrissent sont aussi celles qui nous reproduisent. Le chyle et la lymphe servent de nutrition au sang , puisque le sang , par leur moyen,
nourrit les organes ; mais le sang ne renouvelle
pas toutes ses parties par leur concours : ces produits augmentent , il est vrai , sa masse ; mais ils
ne régénèrent pas sa partie rouge , par la raison
que les facultés organiques s'exécutent et se maintiennent par le mécanisme des substances alimentaires , tandis que les facultés vitales s'exercent au moyen de l'air atmosphérique ; et c'est
lui aussi qui fournit au sang sa partie la plus essentielle , puisque c'est celle-ci qui donne la vie
aux deux autres parties intégrantes de ce fluide.
Les fonctions nutritive et reproductive s'exercent donc par des secrétions qui sont nécessairement de trois espèces opposées , comme les
substances dont elles sont les produits. En effet,

l'accrétion compose les trois parties du sang, comme elle compose le sperme. Les trois ordres de fonctions au moyen desquelles se forment ces fluides, s'exercent dans leurs organes respectifs; c'est pour cela que les produits qu'elles déterminent sont inverses et analogues aux principes de la vie, ainsi qu'aux forces qui la constituent. Les facultés qui résultent de ces accrétions sont déterminées par les principes du sang, lesquels sont les produits des substances qui nous nourrissent et les effets de la nutrition et de la reproduction; et puisque les fonctions organiques et vitales ont leur source dans la première de ces facultés et ont pour résultat la seconde, il est naturel que le sang soit le produit de la force de nutrition, et que le sperme soit aussi le résultat de la force inverse de reproduction, c'est-à-dire le produit de la combinaison ou le composé de ces forces opposées.

Les facultés qui résultent de ces produits inverses entre eux doivent être aussi différentes, puisque la nutrition et la reproduction sont les effets des forces opposées, de même que les substances qui produisent ces forces sont inverses entre elles; et puisque les facultés vitales s'exécutent par le moyen de l'air et du fluide nerveux (*ou par le sang rouge, leur produit*), de même que les facultés reproductives inverses s'exercent au moyen

du chyle et de la lymphe (*produits des substances végétales et animales*) (1). Il s'ensuit que
les forces vitales sont dirigées par deux fluides
ductiles et invisibles , tant qu'ils ne sont pas
réunis ou combinés ; il faut donc que les effets
qui résultent de ces principes, ou que les facultés
qu'ils déterminent soient aussi invisibles que les
forces qui les dirigent, pour le maintien des facultés vitales , qui prennent naissance dans les
principes du sang rouge , leur produit ; tandis
que les facultés organiques prennent naissance
dans les principes inverses ou physiques des
substances alimentaires, et ont pour résultats des
produits de même nature.

Ce qui confirme ce que nous disons, c'est que
les fonctions qui résultent de la première faculté s'opèrent toutes au-dedans de nous pour
entretenir la vie, tandis que les fonctions de
l'autre ont pour résultats généraux et sensibles
des facultés extérieures qui nous mettent en
rapport avec les corps qui nous environnent, par

---

(1) Les forces vitales se composent des produits qui résultent de la combinaison ou des principes chimiques des
substances alimentaires et de l'air.

Les forces organiques se composent des produits inverses
qui résultent de la combinaison des principes physiques des
mêmes substances.

le double mécanisme des sensations internes et externes.

Les forces opposées, au moyen desquelles ces facultés s'exercent, sont sans cesse en action pour maintenir l'existence, et elles réagissent constamment l'une contre l'autre pour maintenir l'harmonie des forces qui la dirigent; elles sont nécessairement produites par des organes opposés, et résultent de principes inverses ; les substances animales servent donc essentiellement à former le sang noir ou la lymphe, qui est leur produit immédiat, dont le but est la production des organes qui forment les dépendances du fœtus, comme les substances végétales sont destinées à la formation des organes de la vie animale et à celle du sang rouge.

L'estomac sépare ainsi les produits des substances alimentaires, par la dissolution inverse de leurs principes, et leur volatilisation subséquente est relative à l'affinité élective qui les place différemment les unes des autres. Les substances alimentaires et l'air sont donc les matériaux immédiats du sang rouge, du chyle et de la lymphe (*ou du sperme, leur produit*). Les substances qui nous nourrissent sont, par conséquent, celles qui nous reproduisent.

Ces deux facultés, le sang et le cerveau, sont donc les produits de forces opposées, comme le

sont les principes qui organisent ces forces , ou
comme le sont les substances dont elles dérivent,
c'est-à-dire les matières animales et végétales.
Si ce raisonnement n'est pas erroné , il faut nécessairement que les premières produisent le
sang, comme les secondes doivent former l'en-
céphale et ses dépendances, ou le système nerveux en général.

On sait que l'hydrogène et le carbone, liés avec
une certaine quantité d'oxigène , sont les matériaux immédiats des secondes, comme l'azote et
l'oxigène sont les principes dominans des premières.. Il paraît donc que l'hydrogène et le carbone doivent être les principes dominans des
agens nerveux, comme l'azote et l'oxigène doivent principalement constituer le sang ; et c'est
ce que confirment les produits de nos secrétions.
En effet, elles se manifestent toutes par un dégagement considérable d'hydrogène et de carbone, qui devient excrément recrémentitiel, puisqu'il est surabondant dans le sang , qui ne doit
conserver de ces principes qu'autant qu'il lui en
faut pour entretenir sa force organique, au moyen
de laquelle il exerce ses recrétions, dont le sperme
est le principal produit ; et puisque les principes
qui constituent le cerveau ou la vie animale sont
contenus dans le sperme, et qu'ils doivent se reproduire séparément, ainsi que le sang, pour or-

ganiser l'embryon, il faut nécessairement que ces principes combinés dans le sperme soient séparés les uns des autres pour reconstituer les deux parties principales de l'organisation.

La défécation que le sperme subit dans l'utérus doit donc produire un acte analogue au dégagement qui a lieu par la respiration ; c'est-à-dire que l'hydrogène et le carbone, au lieu de se dégager comme dans la première opération, doivent se condenser dans la seconde ; car les substances qui nous nourrissent, agissent en sens inverse pour nous reproduire ; et comme toutes les recrétions se manifestent de la même manière, il paraît démontré qu'un dégagement analogue a lieu dans l'utérus, et qu'il doit se manifester en sens inverse du dégagement qui paraît se former dans le poumon pendant la respiration, c'est-à-dire qu'il doit opérer une condensation et un rapprochement des mêmes parties pour l'organisation du placenta, des membranes et des eaux ; car cette partie est celle que le sperme doit perdre pour perfectionner la vie animale, ou pour la formation du cerveau, puisqu'il l'a acquise par les dépurations organiques du sang dans la formation du sperme. Les principes que le chyle a fournis au sang pour devenir sperme doivent se dégager dans l'utérus pour débarras-

ser le sang de cette surabondance nutritive et organique.

On voit que le chyle produit le sperme, comme
il produit le sang (1); toutes les facultés vitales
prennent donc leur source dans la nutrition, dont
le sperme est la force reproductive ou le résultat;
et comme le sang renferme dans son essence le
radical cérébral, il doit produire, avant et après sa
transformation, les principes combinés que nous
venons d'énoncer, c'est-à-dire l'azote, le carbone, l'hydrogène et l'oxigène, principes qui
constituent les matériaux immédiats de nos solides et de nos fluides, puisque, dans le cercle de
la décomposition des alimens, chaque organe digestif, depuis l'estomac jusqu'aux vaisseaux qui
charrient la lymphe, opère la défécation nécessaire à sa nutrition. Ces mêmes matériaux immédiats doivent aussi être les élémens des substances animales et végétales, puisque les substances qui nous nourrissent sont aussi celles qui
nous reproduisent.

Les principes qui constituent les matériaux

(1) Le chyle fournit au sang sa partie concrète; et par sa
défécation, ou le départ de l'hydrogène et du carbone au
moyen desquels il compose le fluide nerveux, il fournit le
principe animal du sang rouge, tandis que l'air fournit son
principe organique.

immédiats du sang et du cerveau ont donc été réunis par l'effet de nos secrétions pour organiser le sperme ; il faut nécessairement qu'ils soient séparés de nouveau pour former l'embryon ; et c'est cette transformation que doit opérer l'utérus par une suite de recrétions animales opposées aux recrétions organiques, comme le sont la nutrition et la reproduction dont elles sont les produits. Qu'arrive-t-il dans cette opération? c'est que le dégagement d'hydrogène et de carbone qui s'opère dans le sang pour la formation du fluide animal ou nerveux (*séparation qu'il exerce par une succession constante d'assimilations et de désassimilations qui a lieu dans le corps sans interruption*) (1), se continue nécessairement dans l'utérus pour la nouvelle production qu'il doit opérer, comme il se renouvelle sans cesse lorsque le sperme, retenu dans ses canaux (2),

(1) **La vie est une succession constante d'accrétions et de recrétions** (parmi ces dernières je comprends les excrétions); elle se reproduit comme elle se maintient, puisque les mêmes substances qui nous nourrissent nous reproduisent aussi; elle se reproduit donc par une continuité de recrétions animales qui ont lieu dans la matrice, comme elle se maintient dans chaque individu par une suite d'accrétions et de recrétions organiques.

(2) *Semen procul dubio perpetuo cecernitur et omnes hu-*

circulait sous l'influence du système artériel. Dans ces deux circonstances, il faut que ces principes restent dans le corps, puisque, dans la première, ils deviennent nécessaires au renouvellement de sa partie rouge, et que, dans l'autre, ils servent à organiser le fœtus, ce qui est évident; et puisque les recrétions s'exercent constamment, ainsi que les accrétions, il faut qu'elles continuent leur action dans la matrice: toutes les opérations de la vie ont lieu par leur moyen, pour l'exercice des fonctions qui la dirigent.

Ces facultés s'exercent d'une manière opposée, comme le sont les forces dont elles sont les produits. Il en résulte que cette sphère d'activité, qui tourne, pour ainsi dire, constamment sur son axe, est sans cesse en mouvement pour maintenir l'organisation, qui est le résultat général de la nutrition, dont la reproduction est la fin, comme l'embryon en est le produit. Voilà comment se maintient la série des êtres organisés et vivans.

Il faut conséquemment que le sperme se transforme pour constituer un nouvel être, d'une ma-

---

mores animales pondere alios superat duplo sanguine gravius est, neque ab aquâ dissolubile.

(Haller, *Physiol.*, tom. VII, pag. 545.)

nière inverse à celle qui lui a été nécessaire pour se produire ou s'organiser. Cette transformation du sperme a lieu par les recrétions animales, qui ne peuvent avoir lieu que dans l'organe recréteur qui leur est propre, comme ces recrétions organiques ne peuvent s'exercer que dans les organes qui leur sont analogues. L'utérus est donc, comme nous l'avons déjà dit, le moule organisateur de la vie, comme il en est le régulateur, puisqu'il détermine l'action vitale du sperme par une nouvelle élaboration ou digestion qu'il y éprouve. Cet organe jouit (*comme l'estomac*, *dont il se rapproche par sa structure musculaire et nerveuse*) d'une force intérieure altérante, assimilatrice et inverse à celle du dernier, puisque celui-ci agit en sens inverse du premier ; il distribue à chaque partie de l'embryon l'aliment qui lui convient pour son organisation, le dispose et le combine pour en former les deux principes opposés qui le constituent, comme il s'approprie pour lui-même ce qui lui est nécessaire pour la formation du placenta et l'augmentation des forces dont il a besoin pour le travail dont il est chargé. C'est donc dans l'utérus que doit avoir lieu la désassimilation du sperme, puisque c'est dans tout le système artériel que s'est opérée leur assimilation ou leur formation.

L'utérus et l'estomac sont des organes de la vie animale opposés entre eux , comme l'indique leur position ; ils le sont aussi par leurs fonctions , puisque leurs produits sont de nature inverse ; en effet , le premier ne fait que transformer les produits du second, ce qui doit être ainsi pour que le sperme puisse servir aux divers usages auxquels il est destiné. En effet, l'utérus agit d'une manière inverse, quoique analogue à l'estomac; c'est d'abord d'une manière inverse , puisqu'il opère les transformations du sperme en séparant l'élément artériel du sang ; revenu à son principe organique par cette dépuration , il agit aussi d'une manière analogue à l'estomac, puisque celui-ci nourrit le sang par le chyle, et que l'utérus approprie à sa nature et à la formation des dépendances du fœtus les particules organiques du sperme (*lesquelles sont les produits du sang noir, extrait des substances animales , eomme le chyle , produit organique et végétal, sert à la formation des organes de la vie animale , lesquels sont inverses à sa nature*). Ces viscères ont chez le sexe des rapports sympathiques tels, que les fonctions du premier languissent aussi long-temps que les facultés du second ne sont pas excercées par l'action des organes sexuels ; de là naissent certaines maladies des jeunes personnes, qui cèdent le plus souvent à l'influence de la puberté sur ces organes : c'est aussi de cette cause que naissent les maladies des femmes enceintes.

Le rapport du système nerveux avec ces organes, sous l'influence desquels il exerce son action vitale, n'est pas moins sensible quand l'élément nerveux est excédant ou exubérant chez l'un ou l'autre sexe, et qu'il n'est pas excrété quand les forces naturelles l'exigent; la disproportion de ce principe enlève au sang la prédominance qu'il doit conserver dans l'organisation; il domine à son tour les forces vitales qu'il a subjuguées, et produit des désordres affreux. Le sang est alors enflammé, comme les organes dont il est le provocateur l'ont été par l'amour physique dont on les a privés, malgré les pressans besoins de la nature. C'est de cette manière que sont déterminées ces maladies qui portent le caractère du principe alors dominant dans l'organisation, maladies dont la gravité ne reconnaît souvent point de bornes, par la réaction constante du principal moteur de l'existence. La fureur utérine, l'épilepsie et les désordres les plus affreux troublent alors toutes les fonctions essentielles à la vie. Ces désordres sont ordinairement dirigés vers les organes de la vie animale, qui est le siége habituel de ces hideuses affections. Cette vive réaction de principes opposés dans leur nature, comme ils le sont par leurs effets, est habituellement marquée par des intermittences ou des accès, qui sont particuliers aux affections nerveuses, comme ils le sont aux organes qui les déterminent. C'est cette même réaction que le sang emploie pour la formation de l'embryon, au moyen des secrétions animales, que le calorique de l'utérus lui fait exercer. Le sang reprend ainsi toute sa prédominance pour la formation des différens organes qu'il doit reproduire, au moyen des secrétions qu'il continue sans interruption ; elles sont excitées par le calorique de l'utérus et par les principes d'espèce différente avec lesquels il a été mis en rapport immédiat, par le mélange des deux liqueurs qui ont développé la force d'action de ces fluides vers le but de la reproduction.

La série des secrétions continue pendant la vie comme elle a commencé chez le fœtus. Les alimens fournissent au sang les matériaux permanens des assimilations au moyen desquelles il répare les pertes continuelles qu'il éprouve sans interruption. Celui-ci, en circulant sur lui-même, vit par sa nature aux dépens des principes qui le constituent ; il fournit par des moyens inverses (*les substances animales et végétales*) à la nutrition des solides et à la secrétion des liquides ; il reçoit par les vaisseaux lymphatiques les molécules qui se détachent des uns, ainsi que le superflu des autres; et la digestion vasculaire lui redonne par les vaisseaux lactés tout ce que les excrétions lui enlèvent. C'est ainsi que se forme le sperme; il contient les produits organiques du chyle, les molécules animales du sang noir et le principe vital du sang rouge. Aussitôt que le sperme change de mode d'influence, c'est-à-dire dès qu'il est déposé dans l'utérus, les produits du sang et du chyle changent de nature; les produits organiques servent ainsi à la formation d'organes de nature inverse à ceux-ci, et réciproquement. C'est par une série de secrétions non interrompues que la vie se régénère; c'est par une série analogue qu'elle se maintient: le sperme ne change donc que de mode d'influence en changeant d'organes. La volatilisation de ce fluide est l'effet du mode d'action de l'utérus, lequel est inverse à l'influence qu'il recevait précédemment du système artériel, sous la domination duquel il exerçait son pouvoir sur la vie générale.

C'est par cette raison que les secrétions du sperme dans l'utérus sont opposées à celles qu'il opérait lorsqu'il était renfermé dans ses propres canaux. Sa volatilisation a pour objet principal la formation des organes de la vie animale; le sperme est donc nécessairement produit par la condensation des gaz de nature organique et animale, puisqu'il se transforme de nouveau en gaz de diverses natures pour constituer les deux parties principales du fœtus. Les diverses parties qui le composent ont donc été séparément dissoutes et volatilisées par le travail de l'estomac, puisque le travail de l'utérus doit le volatiliser de nouveau pour diviser, séparer et placer de nouveau ces diverses parties dans l'ordre inverse de leur dissolution première.

Les secrétions animales du sang, ou celles qui sont inverses à sa nature organique (*caractère qu'il prend dans l'organisation dès qu'il est régénéré*), sont donc déterminées par le calorique de l'utérus : c'est par l'action de ce viscère que le cerveau se reproduit ; c'est aussi par son influence que toutes les facultés de la vie prennent leur développement jusqu'au terme de la naissance : c'est donc le sang qui fournit les principes de nos sensations ; c'est lui qui distribue au moteur de l'entendement le sentiment et l'énergie, comme il donne aux autres organes le mouvement et la vie. La constitution physique et morale réside dans le sang ; il est la source de la vie et l'animateur des facultés qui composent l'organisation, comme il en est le produit et le régulateur : ses diverses modifications, ou ses différens modes de combinaisons avec le chyle, et la lymphe, constituent les tempéramens et les forces variées de l'entendement et de la vie: ce qui prouve que le sang fournit par voie de secrétion les matériaux des forces sensitives, ce sont les changemens que l'âge amène dans les facultés de ces organes, changemens qui accompagnent et suivent les constitutions desquelles résultent toujours les différences dans les facultés intellectuelles.

Le sang nourrit le cerveau de sa substance avant qu'il ne fournisse ses principes aux autres organes, qu'il alimente au moyen de la troisième nutrition, c'est par les vaisseaux lymphatiques qu'il nourrit les derniers, c'est au moyen des vaisseaux lactés qu'il fournit à la secrétion des premiers.

L'utérus peut donc être considéré comme digérant le sperme, pour régénérer le sang, ou transmettre la vie, comme l'estomac travaille à nourrir le sang, pour maintenir les forces qui la dirigent : ces organes doivent être regardés comme congénères, quoiqu'ils agissent d'une manière inverse, comme les forces qui les mettent en action, ou comme la nutrition et la reproduction, qui sont leurs effets ou leurs produits.

On peut conclure de ce qui précède, que les diverses parties qui forment l'organisation, sont composées de principes analogues, et qu'elles ne diffèrent entre elles que par la proportion différente ou inverse des élémens qui les constituent. En effet, l'hydrogène et le carbone sont les principes dominans dans les dépendances du fœtus (*elles sont formées par la partie la plus légère du sang, la lymphe, qui est le produit de la dépuration du sang noir*).

L'azote est dominant dans celles qui composent les organes de la vie animale (*produit du chyle, partie concrète du sang*).

L'oxigène est le principe essentiel des parties qui composent la vie du fœtus (*partie rouge du sang artériel*).

Ces trois produits composent le sang et le sperme : ils composent l'organisation, ou la vie, qui est le résultat de leur combinaison.

ARTICLE XIV.

Du mode d'action du sperme. — Des altérations organiques qui résultent de la secrétion viciée de ce fluide. — De la différence des sexes.

Nous n'aurions pas complétement traité cette matière, si nous ne développions pas ici les facultés essentielles du sperme, dont les secrétions viciées produisent de si grands désordres organiques, qui constatent le mélange des deux liqueurs dans la formation de l'embryon; et nous terminerons cet article par expliquer la différence des sexes.

Le sperme est, comme nous l'avons dit déjà, l'essence du sang dont il retient la nature, et c'est en raison de la force d'assimilation qu'il possède sa faculté reproductive.

Ce qui est facile à concevoir, puisque ce sont les mêmes produits qui servent à la nutrition et à la reproduction. C'est lui qui donne à tous les systèmes d'organes l'empreinte de la constitution des sexes ; il est plus exalté chez l'homme et plus abondant ; et c'est en raison de cette force que tous les mouvemens organiques ont plus de vigueur chez lui que chez la femme.

dont toutes les parties sont plus faibles, et qui est conséquemment d'une structure plus délicate. Ces différences viennent des degrés plus ou moins forts de restauration, selon le sexe, ainsi que de la susceptibilité proportionnelle à l'assimilation.

Le sperme diffère donc essentiellement d'abord relativement au sexe; celui de la femme possède en propre les parties caractéristiques de son sexe, c'est-à-dire l'extrait organique des parties de la génération, comme celui de l'homme possède en propre l'extrait organique des mêmes parties. De là dépendent les qualités spécifiques des liqueurs, qu'il ne faut pas confondre avec les propriétés analogues à la constitution de chaque individu.

On conçoit, d'après cela, que le sperme diffère non-seulement en raison du sexe, mais encore dans chaque individu de même espèce, tant par son énergie et sa vitalité particulière, que par son mode d'agir réciproque, qui développe son action dans des degrés différens, suivant la force de chaque liqueur. C'est de cette différence infinie dans les spermes des deux sexes, visible par ses effets sur la progéniture, que naissent les différentes constitutions et les changemens physiques de l'organisation. De là

proviennent tant d'infirmités et les constitutions
dégénérées et abâtardies.

Valisniery dit qu'il est prouvé que les secrétions viciées du sperme sont chez les deux
sexes des causes de stérilité, quoique, à l'extérieur, tous les organes paraissent bien disposés : il est aussi certain que les altérations
organiques qui en résultent souvent, se transmettent des pères aux enfans, et que certaines
affections morales se propagent aussi par la même
voie : on peut conclure de ces dispositions que
la semence, dans chaque individu, est relative (1)
à sa constitution : ces faits prouvent également
que la femme fournit les mêmes principes de
génération que l'homme : ne voyons-nous pas,
en effet, tous les jours, que l'enfant qu'elle a
porté naît avec le germe des maladies de sa
mère, et devient phthisique ou goutteux comme
elle, par la même raison qu'il devient l'héritier
des maladies de son père, dans des circonstances
semblables? Il y a des exemples sans nombre
dans les monstres, les mulets, qui concourent à

(1) Les différentes nuances dans les tempéramens sont
dues à des modifications du sang : de ses altérations et de
ses modifications résultent les variations de la semence dans
les différens individus ; d'où je crois pouvoir conclure que
la semence de chaque individu est relative à sa constitution.

prouver que le fœtus participe de la nature, des qualités, de la constitution, de la forme et des traits du mâle et de la femelle qui l'ont engendré : ses défauts et ses maladies ne sont que trop souvent héréditaires.

Spallanzani a déterminé l'énergie de la liqueur fécondante, en observant des fécondations artificielles, aussi bien produites par l'immersion complète de l'ovule du têtard dans l'eau spermatisée, que par le contact de la pointe d'une aiguille trempée dans la même eau (1) : alors, cependant, il pourrait n'y avoir que la centième partie de la surface qui eût pu absorber du sperme, et néanmoins l'éveil avait été donné au fœtus : ainsi, l'énergie fécondante ne résulte pas de la masse de cette liqueur, mais de sa température.

Une liqueur à trente degrés et une à dix-sept, employées en même temps sur des œufs différens, et ensuite conservées à une température égale au moindre de ces degrés, ont eu des développemens plus rapides l'une que l'au-

______

(1) Ces expériences ont été faites avec de l'eau spermatisée, parce que l'animal qu'elle devait reproduire, vit et se régénère dans l'eau et qu'il n'a pas besoin, pour sa reproduction, d'un degré de chaleur plus considérable que celui qui lui est nécessaire pour entretenir sa vie ; puisque cet animal, qui ne respire que très-peu d'air, a le sang froid.

tre, en raison du degré de leur calorique : la réduction de température à un certain degré· neutralise la faculté fécondante. Spallanzani a aussi constaté que la partie active du sperme est la plus épaisse; que c'est elle qui renferme les molécules organiques: car l'eau spermatisée, filtrée, a perdu sa propriété fécondante.

Ce que nous venons de dire confirme que le sperme est doué d'une force organique reproductive, comme nous l'avons démontré précédemment.

Je crois avoir suffisamment développé les facultés de la liqueur séminale, ainsi que le résultat de leur mélange dans la matrice: je vais, pour terminer ce sujet, expliquer la différence des sexes, qui dérive naturellement des principes que nous avons adoptés.

On conçoit, d'après ce qui a été dit, que les parties essentielles à l'espèce ne peuvent se combiner, puisqu'elles sont dissemblables; et l'on comprend aussi que la liqueur des deux sexes doit agir dans la matrice en vertu de son énergie ou de sa force organique. Il est donc nécessaire d'accorder à la plus pénétrante de ces liqueurs la force convenable pour repousser celle qui est la moins exaltée, ou qui a le moins de molécules organiques; les parties spécifiques de la plus forte liqueur empêcheront l'action des parties spécifiques de la plus faible, et l'organisation mâle ou femelle sera ainsi déterminée : les particules organiques de la semence se combinent en même temps pour la formation des membranes, du placenta, etc. On voit donc que l'organisation du sexe est le résultat de la force plus ou moins grande de la semence de l'un des deux individus, ou, si l'on veut, le résultat du plus grand nombre de molécules organiques dans l'une des deux liqueurs ; et il est nécessaire, puisque le mélange réunit toutes les molécules des spermes, que les parties sexuelles spécifiques soient déterminées, en vertu de la loi d'attraction, vers les molécules du sperme organisateur, puisque, dans ces particules sexuelles, les molécules actives sont de force analogue aux molécules dominantes et organisatrices.

Le sperme du mâle agit donc comme un vrai stimulant, qui, par son action sur celui de la femme, l'excite, le pénètre et lui communique la réaction nécessaire à la conception (1). Si le

---

1 C'est probablement à la force organique de la semence que l'on doit attribuer ces masses charnues, dures et informes qui, quelquefois, s'engendrent dans la matrice par la seule action de cette liqueur ; ce simulacre de procréation, en même tems qu'il donne à connaître l'existence du sperme

stimulant a été moins actif que l'impression n'a été forte, l'organisation qui en résultera sera déterminée par l'action reçue, et prendra la forme et la constitution organique de la femme; si, au contraire, le stimulant a agi avec la force qui doit le caractériser, son affinité organique l'emportera, et il sera le moteur de l'organisation.

Nous avons dit et nous répétons ici que, dans chaque individu, les deux principes opposés de la semence composent les forces vitales, et que, dès le moment où l'action et la réaction de ces forces ne s'exercent pas dans les propres canaux de la semence, elles se continuent sans interruption dans l'utérus pour maintenir l'équilibre de ces mêmes forces, et c'est pour cette raison que la volatilisation des spermes et leur condensation sont, pour ainsi dire, l'effet d'un même moment. Nous avons dit aussi que le principe organique était toujours dominant dans l'organisation. Quand les spermes ont été déposés dans l'utérus, ce n'est plus la même force qui exerce son pouvoir, parce que l'utérus agit en sens inverse au système artériel. C'est donc le principe ani-

chez la femme, fait preuve de son impuissance pour la conception, tant qu'elle n'est pas fécondée par celle du mâle.

mal, ou ce sont les forces de la vie qui réagissent contre les forces organiques, puisque l'oxigène que la volatilisation a dégagé du principe organique cherche à se fixer. Il se fixe en raison de sa pesanteur; c'est donc nécessairement le sperme le plus vivant ou celui qui contient plus d'oxigène et d'azote qui déterminera le sexe du fœtus.

C'est sans doute pour cette raison qu'il naît plus d'enfans mâles que de femelles, effet qui résulte de la même cause dans toutes les espèces d'animaux, et ce qui doit être ainsi, puisque la semence du mâle doit contenir plus de particules organiques que celle de la femelle, et cela, en raison de sa constitution, de sa force et de sa restauration plus abondante.

Cette différence d'activité ou de force organique du sperme n'explique-t-elle pas pourquoi une très-petite quantité de la liqueur prolifique du mâle peut rendre féconde celle de la femelle; ne rend-elle pas raison de la différence des sexes; ne donne-t-elle pas à connaître la cause de la ressemblance des enfans, soit avec leur père ou leur mère, soit avec les deux; ne démontre-t-elle pas facilement comment du commerce d'un noir avec une blanche, il provient un enfant mulâtre, et n'est-elle pas concordante avec les différens phénomènes que présente la nature dans la reproduction de l'espèce humaine. La doctrine que j'ai présentée est donc décrite d'après nature, puisqu'elle explique parfaitement tous les phénomènes par lesquels se maintient l'existence, comme elle explique ceux qui la transmettent.

De la formation du fœtus.

En vertu de la loi inverse que la nature a établie pour toutes les transformations de l'économie animale, il est constant que tous les animaux vivipares et ovipares ne peuvent être produits que par la fécondation, et que, par conséquent, la force de nutrition ne peut exercer son mécanisme sur la force inverse de reproduction qu'a la suite de ce phénomène ; c'est-à-dire que la force de nutrition qui est composée de parties intégrantes et constituantes (*ses parties intégrantes sont formées par des produits physiques , tandis que ses parties constituantes sont liées par des principes chimiques*), ne peut diviser ses forces pour la formation de l'embryon qu'à la suite de la fécondation.

Son action physique est employée pour la formation des organes de la vie animale, et est développée par le calorique de l'utérus, tandis que ses principes chimiques et inverses aux premiers qui constituent sa force radicale , sont employés au développement et à la production des forces vitales pour la formation du cœur et des organes qui composent les facultés de cette vie. Celle-ci se constitue au moyen des radicaux des substances alimentaires et de l'air, tandis que ces mêmes substances fournissent leurs matériaux physiques, comme nous venons de le dire, pour la production et le développement des organes de la force opposée, comme pour le maintien des forces organiques, puisque ces forces se réunissent et se lient pour composer les trois parties du sang, ainsi que la vie du fœtus. C'est ainsi que s'établit l'équilibre des forces qui maintiennent et qui renouvellent l'existence. Comme les molécules organiques qui servent à la fécondation servent aussi au développement de l'animal, puisque le sperme, qui est un extrait de toutes les parties du corps, est aussi un extrait de substances qui nourrissent les animaux, on doit admettre que les dispositions que les molécules ont dû prendre pour opérer notre nutrition et le développement de nos parties ont dû leur devenir identiques, se mouler avec elles, de manière à leur faire conserver invariablement ces mêmes formes, dans la semence, pour la formation de l'embryon, ou, pour m'expliquer plus clairement, les molécules organiques ont pris, dans nos parties, les formes qui conviennent aux organes qu'elles doivent développer ; ces formes sont dès-lors devenues inhérentes à leur nature par l'effet de la circulation (1), qui rend chaque molécule homogène à la partie qu'elle parcourt, propriété que les molécules ne peuvent plus perdre et qu'elles conservent en effet dans la semence, parce que ces dispositions sont essentiellement liées à l'organisation, et qu'elles se transmettent héréditairement comme cette dernière. Cette force génératrice et productive de nos organes est celle que les anciens ont appelée force plastique; elle est visible dans la semence, dont les particules, toujours actives, sont les résultats de l'homogénéité qu'elles ont acquise par la circulation. Il est donc naturel que, dans la formation du fœtus, la semence de l'œil ne puisse former qu'un œil, comme celle du bras doit former le bras, etc. (2)

On peut aussi aisément concevoir que les particules organiques étant communes à tous les êtres, puisqu'elles sont généralement répandues dans l'espace, doivent former tel ou tel animal,

(1) Le sperme, avant de passer dans ses couloirs naturels, a maintes fois parcouru le cercle du sang; et lorsqu'il en est sorti pour être porté dans les canaux qui le conservent, il en est repompé de nouveau pour retourner dans ce même fluide.

(2) La réunion de ces molécules dans les endroits convenables s'opère par leur force mutuelle d'attraction, ensorte qu'elles prennent d'elles-mêmes leur position naturelle.

suivant l'arrangement de leurs parties, qui ne se détermine que dans le corps de l'animal auquel elles ont été assimilées; cet arrangement dépend donc de l'animal qui produit le sperme : ceci explique pourquoi il ne peut jamais résulter du mélange de deux semences de même nature et d'espèce différente un animal autre que celui duquel elles proviennent. De cet arrangement différent des molécules dérive la variété dans les animaux, ainsi que leur constitution et leurs mœurs, qui changent en raison de l'espèce : chaque espèce a des dispositions constamment semblables, ainsi que des facultés uniformes. Ce que nous venons de dire pour les animaux s'applique exactement à l'homme. Les différences dans l'organisation les font différer, tant au physique qu'au moral.

Mais occupons-nous de la formation du fœtus humain. Nous avons examiné dans quel lieu elle doit se faire, nous allons déterminer quelles sont les circonstances qui peuvent modifier ces dispositions. Un grand nombre d'observations constate, ce que nous espérons avoir démontré, que la semence du mâle parvient dans l'utérus (1) : il est en effet naturel de croire qu'une

____

(1) Ruech et Fallope ont trouvé de la semence du mâle dans l'utérus de plusieurs femmes : Vehrheyen en a ren-

forte irritation , produite sur les parties externes de la femme, doit se communiquer sympathiquement à cet organe, dont le col s'ouvre par son orifice interne , en vertu de la contraction que sa force musculaire et nerveuse détermine sur son corps (1). Plusieurs supposent que la force d'action de cette liqueur peut la faire entrer dans ce viscère en pénétrant son tissu. Je ne puis être de cet avis; mais je pense que, dans cette circonstance , l'action que le corps de l'utérus exerce sur son col est déterminée par l'exaltation de sa vitalité, qui est développée dans les mêmes rapports que celle des parties voisines. Les mêmes raisons expliquent l'excitation sympathique des trompes pour l'émission de la semence qu'elles versent dans l'utérus (2). Toutes les parties du même système sont ainsi simul-

contré une très-grande quantité dans la matrice d'une génisse qui venait de recevoir le taureau.

(1) *Constat uterus ex membrana duplici, plexu vasculoso, fibrisque lœrtosis in puerperis et prægnantibus maxime conspicuis : hinc in coïtu uterum ad penem adducere possunt. Morgag. adv. anat.* p. 49. Aristote et Platon ont déjà dit la même chose.

(2) il n'y a point de doute que c'est par les trompes que se fait la transmission de la semence dans l'utérus; nous voyons dans les femelles de plusieurs animaux les trompes adhérentes aux testicules.

tanément excitées par la sympathie qui en lie les rapports, et par l'orgasme qui les provoque : il arrive cependant quelquefois que le fœtus se forme dans les trompes ou dans les testicules mêmes; mais c'est toujours par erreur de lieu que s'opère ce phénomène : on en trouve des exemples (1); mais ces cas sont rares, et pour les expliquer, il suffit de concevoir que le sperme de l'homme ait pu arriver jusque-là, ce qui n'est pas impossible : d'ailleurs, hors les cas des conceptions extra-utérines et de ceux des animaux à bourses ou marsupiaux, c'est toujours dans l'utérus que le fœtus est formé dans les mammifères; de même aussi que c'est toujours là qu'il prend son développement.

(1) Fallop. *Observ. anat.* et Graff. *De org. gen. mul.* Cap. XIV. *exempla refert, fœtuum in tuba huc et alias extra uterum repertorum.*

ARTICLE XVI.

Développement du fœtus.

Il est constant que l'embryon se trouve formé dans la matrice immédiatement après le mélange des deux liqueurs séminales. Peu de temps après la conception, on aperçoit dans ce viscère un globule formé par des membranes extrêmement fines, qui renferment une liqueur glaireuse : on y reconnaît déjà quelques fibres réunies, qui sont les premiers linéamens du fœtus. La surface interne de ce globule est surmontée de flocons, qui se rassemblent et se réunissent pour la formation du placenta, dont l'organisation ne s'aperçoit que plus tard. Cet état paraît être le premier produit de la pénétration intime des deux semences. Il n'est pas possible d'assigner la forme de l'embryon du moment où il s'organise ; le développement de ses différentes parties n'est pas non plus proportionné, plusieurs d'entre elles prennent un accroissement bien plus rapide que les autres (1) : cela seul prouve que le fœtus n'est

(1) « *Cœterum si de obscuris non modo ingenii acie, ve-* » *rum etiam observatione judicandum est, conceptum intel-* » *ligimus nunquam otiosum esse, sed etiam initio partes* » *omnes ejus in suum quamque opus incumbere; fœtus partes*

pas, du moment qu'il est formé, ainsi que plusieurs l'ont prétendu, un homme fait comme nous le sommes, mais n'en différant que par son extrême petitesse : cependant il existe tout entier dès l'instant de sa formation, c'est-à-dire que les forces principales qui instituent la vie sont organisées de façon à acquérir successivement la forme naturelle des parties dont elles doivent opérer le développement. A quelques jours de cette première époque, ces linéamens sont visibles à l'œil, ils ne sont encore que sous la forme d'un petit corps gélatineux, peu solide, dont toutes les parties paraissent homogènes, et dans laquelle on distingue la tête et le tronc ; la première sous une forme plus grosse que la seconde qui est plus allongée. A peine le cordon ombilical présente-t-il la forme d'un filament exigu, qui sort du milieu du corps du fœtus, et aboutit aux enveloppes qui contiennent déjà la liqueur dans laquelle il nage. Le placenta n'est pas encore rouge : à quinze jours de la conception on distingue les différentes parties du visage : deux points marquent les yeux, un petit filet assez élevé représente le nez, on recon-

» œque omnes conformationis suœ adumbrationem et rudi-
» mentum nancisci, licet non pariter omnes summam conse-
» quentur perfectionem. »　　　　FERNEL, pag. 185.

naît aussi les lèvres, les oreilles; et les premières ébauches des bras et des jambes sont tracées par de petites éminences, placées sur les parties latérales du tronc, tant thorachiques qu'abdominales.

Après trois semaines, on voit distinctement les bras, les mains, les jambes et les pieds : enfin le fœtus d'un mois a une figure humaine bien décidée, et ses membres sont formés (1); mais, quoique le principe de vie anime au même instant tous les élémens de notre organisation, cependant le cœur n'a encore donné à cette époque aucun signe de mouvement; le placenta et ses dépendances se sont accrus dans une proportion plus grande que les autres parties.

L'ossification ne commence qu'à deux mois; les premiers points osseux qu'elle présente paraissent au milieu des os des grandes extrémités (2). Les mouvemens du cœur deviennent visibles à la même époque ; il est le premier organe qui se mette en action. Le système nerveux de la vie animale n'est pas moins prompt à se développer :

(1) Tous ces détails ont été constatés par Malpighi, Graff, Haller, Hunter, Barthol, Heister, Ruich, Faloppe, etc.

(1) L'ossification n'est pas encore achevée au terme des neuf mois; Aristote, en parlant de la fontanelle, dit : *Id est « os ultimo genitum, non enim antequam loqui puer incipit, « hic locus osseus prorsus evadit. »*

on remarque dès les premiers temps de la conception une énorme disproportion entre la tête
du fœtus et les autres parties du corps ; le cerveau détermine naturellement cette différence,
qui est beaucoup plus remarquable que dans
l'adulte : ces deux organes, primitivement plus
développés que les autres, paraissent être les
réservoirs de l'organisation des deux vies : le
cerveau n'est-il pas en effet l'organe central des
actes de relation auxquels se rapportent nos
sensations, et duquel partent nos mouvemens
volontaires ? n'est-ce pas aussi le cœur qui est le
premier moteur de la circulation, des secrétions, de la nutrition, dont l'ensemble constitue la vie organique? C'est de ces deux points
principaux que paraissent sortir tous les autres,
pour développer la double chaine de notre organisation, qui doit, d'un côté, mettre notre être
en rapport avec les agens extérieurs, et, de l'autre,
le nourrir ; mais, quoique toutes ces parties ne
deviennent visibles qu'à des époques différentes,
il n'en est pas moins certain qu'elles ont été animées et formées au même instant.

La vie organique du fœtus est donc remarquable par le grand développement de l'assimilation, qui provient du petit nombre d'organes
qui concourent à ce travail général, et de la désassimilation, presque nulle à cette époque, parce

que les diverses fonctions qui sont les agens de ce grand phénomène ont très-peu d'action, et que la matière nutritive qu'il reçoit est très-active, parce qu'elle est déjà élaborée et forcée à séjourner dans les parties où elle s'introduit.

Cependant, malgré ce développement rapide, le cerveau n'étant excité ni par le sang, ni par les agens extérieurs, reste sans activité, et ne remplit aucune des facultés relatives au sentiment et au mouvement. Il en est de même du cœur, qui ne reçoit, à cette époque, que le sang nécessaire à son organisation et à son développement, qui a lieu très-promptement, puisqu'il se meut d'assez bonne heure, et que ses mouvemens deviennent visibles avant que les autres organes aient acquis leur mode d'existence.

Le placenta se développe, dans les premiers temps, dans un rapport auquel celui du fœtus n'est pas proportionnel. Il constitue la plus grande partie du tout où il est compris (1). Ses usages donnent la raison de cette différence; car, étant destiné à transmettre les sucs qui doivent nourrir le fœtus, il fallait naturellement, pour être en état de les préparer, qu'il fût plus formé.

Les enveloppes croissent dans la même proportion, mais à une époque plus avancée; vers

(1) M. Sabatier.

les cinq à six mois de la grossesse, le développement du placenta est à sa fin, et son organisation est parfaite. On observe alors qu'il augmente en volume aux dépens de son étendue, c'est-à-dire qu'il prend de l'épaisseur et diminue en largeur jusqu'à l'époque de l'accouchement (1). Cette diminution de grandeur a probablement induit en erreur les anatomistes qui ont avancé que vers les derniers mois de la grossesse le placenta se desséchait et s'épuisait de plus en plus (2).

Nous avons dit que le développement du fœtus n'était pas partout proportionnel, que sa tête était plus grosse qu'elle ne l'est à proportion dans l'adulte ; il en est de même de plusieurs autres parties qui prennent un accroissement plus rapide que les autres ; dans la poitrine, le thymus est plus allongé et contient une plus grande quantité de sucs ; le foie est d'une grandeur considérable ; ses deux lobes sont presque d'égal volume, et son développement est très-précoce ; Haller a observé qu'il était déjà assez gros quand les poumons, qui cependant se développent assez

(1) Cette augmentation en épaisseur est une continuation d'accroissement intérieur, ou de développement qui lui donne plus de force et d'activité.

(2) M. Sabatier.

vite, se distinguent à peine; les capsules atrabi-
laires sont très-grosses et contiennent un suc
sanguinolent. Ces différences principales sont
sans doute dues à des causes particulières, relatives aux fonctions que ces parties doivent remplir. Le fœtus continue ainsi à croître jusqu'à ce
qu'enfin son organisation soit assez développée,
et ses organes vitaux et naturels suffisamment
formés pour supporter l'action des agens extérieurs, avec lesquels notre vie est sans cesse en
rapport.

L'utérus, dont l'entière organisation est modifiée dans les femmes enceintes, comme nous
l'avons déjà dit, prend aussi dans les premiers
temps un développement prompt et considérable. Cet accroissement continue et augmente
dans la même proportion que celle du fœtus,
jusqu'à ce qu'enfin celui-ci prenne un accroissement plus rapide, ce qui arrive surtout dans
les derniers temps.

Le mécanisme des fonctions vitales et naturelles du fœtus, doit être nécessairement lié à
l'historique de son développement; mais il faut,
pour le comprendre, connaître les parties qui
lui sont essentielles dans le sein de sa mère, et
qui lui deviennent inutiles lorsqu'il en est sorti.

Le premier produit de l'excitation propre qu'é-
prouve l'utérus par suite de la pénétration de la

semence, est une membrane vasculaire, nommée *caduque*, qui tapisse toute sa surface interne, et qui est percée d'une infinité de petits sinus. Les membranes qui renferment l'œuvre de la génération se développent en même temps, et l'on remarque sur la surface utérine du chorion, des flocons qui sont autant de filamens exigus. Ce sont là les premiers vestiges du placenta et du cordon ombilical (1); la membrane caduque se replie sur elle-même et se réfléchit sur celles qui renferment le fœtus, en laissant à nu la partie de la matrice à laquelle les petits filamens du placenta vont aboutir (2). Ces filamens, qui paraissent sortir du chorion, s'implantent dans la membrane caduque. On pourrait en conclure une communication sanguine entre la mère et l'enfant, si l'observation ne constatait le contraire,

---

(1) « *Post imprægnationem nova contingit partium in fœ-* » *minis productio, quæ tamdiu in iis existunt quamdiu du-* » *rat graviditas. Harum pars principalis est embryo, reliqua* » *ut membranæ fœtus, placenta uterinum, funiculus umbi-* » *licalis, vasa ombilicalia, et liquor pellucidus, glutinosus,* » *cui fœtus innatat: omnes propter hunc factæ sunt.* »

HEISTER, *Anat.*, pag. 107.

(2) Cette disposition de la membrane caduque n'est apparente que vers le troisième mois de la grossesse. *Voyez* Hunter, *De uter. gravid.*, C. *tab.* 27. Haller, *Elém. de phys.*, tom. VIII, pag. 188.

et si les deux circulations différentes qui ont lieu dans le placenta ne rendaient la chose encore plus sensible. Nous reviendrons sur cet objet. Ces filamens donnent naissance à des ramifications infinies, qui en partent comme d'un tronc commun. Elles s'entrelacent et garnissent la surface utérine dans toute son étendue (1); c'est ce qui constitue le placenta (2) ; il est volumineux dans le commencement de la grossesse, et remplit, au second mois, la moitié de la surface interne de l'utérus. Sa structure est entièrement vasculeuse, et malgré le rapport de ces deux parties, leurs vaisseaux ne s'anastomosent pas et ne communiquent pas entre eux (3). La circulation qui se fait dans le placenta appartient au fœtus, et a lieu par les artères et veines ombilicales, quoique le sang de la matrice soit porté dans le parenchyme du placenta (4) par les si-

---

(1) Cela n'arrive pas dans les premiers momens de la grossesse, puisque le placenta n'est pas de suite adhérent à l'utérus.　　(HALLER.)

(2) Ruich, *espist.* 4, p. 8, *Albinus, annot. acad.*, t. 1, chap. XVIII. Hippocrat., *lib.* 2, *De nativitate*, le nomme *caro pueri*, Aristote, *cotyledons*, d'autres *heparuterinum*.

(3) Haller, *physiol.*, tom. VIII, pag. 235.

(4) Les injections ne laissent aucun doute entre les com-

nus veineux, qui se continuent de l'un à l'autre et le rapportent à l'utérus.

Ce qui prouve que le placenta appartient essentiellement au fœtus, c'est qu'il se nourrit des vaisseaux de l'utérus, quoique ces vaisseaux ne servent pas à la nourriture de l'embryon (1).

munications de l'utérus et du placenta ; mais rien ne passe dans les vaisseaux ombilicaux.

Reuss., Observat. novæ circa structur, vasor. in placenta hum., pag. 7

(1) **Ceux qui ont prétendu** que le sang circulait de la mère à l'enfant, en ont donné pour preuve l'hémorrhagie qui suit toujours l'accouchement ; mais je crois qu'on ne peut attribuer cette perte de sang qu'au resserrement violent et brusque qu'éprouve tout-à-coup la matrice, extraordinairement distendue jusqu'à ce temps ; ces vaisseaux, qui tendent alors par eux-mêmes à devenir plus petits, sont comprimés, et laissent échapper une partie du sang qu'ils contiennent.

On demandera comment se transmettent les affections physiques et morales de la mère à l'enfant, s'il n'y a point de communication entre les deux êtres par la voie du système artériel. Quoiqu'il n'y ait aucune liaison entre les deux circulations distinctes, il n'existe pas moins un rapport sympathique et nerveux, qui établit une transmission indirecte des affections de la mère au physique de l'enfant : l'affection physique et morale de la mère ne doit-elle pas agir sur le sang du fœtus, puisqu'elle doit porter son influence sur le système nerveux ? Ne doit-il pas résulter de cette transmission sympathique un effet analogue à celui qui aurait lieu s'il y avait communication nerveuse directe entre ces deux individus ;

Les deux membranes qui renferment le fœtus
n'offrent rien de remarquable; elles sont toutes

l'affection morale ne doit-elle pas alors agir sur le sang du
fœtus de la même manière que le ferait une substance délétère quelconque? N'est-ce pas ainsi que se propagent les maladies contagieuses? n'est-ce pas ainsi que les différens virus
exercent leur funeste influence? La peste et la fièvre jaune
transmettent de la même manière leurs fléaux destructeurs.
Ne sait-on pas que les infusions médicamenteuses, faites dans
les veines, agissent comme lorsque ces substances ont été introduites par les voies naturelles; les nombreux essais qui
ont été faits ne laissent point de doute à ce sujet; ils ont
constaté qu'on pouvait donner aux animaux des maladies
artificielles, en faisant circuler avec leur sang des substances
infusées par les veines. Il en résulte qu'une foule de matières peuvent être absorbées naturellement ou accidentelle-
ment, agir sympathiquement sur le sang, puisqu'elles doivent agir sur le principe nerveux qu'il renferme, et troubler
ainsi toutes les fonctions organiques et vitales. Sans vouloir
renouveler dans toute sa force les principes d'une médecine
humorale, autrefois trop exaltée, je suis persuadé qu'elle a des
fondemens réels; on doit pouvoir juger de ses résultats par
la doctrine que je professe; on ne peut se dissimuler que, dans
bien des circonstances, on doit tout rapporter aux vices du
chyle ou de la lymphe, et que les diverses altérations de ces
produits alimentaires peuvent occasionner de grands désordres
organiques; on peut aussi juger par-là de la méthode inverse,
incendiaire et pertubatrice, qui est en vogue aujourd'hui; on
conçoit de même, et l'on peut inférer de ce qui précède,
qu'une affection morale doit agir essentiellement sur les nerfs,
parce que les fluides qu'ils contiennent sont les produits du

deux diaphanes. La plus extérieure est le chorion ; elle reçoit plus de vaisseaux sanguins, et est recouverte extérieurement d'une production semblable au tissu cellulaire, qui applique cette membrane à toute la surface interne de l'utérus. L'amnios est la seconde de ces enveloppes ; elle est baignée par les eaux dans lesquelles nage le fœtus ; ces eaux paraissent secrétées par les vaisseaux du placenta et de la matrice, quoiqu'on ne puisse admettre, comme nous le ferons connaître ailleurs, que le fœtus fournit une exhalation lymphatique. Revenons au placenta : sa face concave est revêtue par le chorion ; elle contient un grand nombre d'artères et de veines : ces dernières, réunies, forment un tronc assez gros, qui constitue la veine ombilicale; les artères se réunissent en deux troncs qui sont les artères du même nom (1). Ces trois vaisseaux forment le cordon ombilical, qui

chyle qui composent le sang dans le poumon. Si ces produits sont altérés, l'organisation doit être attaquée dans sa racine : c'est pour cela que la peste et la fièvre jaune font des ravages si affreux.

(1) *Quare vero duœ, non una aut unica vena ? forte, ne facile hemorrhagia lethalis oriatur, si funiculus umbilicalis casu abrumpatur : vel etiam ob causam post partum non statim aut non satis ligetur.* HEISTER, *anat.*, pag. 109.

s'élève ordinairement de la partie moyenne du placenta.

Les fonctions vitales s'exécutent dans le fœtus différemment que dans l'adulte ; il est complétement privé de la respiration, et cette fonction organique est la seule qui soit jusqu'à la naissance dans une nullité absolue ; n'ayant aucune communication avec l'air libre, ses poumons restent sans mouvement, et ne reçoivent que le sang nécessaire à leur propre nourriture ; leur activité ne commence qu'à l'instant même où le fœtus voit le jour. Mais comment peut-il exister et croître au milieu d'un fluide sans cette fonction si essentielle à la vie, puisque, dès qu'elle est détruite en nous, la vie cesse en même temps (1).

C'est au moyen d'une circulation particulière,

(1) Les noyés en fournissent la preuve ; on a observé que le trou botal, au moyen duquel s'opère la circulation dans le cœur du fœtus, ne s'était pas entièrement refermé chez quelques plongeurs qui restaient très-long-temps sous l'eau, et l'on croit que si l'on y plongeait un enfant au moment de sa naissance, et qu'on l'y nourrît, il y vivrait sans respirer comme dans le sein de sa mère ; l'on croit même qu'on le rendrait amphibie en le plongeant et le retirant alternativement. M. de Buffon fit cette expérience sur des petits chiens : il paraît qu'elle lui réussissait lorsqu'il l'interrompit ; il ne dit pas ce qui l'a empêché de poursuivre une expérience si curieuse et surtout si utile. Cette épreuve réussirait beaucoup mieux sur l'homme, parce qu'il n'est aucun animal qui s'accoutume comme lui à toutes les manières de vivre.

analogue à celle du poumon, dont elle produit les résultats, que le fœtus vit et se développe sans le concours de la respiration et des agens extérieurs qui l'entretiennent. Nous allons examiner ce mécanisme, ainsi que la manière dont se nourrit le fœtus.

Les sinus veineux de l'utérus se continuent dans le placenta, et portent dans son parenchyme un sang artériel, qui retourne en partie dans le viscère qui l'a secrété.

L'utérus renferme constamment dans son col. dans l'intervalle des rides transversales qui s'y trouvent, des petits corps blanchâtres et transparens, d'une forme ronde ou ovale, les uns plus gros que les autres, qui sont à peine visibles: ces globules sont très-petits chez les jeunes filles, et s'oblitèrent chez les femmes avancées en âge. Ils sont remplis d'une véritable lymphe, d'une liqueur parfaitement semblable à celle que renferment les vésicules de l'ovaire.

Personne, que je sache, n'a encore assigné à cette liqueur son véritable usage : je pense cependant qu'il est démontré, par le genre des vaisseaux qui la fournissent, comme par l'analogie qu'elle présente avec celle des vésicules de l'ovaire, quelle doit être sa destination : quand ces vésicules sont pleines ou excitées par le spasme de l'utérus, elles crèvent, et sont constamment remplacées par d'autres plus petites, ainsi que cela a lieu pour les vésicules de l'ovaire : ce qui confirme cette allégation, c'est que, quand elles sont vivement excitées, elles laissent écouler dans l'utérus leur liquide, dont une partie s'échappe quelquefois au dehors par l'effet d'une vive excitation. Sanctorius avait déjà fait cette remarque; il dit page 2 13 : « *Vesiculæ sive cor-* » *puscula globosa in uteri cervice et orificio ob-* » *servantur, ex quibus in coitu semen effunditur.*» Heister dit : « *Uterus succum nutritium præbet,* » *eumque ad fœtum transmittit.* » Quand le sperme de l'homme arrive au col de l'utérus, il rencontre la liqueur dont nous avons parlé, et comme elle possède une analogie remarquable avec la liqueur séminale, il n'est pas à douter qu'on ne doive lui attribuer les changemens brusques qui arrivent à l'utérus pendant la conception : ces organes globuleux sont placés à son orifice intérieur, pour qu'ils puissent servir aux usages internes de ce viscère, dont ils modifient l'organisation aux époques dont nous venons de parler.

Ce sont encore ces mêmes globules qui fournissent la première nutrition de l'embryon : la lymphe, qu'ils filtrent constamment, arrose cet organe, dont elle augmente la force vitale, et c'est pour cette raison qu'il jouit d'une force organique si considérable ; ils fournissent encore à l'utérus les sucs nutritifs, qui sont portés à l'embryon par les voies que nous indiquerons. Il était nécessaire, en effet, qu'il trouvât dans les premiers temps cette lymphe appropriée à la finesse de son tissu, et qui lui est fournie, comme nous l'avons dit, par des filets des artères spermatiques (1).

C'est principalement à l'époque de la grossesse que la secrétion de ces sucs est le plus considérable; ils sont transmis au placenta au moyen des vaisseaux lymphatiques qui accompagnent le cordon ombilical, et dans les premiers temps l'embryon s'en nourrit par intus-susception.

La nature prévoyante n'a rien fait sans but d'utilité.

(1) Il ne faut pas confondre cette liqueur avec l'humeur mucilagineuse qui fournit la membrane interne de la matrice, et qui a d'autres usages; les glandes de son col fournissent une secrétion analogue, ainsi que celles des environs de l'orifice de l'urètre, dont le produit s'écoule au dehors et ne concourt en rien à la nutrition de l'embryon. Cette humeur paraît destinée à lubrifier les parties intérieures qu'elle arrose, et à mettre ses extérieures à l'abri de l'impression des urines : je crois cette opinion d'autant plus fondée, que les glandes qui secrètent cette liqueur, sont semblables aux prostrates inférieures de l'homme, et que, d'après cela, le produit de leur secrétion doit être de même nature et servir à des moyens semblables.

La secrétion sanguine ne peut encore nourrir les parties trop délicates du fœtus; la nutrition lymphatique dont il a besoin lui est fournie par les globules transparens dont nous venons de parler. Ils renferment cette liqueur secretée dans des vésicules par les ramifications des artères spermatiques.

C'est par cette voie que les sucs nourriciers de ce viscère parviennent plus tard au placenta (1), pour servir aux usages auxquels ils sont destinés : il est évident que le placenta remplit ici l'office du poumon. En absorbant les sucs de l'utérus, il transmet au fœtus des parties déjà élaborées dans le poumon de la mère; ces parties, mêlées au sang du fœtus, achèvent son organisation, en lui donnant des qualités qui suppléent au défaut de respiration, aux principes de nutrition, qui servent dans le poumon à la formation du sang rouge, et qui sont nécessaires pour entretenir l'action vitale. Nous verrons, en effet, ailleurs, que le sang de la veine ombilicale acquiert dans le placenta les qualités du sang pulmonaire, ce qui est nécessaire pour qu'il puisse servir à la nutrition ou au développement du fœtus, et maintenir l'action réciproque qui existe

(1) Bichat prétend que le sang de la veine ombilicale, au moyen duquel se nourrit le fœtus, est un sang noir.

entre les fonctions de ces deux organes. Comment, sans l'absorption, expliquer la pénétration de ces sucs dans la substance du fœtus, puisqu'il est reconnu que, dans le placenta tout formé, la veine ombilicale ne peut remplir cette fonction, par la raison qu'elle ne communique ni avec la substance du placenta ni avec les sinus de la matrice, et qu'elle est une véritable continuation des artères du même nom.

Plusieurs auteurs assurent (1) que la veine ombilicale fournit des vaisseaux lymphatiques, qui absorbent, dans les sinus du placenta, les sucs nourriciers; que ces fluides sont transmis par le canal thorachique au sang de la sous-clavière, et que ces sucs, en parcourant le côté droit du cœur et l'aorte inférieure, subissent l'élaboration convenable, et reviennent par les artères ombilicales au placenta, pour passer immédiatement dans la veine du même nom, d'où ils retournent au fœtus sous forme de sang; mais il n'est pas difficile de comprendre sans ce secours comment s'opère cette absorption : de quelque manière qu'elle se fasse, la veine ombilicale porte ce fluide dans la veine cave inférieure. Suivons ce mécanisme.

(1) Schrœger. *anatom. allemana*

La veine ombilicale, parvenue dans le ventre du fœtus, traverse la partie inférieure du foie, auquel elle donne un grand nombre de ramifications, et va se décharger dans les sinus de la veine porte. Ce sinus donne naissance au canal veineux, au moyen duquel ce sang est porté dans la veine cave inférieure (1). La partie du sang de la veine ombilicale, qui n'a pas pénétré le sinus de la veine porte, arrive dans la veine cave par les veines hépatiques. Le sang de la veine cave inférieure passe immédiatement dans l'oreillette gauche, d'après la disposition du trou botal.

Le sang, qui de la veine cave supérieure est porté dans l'oreillette droite, passe dans le ventricule du même côté, traverse ensuite l'artère pulmonaire, non pour parcourir la substance du poumon, mais pour passer de suite au moyen du canal artériel dans l'aorte inférieure.

C'est de cette manière que se fait la circulation du sang dans le fœtus. Elle nous fait connaître que la circulation de l'enfant est absolument indépendante de celle de la mère, et que le placenta doit être considéré comme l'organe pulmonaire du fœtus et la source principale de sa nutrition.

(1) Quand la veine ombilicale s'oblitère, le canal veineux se ferme aussi, et le sang de la veine porte passe dans le foie.

Ce phénomène organique jouit dans le fœtus d'une très-grande activité, avec laquelle les autres fonctions de cette vie ne sont pas en rapport. Il ne s'opère pas de la même manière dans les différentes époques de son développement, et les physiologistes sont peu d'accord sur cette fonction importante.

Nous avons déjà dit qu'une liqueur lymphatique et nutritive était portée par les sinus de l'utérus dans la substance du placenta, qui dans les premiers momens de la grossesse agit comme un corps absorbant, et transmet au fœtus cette même liqueur dépurée, parce que la finesse de ses membranes ne permet que la pénétration de la partie la plus subtile de ces sucs.

On conçoit que cette pénétration ne peut s'opérer que par absorption ou imbibition, et que cette liqueur doit servir à la nutrition du fœtus, puisqu'elle est destinée, plus tard, aux mêmes usages par une assimilation plus parfaite qu'opère la circulation.

Il est naturel de penser que ces sucs pénètrent facilement des parties encore molles, qui ne paraissent elles-mêmes qu'une lymphe consolidée, et que c'est par une simple pénétration que cette liqueur nourrit et développe des parties qui ne contiennent encore point de sang. Si la pénétration de cette liqueur a lieu par voie d'absorption, elle doit s'introduire dans toutes les parties du corps, et être portée de la même manière dans les cavités intérieures. La nutrition des insectes n'a-t-elle pas lieu de même? et comment expliquer, sans cette voie, la nutrition du fœtus chez lequel on n'a pas trouvé trace d'ombilic (1), puisqu'il n'est pas probable, comme quelques auteurs l'ont prétendu (2), que le fœtus se nourrisse des eaux de l'amnios (3); que cette liqueur soit avalée par le fœtus, et qu'elle parvienne ainsi dans l'estomac, par la raison que la déglutition ne peut avoir lieu, que l'embryon se nourrit avant que les organes gastriques ne soient dévelop-

(1) Ces faits ne sont pas très-rares, et ont été constatés plusieurs fois de nos temps; Heister en rapporte des exemples.

(2) Haller, *harvie*.

(3) Il est cependant vrai que ces eaux sont essentiellement lymphatiques, comme l'observe M. Vauquelin; elles contiennent une partie albumineuse, semblable à celle de la lymphe. L'hydrogène, matière huileuse, est le principe essentiellement dominant parmi les matériaux immédiats qui constituent la partie lymphatique du sang, et nous avons démontré qu'ils étaient particulièrement destinés à former les membranes et les eaux dans lesquelles nage le fœtus; cependant il est plus que probable que le fœtus ne se nourrit que par le cordon ombilical jusqu'au terme de son exclusion.

pés et que la bouche ne soit visible. Il est d'ailleurs inutile de supposer que la nutrition peut avoir lieu par cette voie, puisque la circulation fournit au fœtus un moyen suffisant d'existence.

Il paraît donc certain que l'utérus fournit la substance de la première nutrition de l'embryon, et qu'elle s'opère par absorption jusqu'à ce que l'organisation des vaisseaux ombilicaux et du placenta puissent donner au fœtus des moyens plus actifs de nutrition et de développement.

Ces qualités actives sont celles que le sang acquiert par la circulation; elle établit une communication entre la mère et l'enfant, puisque le résidu du sang, qui n'a point servi à la nutrition, est rapporté à la matrice par les artères ombilicales (1).

Cette circulation supplée, par la nature de son action, à la digestion et à la respiration (2), en

(1) *Facile dedero motum sanguinis per umbilici et placentæ vasa, potissimum a corde fœtus pendere, non a sola vi arteriarum uteri; aliquid tamen ad eam potentiam a matre accidere videtur deffendi posse.*

(Haller, *Élem. phys.*, tom. viii, p. 252.)

(2) En effet, les artères ombilicales portent au placenta un sang chargé des principes des secrétions, de même que celui des artères pulmonaires porte au poumon un sang chargé des principes que lui fournit la respiration, qui, élaboré, circule dans les veines pulmonaires, d'où il passe dans

ce que le sang de la veine ombilicale participe des propriétés du sang rouge (1), ce qui lui donne des facultés stimulantes et nutritives, qui sont encore excitées et développées par le nouveau degré de chaleur qu'il reçoit du placenta. C'est probablement pour cette raison que le cœur, qui dans l'adulte est l'agent d'impulsion générale du sang artériel, et que le placenta remplace àce tte époque en envoyant à cet organe un sang de même nature, ne reçoit immédiatement de la veine ombilicale qu'une petite quantité de ce sang, tandis que la plus grande portion traverse le foie, où il circule au moyen de vaisseaux capillaires, qui retardent sa marche pour la facilité des secrétions qu'il doit opérer. Il résulte de cette disposition qu'il ne pénètre qu'une petite quantité de calorique dans le cœur du fœtus, ce qui était, sans doute, nécessaire pour ne pas produire dans cet organe, ainsi que

le cœur, ainsi que la veine ombilicale porte au fœtus un sang nutritif et stimulant, qui participe des qualités du sang pulmonaire, comme nous le verrons ailleurs.

(1) Il n'est pas inutile de remarquer que la veine ombilicale fait fonction d'artère, en portant au fœtus le sang et les sucs dont il a besoin, tandis que les artères remplissent les fonctions contraires, en rapportant au placenta l'excédant sang des vaisseaux du fœtus.

(Sabatier.)

dans tout le système artériel, une excitation trop forte, par suite d'une trop grande affluence du principe vital dans l'organisation délicate des parties. Ce qui aurait exposé ces organes à être détruits par la force de la circulation.

Nous avons observé que la nutrition du fœtus s'opère par les vaisseaux ombilicaux dès que la circulation est établie; mais n'est-ce pas aussi à cette époque qu'il se forme un organe destiné à fournir une sécrétion lymphatique abondante? la nature n'a-t-elle pas voulu faire connaître par cette nouvelle disposition, que l'absorption des sucs de la matrice n'était plus suffisante au développement des organes et principalement à la force du cœur? n'est-ce pas pour y suppléer qu'elle a formé à sa proximité une glande particulière (personne n'a encore fait cette remarque), qui verse dans les veines sous-clavières la lymphe qu'elle secrète, et qui parvient ainsi presqu'immédiatement au cœur en même temps que le sang veineux qui l'y porte. Cela ne prouve-t-il pas que ce sang veineux n'avait plus la force stimulante et nutritive suffisante, et ne confirme-t-il pas en même temps que cette lymphe, qui est remplacée dans l'adulte par le chyle, est constamment nécessaire pour entretenir la force vitale, puisqu'elle est indispensable au fœtus, sur le cœur duquel elle agit comme un stimulant nutritif, nécessaire au développement de cet organe.

Le thymus qui ne paraît qu'au troisième mois de la grossesse, prend un accroissement très-rapide, et remplace évidemment dans le fœtus le canal thorachique dans l'adulte, puisqu'il se dessèche après la naissance : ce qui prouve que la nutrition du fœtus s'exécute par des moyens analogues à ceux que la nature emploie pour notre propre conservation.

Il est facile, d'après cela, de déterminer, et nous l'expliquerons ailleurs, pourquoi la veine ombilicale est baignée constamment dans le liquide des sinus de la matrice, et il devient par là évident que cette veine remplit dans cette circonstance des fonctions absorbantes, ce qui donne à connaître comment sont transmis au fœtus les sucs de la matrice, jusqu'à ce que le placenta ait pris son degré convenable d'organisation, et que le système artériel soit établi. Il n'est pas moins naturel, d'après ce que nous avons déjà dit, que les secrétions du thymus suppléent aux sucs de la matrice, et qu'ils servent tous deux à la nourriture du fœtus.

Il résulte de tout ce que nous venons de dire, que la première nutrition du fœtus a lieu par voie d'absorption, sans le concours du placenta, qui n'est pas encore formé ; que bientôt après ce viscère, parvenu à son point de perfection , devient le foyer des secrétions et de la nutrition.

En effet, la veine ombilicale est , comme nous l'avons déjà dit, baignée dans le sang du placenta , où la circulation est très-rapide (1) ; la vitesse de cette circulation dégage nécessairement du calorique qui se communique à la veine ombilicale. Les parois de cette veine, étant par-là dilatées , laissent pénétrer les élémens les plus subtils, qui contiennent le principe vital, par lequel ce sang veineux acquiert les qualités propres à la nutrition du fœtus. Ce mécanisme n'explique-t-il pas la célérité de la circulation dans la veine ombilicale , dont le sang participe alors des qualités du sang pulmonaire (2)? L'oxigène

(1) M. Haller.

(2) Les qualités stimulantes du sang pulmonaire sont constatées par les expériences de Bichat : mais il ne veut pas admettre qne la veine ombilicale fournisse un sang rouge au fœtus , quoique plusieurs auteurs aient observé que le sang de la veine ombilicale se rapprochait beaucoup de la nature du sang artériel. Il est à remarquer qu'il y a une grande analogie entre les fonctions des deux ordres de vaisseaux pulmonaires dans l'adulte, et celles des artères et de la veine ombilicale dans le fœtus ; le contraste qui existe entre ces vaisseaux et les autres parties veineuses et artérielles , n'est pas moins remarquable, puisqu'il y a toujours plusieurs veines pour une artère dans le système de la grande circulation , de même que dans celui de la circulation pulmonaire.

qu'il reçoit alors avec les autres principes nutritifs, ne lui donne-t-il pas la propriété de nourrir
et de faire croître l'embryon?

Il est par-là évident que le placenta est le principal organe de la dépuration et de la nutrition.
Ces fonctions durent aussi long-temps que les
organes du fœtus n'ont pas acquis le degré de développement nécessaire pour fournir aux différentes secrétions. A cette époque les secrétions
muqueuses sont les premières en action; celle
de la bile a lieu en même temps que les autres
secrétions particulières, et est plus abondante
que celle de la salive, qui l'est moins que celle
des urines. Ce mode d'activité est sans doute relatif au développement plus ou moins prompt des
parties, ainsi qu'aux fonctions des organes auxquels elles appartiennent. C'est aussi alors que
se forment la graisse, la moelle et la sérosité;
les secrétions extérieures paraissent plus actives:
on peut leur attribuer l'enduit cazeux dont est recouverte la peau du fœtus dans les derniers mois
de la grossesse, ce qui est bien en opposition avec
l'exhalation cutanée que plusieurs anatomistes admettent alors. La grande susceptibilité des enfans
aux contagions, susceptibilité qui diminue dans
l'âge adulte, en raison de l'organisation plus complète de la peau, paraît confirmer cette opinion.

N'est-ce pas aussi à cette susceptibilité que l'on doit rapporter la première nutrition du fœtus? Il paraît que l'exhalation cutanée n'a pas lieu tant que le fœtus est renfermé dans le ventre de sa mère, et que c'est pour en prévenir les effets et empêcher une dissipation nuisible au développement et à la nutrition des parties, que la nature conservatrice a formé cet enduit, résultant des exhalations extérieures. On conçoit d'ailleurs qu'il est nécessaire, pour que cette fonction exhalante cutanée puisse avoir lieu, que les propriétés vitales de ce système soient suffisamment actives pour développer cette faculté contractile, qui ne peut s'opérer que par l'influence des agens extérieurs. C'est vers le cinquième mois de la grossesse que les secrétions particulières entrent en action. Le foie fournit alors la bile ou une humeur à peu près semblable, en enlevant au sang beaucoup d'hydrogène et de carbone : les autres secrétions s'opèrent dans leurs organes respectifs d'une manière analogue. Le placenta alors n'est plus chargé de ces fonctions; mais il ne doit rien perdre de son activité. Le développement du fœtus est de jour en jour plus considérable; il a donc besoin d'une plus grande masse de principes nutritifs, dont l'action est principalement déterminée vers les organes dont la conformation physique est la plus compliquée, et dont l'organisation doit être la première mise en action.

C'est probablement d'après ce motif que le thymus verse dans la sous-clavière la lymphe qu'il secrète, et qui parvient ainsi directement au cœur, dont l'irritabilité est exclusivement mise en jeu, puisque, de tous les organes qui jouissent de cette propriété, il est le seul qui l'exerce.

L'utérus fournit par l'intermède du placenta les principes des secrétions du nouvel organe, qui, conjointement avec le sang veineux qui les verse dans le cœur, forment un stimulant nutritif, proportionné à la force et au développement compliqué de cet organe. Cette lymphe, qui remplace le chyle, est sans doute le premier aliment de l'embryon. Suivons jusqu'à la naissance cet organe éminemment actif, puisque non-seulement il remplace tous les organes vitaux et naturels, mais encore qu'il les nourrit et les fait croître lorsqu'il a cessé d'agir à leur place : ne reste-t-il pas jusqu'au terme de l'accouchement l'organe suppléant du cœur et des poumons? En effet, la respiration ne pouvant avoir lieu qu'à cette époque, ces deux organes ne peuvent exercer qu'alors le degré d'activité qui leur est essentiel, puisqu'ils ne pourraient être développés dans des parties encore molles et peu formées sans nuire à leur organisation.

Ces fonctions n'exigent-elles pas de la part du placenta une force qui doit augmenter chaque jour? n'est-ce pas pour cette raison que ce viscère prend plus d'épaisseur vers les derniers temps de la grossesse? ce qui est opposé au dessèchement que quelques auteurs lui supposent alors (1).

En effet, la force organique des artères, qui augmente non-seulement d'après le développement du fœtus, mais encore en raison de leur éloignement du cœur, n'explique-t-elle pas la concentration que prend ce viscère? et n'est-il pas naturel que la respiration aurait rendu cette force d'impulsion plus considérable, en communiquant au sang une trop grande quantité d'oxigène? ce qui aurait nui à la texture des parties encore molles. Il était d'après cela nécessaire que les fonctions du placenta continuassent, et que celles du poumon restassent suspendues jusqu'à la naissance. Le placenta est donc, comme nous l'avons observé, depuis le moment de sa formation jusqu'au terme des neuf mois, le principal moteur de l'organisation et de la vie du fœtus.

Le fœtus exerce des mouvemens dans le sein

(1) M. Sabatier est de ce nombre.

de sa mère. C'est le seul phénomène de la vie animaledont il soit susceptible : les autres restent suspendues, faute d'excitation qui puisse les déterminer.

Les sens étant privés de leurs excitans naturels, ne transmettent aucune impression au cerveau, qui ne réagit pas à son tour : c'est pour cela que la perception des idées et de l'intelligence demeure anéantie chez le fœtus et le nouveauné, chez qui les sens ne sont pas encore développés ; et c'est par une raison semblable que les fonctions du cerveau et les sensations marchent d'un pas uniforme dans l'âge adulte, comme à toutes les époques de la vie.

Nous ne nous arrêterons pas à discuter les différentes opinions des auteurs pour reconnaître la cause de la sortie du fœtus au terme le plus ordinaire de neuf mois : il me semble que pour en donner la raison, il suffit de considérer que la force organique de l'utérus est mise en action par le volume et la pression de l'enfant, qui tend à le resserrer sur lui-même (1). Cette contrac-

____

(1) L'action de ce poids sur l'utérus est en raison directe de la force organique de ce viscère, qui varie d'après la constitution de la mère, et l'état de vie du fœtus ; ce qui rend raison de l'irrégularité des époques de l'accouchement. Adrianus Spigelius l'explique de la manière suivante, dans son

tion la fait réagir, et l'effet de cette contraction est principalement déterminé vers son orifice, qui se dilate de plus en plus, en raison des contractions plus fortes et plus fréquentes de ce viscère (1), contractions qui sont encore favorisées par l'action simultanée du diaphragme et des muscles du bas-ventre. Par suite de cette contraction, les membranes tendues par l'impulsion des eaux se déchirent, les eaux s'écoulent.

La tête de l'enfant s'engage ainsi dans le col de l'utérus, et arrive insensiblement au dehors, en traversant le détroit des os du bassin; le reste du corps est naturellement entraîné.

Le placenta et les membranes sortent à leur tour, et l'utérus reprend son état naturel.

Traité *de fœtu formato*, ch. xx, pag. 27 : « *Hæc causa nulla alia esse potest quam maturatio et perfectio fœtûs , quæ fit in utero incerto tempore et variis interdum mensibus ob facultates corpus fœtûs gubernantes vel debiliores vel robustiores.* » Il cite des naissances de six mois, dont les enfans ont vécu longues années; il en rapporte aussi qui n'ont eu lieu qu'après seize mois de gestation, et il prétend que l'état de vie de l'enfant détermine ces époques- « *Opinari licet, fœtûs ob morbum , posse differri maturationis suæ tempus et exitû ex utero.* »

(1) *Os uteri internum in viginibus valdè exiguum , in gravidis paulò majus , miraculo naturæ , vel potiùs vi sua musculosa , fœtum magnum perfectum transmittit.*

Heister , Anat., pag. 103.

24

Ainsi l'homme voit le jour; il le voit en gémis-
sant; son premier cri (1) est un cri de douleur: les
corps avec lesquels il se trouve tout à coup en
contact l'excitent vivement, et les sensations qui
en résultent sur tout l'organe cutané et le système muqueux sont douloureuses, parce que
tout passage brusque dans les sensations est pénible; dès ce moment tous les maux deviennent
son partage; à peine a-t-il la force d'exister; il ne
peut se soutenir, quoiqu'il fasse de grands mouvemens, en raison de l'impression pénible qu'il
éprouve : une agitation générale en est la suite,
ainsi que des mouvemens irréguliers et involon-
taires que la douleur détermine : elle paraît être
son unique sensation : à peine vit-il, que tous
les maux deviennent son partage..... il touche
bientôt à sa fin..... chaque instant de la vie est
un pas vers la mort.

(1) Mouvemens déterminés par l'excitation portée au cerveau, qui réagit sur les muscles du larynx, dont l'action détermine les cris du nouveau-né : ses sensations en général se
manifestent en même temps, et l'influence cérébrale en détermine principalement l'action vers les muscles de la respiration, de la déglutition, de la succion, et, comme nous
l'avons dit, sur ceux de la voix.

ARTICLE XVII.

Fin naturelle de la vie.

Frêle machine, notre être est formé d'organes délicats; l'ensemble de leurs fonctions constitue la vie ; l'affaiblissement de ces mêmes fonctions, lorsqu'il est la suite des années, des maladies ou de la débauche, produit la vieillesse, et leur cessation est le changement de forme que nous appelons *mort*.

La vie et la santé se maintiennent aussi long-temps que nous échappons à l'influence des agens extérieurs, qui conspirent constamment contre nous; mais malgré le privilége d'une santé inaltérable, dont peu d'individus jouissent exclusivement, nos parties se durcissent insensiblement, les vaisseaux perdent leur élasticité, les liqueurs ne circulent qu'avec peine; elles séjournent, elles s'altèrent, la nutrition ne se fait plus qu'imparfaitement, diminue de jour en jour, cesse enfin tout-à-fait, et notre anéantissement en est le résultat inévitable. En un mot, nous cessons de vivre quand nos organes ne peuvent plus exercer leurs fonctions, ou quand ils perdent leurs formes, leurs qualités et leurs rapports.

La vie extérieure cesse d'abord chez le vieillard; elle se détruit par gradation, et s'éteint enfin entièrement.

A cet âge, le champ des sensations est épuisé et stérile, rien ne les excite plus; de là l'indifférence des vieillards, très-convenable à leur position, parce que l'habitude de sentir a émoussé chez eux la sensibilité animale. Le vieillard ne diffère de l'enfant qu'en ce que celui-ci n'éprouve de sensations que d'après les impressions qu'il reçoit, au lieu que celui-là les rapporte toutes à celles qu'il a reçues.

Dans les organes des sens, l'œil s'affaiblit le premier, l'iris perd sa dilatabilité, et la pupille est presque toujours plus large; souvent la rétine se paralyse et produit l'amaurose naturelle, cause fréquente de la cécité sénile. Les humeurs de cet organe diminuent aussi, elles s'altèrent quelquefois; presque toujours le cristallin devient jaunâtre; et quand cette couleur est plus foncée, elle détermine la cataracte; l'humeur vitrée perd également sa transparence, de là résulte le glaucome.

La vue s'affaiblit d'abord, se trouble, et cesse enfin de transmettre l'image des objets. C'est ordinairement de l'une ou de l'autre de ces causes que naît la cécité des vieillards.

L'ouïe est le second des organes des sens qui perde son action; la membrane muqueuse du tympan ne conserve plus avec l'âge la même disposition vasculaire ni l'humidité qui lui sont nécessaires : elle est plus serrée, moins spongieuse, conséquemment plus tendue et moins susceptible de se relâcher, changemens qui correspondent dans l'adulte à la force ou à la faiblesse des sons, et qui ne peuvent plus avoir lieu chez le vieillard ; c'est ce qui rend son oreille presque insensible aux sons qui la frappent.

Le tact n'est plus une impression qu'il peut recevoir : ce sens n'étant plus excité par la volonté qui le préside, puisque rien ne la détermine, perd son action, ce qui est d'autant plus naturel, que la sensibilité organique de la peau n'est pas moins émoussée que la sensibilité animale. Les vaisseaux cutanés se sont oblitérés ; la peau, endurcie, desséchée, ne reçoit plus l'impression des corps factices, et n'est plus le siége du sentiment externe.

L'odorat et le goût, qui ne sont que des touchers plus délicats, sont les seuls sens qu'il conserve, parce qu'ils sont essentiellement liés à la vie organique, malgré leur connexion avec la vie animale, et le vieillard n'existe plus au dehors de lui-même que par ce seul point de communication avec les agens extérieurs qui l'environnent ; aussi ne sait-il le plus souvent qu'il existe que par le plaisir qu'il trouve à pourvoir aux besoins de la fonction qui, chez lui, remplace toutes les autres, et à laquelle il se livre tout entier : il digère encore quand ses rapports avec ce qui l'entoure sont déjà détruits : le sens qui préside à cette fonction, est le dernier qui l'abandonne; il suit la même loi que la vie organique, à la conservation de laquelle il est attaché.

Les organes de la locomotion s'affaiblissent et se détruisent dans le même rapport que les autres fonctions de la vie animale; le vieillard ne recherche que le repos, se meut avec peine, et ses mouvemens volontaires perdent leur énergie en même temps que l'organe qui le leur imprimait perd son action (1) : sa vie est ainsi concentrée dans les principaux organes qui l'entretiennent. Aussi le vieillard parle-t-il peu, et ne recherche-t-il pas les hommes, avec lesquels ses relations extérieures n'existent plus.

Bientôt il perd la mémoire, il entend avec peine, et cette perception pénible se communique au cerveau avec la même difficulté, parce

(1) Les nerfs de la moelle épinière sont essentiellement destinés aux organes de la locomotion, les nerfs du cerveau proprement dit paraissent en être la terminaison; c'est probablement pour cette raison que les facultés intellectuelles sont dans un rapport si intime avec les fonctions de la vie animale.

qu'à cet âge il y a diminution de masse de substance nerveuse, et que cette substance endurcie, moins vivante, est portée au plus haut degré de consistance par l'oblitération des vaisseaux qui s'y rendent, ce qui fait décroître, par degrés et en proportion des progrès de ces altérations, l'intensité et le nombre des fonctions que ces organes exécutent. C'est ce qui rend le vieillard inhabile à la perception des idées qu'il ne peut retenir; c'est pour cela qu'il ne conserve aucune empreinte de ce qu'il éprouve. Ne pouvant plus recevoir d'excitation des objets extérieurs, son cerveau (1) ne participe plus à leur impression, et les facultés intellectuelles diminuent dans un rapport très-marqué avec celles de la vie animale.

Les fonctions vitales diminuent aussi chez le vieillard ; cependant leur affaiblissement n'est pas si sensible. Le sang rouge est dans une proportion relative à son état de nutrition, qui décroît de jour en jour; son pouls est remarquable par son extrême lenteur, qui est telle faute d'excitation naturelle, ce qui dénote une diminution dans les forces du cœur, principal agent des battemens artériels.

(1) Les nerfs des fonctions intellectuelles constituent le cerveau.

Cet état d'inaction des fonctions animales et cérébrales, ainsi que cette imperceptible diminution des forces vitales, est un bienfait de la nature. Il arrive ainsi à sa fin par des nuances souvent insensibles. Déjà il n'existe qu'à moitié dans le monde qui l'entoure, il l'habite sans le savoir, et sans craindre la mort, qu'il ne prévoit pas; il quittera, sans s'en apercevoir, les liens qui l'y retiennent encore. N'ayant pas la conscience de sa vie, il ne peut avoir celle de sa mort.

Nous pouvons conclure, de ce qui a été dit jusqu'à présent, que les fonctions des nerfs et de l'organe cérébral, proprement dit, sont essentiellement liées à celles de la vie animale, comme aux fonctions de l'entendement (1), qui peuvent être détruites, pour ainsi dire, sans préjudice pour la vie organique, qui subsiste quelquefois long-temps après elle. Ce qui paraît confirmer cette opinion, c'est que les plaies du cerveau ne sont pas toujours mortelles, lors même qu'elles sont accompagnées de perte de substance médullaire.

La vie du cœur cesse enfin tout-à-fait, elle achève la destruction du vieillard. La circulation suspendue dans les gros vaisseaux, fait cesser en

(1) Bichat, *Recherches sur la vie et la mort.*

même temps l'action pulmonaire, qui entraîne l'anéantissement de la portion cérébrale nerveuse (*le cerveau*), de laquelle partent tous les nerfs de la vie organique, dont l'action cesse faute d'excitation qui la provoque.

ARTICLE XVIII.

Variétés dans l'espèce humaine.

L'art souvent est parvenu à créer des espèces nouvelles dans le règne animal comme dans le règne végétal; du croisement des races, nous voyons tous les jours naître d'autres espèces, qui n'existaient pas d'abord; et combien de fleurs brillantes, ornemens de nos jardins, combien de fruits savoureux ne devons nous pas à la seule adresse et aux soins du jardinier, leur inventeur! Nous ne prétendons pas inférer de là que les variétés dans l'espèce humaine ne dépendent que de l'art: en les rapportant à lui seul on tenterait vainement de les expliquer; mais si des nations entières aplatissent la tête de leurs enfans (1), et leur écrasent le nez (2) peu de temps après leur naissance, faudra-t-il s'étonner si l'angle facial, qui dans l'Européen est de quatre-vingt-cinq degrés, n'est, chez ces peuples, que de soixante-quinze, et s'ils ont un nez large et plat? Nous ferions ainsi la laideur, dit Montaigne. On conçoit donc qu'outre le changement que peut apporter le climat dans le physique des peuples, les cou-

(1) Les Caraïbes.
(2) Les habitans des côtes de Guinée.

tumes nationales, leurs mœurs et leurs usages, en peuvent apporter d'autres.

Les principales différences qui distinguent les habitans des diverses parties du monde, sont la couleur, la conformation extérieure, plus ou moins élégante et noble, et enfin la taille.

Jetons un coup d'œil sur les peuples qui couvrent la surface de la terre; dans la même zone, nous verrons, avec les peuples les plus noirs, les blancs Abyssins (1), les Malais bruns, et les Péruviens cuivrés. Les peuples de la terre de Diémen sont noirs, tandis que les Européens du même degré boréal sont blancs. Sous le ciel le plus brûlant, les Malabares ne sont que bruns. Les peuples qui entourent les Madécasses originaires, sont noirs; tandis que ceux-ci restent blancs. Les Guèbres enfin, depuis une longue suite de générations, restent blancs au milieu des olivâtres Indous, parce qu'ils ne se mêlent pas avec eux. Ces exemples prouvent que l'influence de la lumière et des principes qui constituent l'atmosphère, ne suffisent pas pour rendre raison du phénomène qui nous occupe; d'où viennent donc tant de variétés? Nécessairement la nature en contenait le fond, nous ne les eussions jamais connues sans cela, dès-lors elles ont

____

(1) Ils sont presque aussi blancs que les Européens.

été développées par des circonstances locales, qu'il faut chercher à reconnaître.

Établissons d'abord un fait. La couleur qui varie d'un peuple à l'autre n'est pas celle de l'épiderme ni du chorion, puisque tous deux ont la même couleur chez les blancs et chez les noirs, et qu'ils sont partout à peu près blancs : ils le sont moins à la vérité chez les nègres que chez les Européens, mais cette différence n'est pas aussi sensible que l'on pourrait croire. Le corps muqueux seul est toujours diversement coloré dans les différens peuples; c'est donc à lui qu'appartient en propre la couleur de l'individu, ce qui est suffisamment prouvé par les expériences de Malpighy. Mais d'où vient cette différence de couleur? est-ce des sucs dont la membrane réticulaire est imbibée? les expériences de Litter et de Santorini semblent prouver le contraire; ou bien est-ce d'une texture particulière de cette membrane? On peut concevoir le corps réticulaire comme un système capillaire, entourant l'organe cutané, et contenant des fluides blancs ou noirs et qui ont une couleur intermédiaire chez les peuples basanés: ces nuances varient à l'infini, non-seulement chez les différentes nations, mais même dans les individus d'un même peuple. Cette coloration de la peau ressemble assez à celle des cheveux, dont la couleur est évidemment pro-

duite par la substance qui remplit leurs conduits capillaires, et qui varie comme la première : il est à remarquer que cette couleur de
la peau ne se reproduit pas lorsqu'elle a été détruite, les cicatrices qui sont blanches chez les
noirs comme chez les blancs en donnent la
preuve. Il est donc vraisemblable que c'est d'une
matière colorante, qui varie dans les proportions
de ses principes, et qui fait partie de la texture
de cette membrane, que dépendent les différentes couleurs de l'organe cutané. Mais quelle
est cette substance colorante? la cause de la noirceur du nègre se trouve-t-elle dans la bile (1),
dans le sang (2), dans la partie ferrugineuse de
ce liquide (3), dans des particules salines (4)? ou
bien enfin, cette noirceur est-elle due à une
cause chimique (5)? quoique le climat n'en soit
pas la seule cause, il y entre pour beaucoup.

Buffon dit que la couleur dépend du climat,
de la nourriture et des mœurs; mais personne,
je crois, ne m'accusera d'avancer un paradoxe
lorsque je dirai que la nourriture et les mœurs
elles-mêmes dépendent du climat. Cependant la
noirceur du nègre n'est pas due à la seule in-

(1) Barrère.
(2) Thomas Towns.
(3) Engel.
(4) Attumonelli.
(5) Virey.

fluence du climat et d'un soleil brûlant ; les blancs deviennent basanés dans les pays chauds, mais jamais ils ne prennent la teinte des peuples du pays ; les noirs transplantés dès leur bas âge dans les pays froids, restent toujours noirs, et leur nuance ne change pas malgré la succession de leur progéniture, à moins que les races ne se croisent ; la couleur ne suit donc pas exactement la température, elle présente mille variétés dans ses nuances chez les peuples qui vivent sous le même degré de latitude. Ce qui le prouve autant que les exemples rapportés plus haut, c'est que les nègres naissent blancs ; ceux donc qui naissent en Europe, devraient rester blancs, ce qui n'arrive jamais : mais comme cette noirceur ne se développe que sur les parties de l'individu, exposées à l'air atmosphérique, ainsi que Litter l'a observé sur le gland d'un nègre resté blanc, parce qu'il était couvert de son prépuce, il est probable que l'air exerce sur le réseau muqueux une action chimique. L'oxigène de l'air s'unit avec l'hydrogène de la membrane réticulaire, et laisse à nu le carbone. Ce raisonnement est de M. Virey. Il continue ainsi : « La coloration des nègres et même celle des au- » tres races humaines dépend donc de l'abondance » du carbone, qui se développe plus ou moins dans » leurs tégumens. Ce n'est pas l'action seule de la » lumière solaire qui noircit les hommes, puisqu'ils » se colorent ainsi indépendamment de son influen-

» ce; mais, toutefois, elle y contribue beaucoup. »

Les nègres condamnés ou employés aux mines ne reçoivent pas l'impression solaire; leur progéniture, néanmoins, conserve la couleur des parens. C'est probablement dans la liqueur séminale même que se trouve le fond de la couleur du nègre; et n'est-ce pas en raison de l'organisation cutanée différente qu'elle produit, que les rayons lumineux modifient la couleur des différentes races? car il est de fait que la couleur n'est que l'effet du contact des rayons lumineux sur les corps, comme résultat ou de la décomposision de la lumière, ou de celle des corps qu'elle altère, soit que ces deux effets aient lieu en même temps, ce qui est vraisemblable. Il est donc probable que la lumière solaire agit diversement sur le corps muqueux, suivant la texture de cette membrane, en absorbant ses principes colorans dans un rapport peut-être analogue à celui où ils se trouvent dans la végétation de ces pays, que l'influence solaire rend plus résineuse dans les climats de l'Inde et de l'Asie, où des prés toujours fleuris, où les arbres toujours verts ne manquent jamais de fruits, où les buissons mêmes nourrissent l'habitant, qui se repose sous leur vaste ombrage; où le soleil dispense non-seulement de l'invention des vêtemens, mais en interdit l'usage. Ce serait sans doute offenser la nature que d'égorger des animaux : aussi ces peu-

ples ne vivent-ils que de végétaux. De là la différence dans les principes colorans de la liqueur
séminale; n'est-ce pas pour cette même raison
que ces peuples ont le sang beaucoup plus foncé
que nous? Toutes les humeurs ne doivent-elles
pas être naturellement dans un grand état de
carbonisation sous les zones brûlantes, où l'air,
continuellement sec, est bien plus raréfié que
dans les climats tempérés; car observons ici
que, dans l'intérieur de l'Asie, différentes causes rendent l'air plus frais et plus dense; aussi,
partout où s'observe cette variation de température, les hommes sont moins noirs, ainsi que leur
sang. Cette couleur foncée du sang ne peut-elle
pas influer sur celle du corps muqueux? D'un autre côté, ce corps muqueux ne perd pas tout le
carbone qu'il devrait perdre pour ressembler au
nôtre, parce que, moins il y a d'oxigène dans
l'air, moins cet oxigène peut enlever de carbone
en se gazéfiant. Joignez à cela la couleur un peu
plus sombre que prend l'épiderme exposé à un
soleil ardent, une nourriture différente de celle
de l'Europe, le régime de ces peuples étant, quoique végétal, plus résineux que le nôtre. C'est
pour cette raison que ces pays sont, pour ainsi
dire, la patrie des parfums, des fruits odorans,
des résines, etc. Toutes ces causes réunies suffisent peut-être pour changer la texture et la couleur du corps muqueux, et expliquer ainsi la

noirceur du nègre. Ce que nous avons dit de l'A.
sie, nous pouvons l'appliquer à toute l'Afrique,
dont les habitans sont noirs. Dans d'autres, ces
mêmes causes, atténuées, doivent former des
peuples moins noirs, ou seulement bazanés (1).
De là naît la diversité des races, remarquable,
non-seulement par la couleur, qui n'est qu'un
des caractères distinctifs, mais que d'autres, qui
indiquent une modification dans l'organisation
générale, accompagnent toujours. On remarque
constamment chez le noir l'épaisseur des lèvres
et du nez, la largeur du front, une forme et une
nature de cheveux tout autre que chez l'Européen,
un degré différent d'inclinaison de l'angle facial.
Ces attributs sont aussi constans chez la même
race que la couleur. Ce qui prouve aussi que les
divers climats modifient différemment l'organisation, c'est que les Lapons naissent en général
très-petits, les Chinois avec la face aplatie, élar-
gie, et avec des dimensions particulières des
membres.

L'ensemble de ces variétés compose les *races*,

(1) Comme dans l'Inde. Nous n'avons pas prétendu expliquer complétement ce qui ne le sera peut-être jamais de manière à ne laisser aucune difficulté ; nous avançons seulement
une opinion que nous soumettons aux lumières des naturalistes, dont ce sujet peut exercer les recherches, puisqu'il les
intéresse plus que le médecin.

qui se remarquent par de certaines conforma-
tions héréditaires qui les constituent ; et leurs
différences établissent les lignes de démarcation
qui les distinguent.

L'habitude où nous sommes de tout rapporter
à notre manière de voir, nous fait juger en conséquence les choses et les hommes ; nous com-
parons l'extérieur des autres nations au nôtre,
et moins il se rapproche de nos formes, plus
nous le regardons éloigné de la perfection que
nous trouvons en nous-mêmes, puisque la force
de l'habitude nous fait considérer comme dés-
agréables et même pénibles les objets qui s'éloignent beaucoup de ceux qui frappent nos sens
agréablement.

Nous ne dirons qu'un mot de la différence
de mœurs et de caractère ; puisqu'ils doivent leur
origine aux tempéramens, ils sont, ainsi qu'eux,
soumis à l'influence des climats.

C'est de nos pères que nous recevons le germe
des vertus et des talens. Le sexe que nous recevons des mains de la nature nous donne un génie
particulier : ce génie particulier est différemment modifié par les climats, que l'on peut considérer comme une des causes premières de la
différence des esprits, des talens, des mœurs,
des coutumes et des lois.

Si l'on compare, dit Hippocrate, les peuples

de l'Asie avec les Européens (1), on remarque que les Asiatiques sont plus timides, plus efféminés et plus faibles que les peuples de l'Europe, qui sont doux dans leurs mœurs, parce que les saisons de l'année ne sont ni extrêmement chaudes ni extrêmement froides. Le caractère correspond avec les singularités du pays qu'on habite : lorsque les saisons sont tout-à-fait différentes entre elles et que leurs variations sont fréquentes, les habitans de ces pays sont sauvages, grossiers, et ont des usages analogues à la rudesse de leurs mœurs.

Le caractère et le génie propres à chaque nation diffèrent donc entre eux selon que la position de leur climat est plus ou moins éloignée de l'équateur; la nature des climats est donc une des principales causes de la différence des génies. De tous temps, les Écossais ont été vaillans et jaloux de leurs droits; les Allemands, braves, francs, flegmatiques; les Provençaux, vifs et ingénieux; les Savoyards, lourds et pesans. Dans tous les temps, un air brûlant a allumé dans le cœur un feu violent que rien ne peut éteindre. Il n'est point de périls qu'une femme africaine n'affronte, point de risques qu'elle ne

(1) *Lib. de aere, locis et aquis.* Galien, dans son livre *Quod animi motus, corporis temper. sequit.* , chap. 8, a rassemblé sur ce sujet plusieurs passages d'Hippocrate.

coure pour contenter sa passion : de là vient qu'à Alger le beau sexe est encore plus susceptible de galanterie qu'à Constantinople; les constitutions morale et physique sont donc les effets de la nature et de la constitution des climats, puisqu'on ne peut rapporter qu'aux climats la différence des génies et les diverses nuances de l'organisation.

La conformation extérieure et la taille dépendent de mille circonstances différentes; et, parmi les peuples civilisés, combien n'observons-nous pas de variations et de déformations plus ou moins irrégulières; on en trouve même plus dans une petite ville d'Europe que dans les plus nombreuses tribus des autres parties du monde non civilisé. La raison en est simple : la nature, dans ces contrées sauvages, agit toujours de même, parce que tout suit et reconnaît ses lois.

Les peuples agrestes, livrés à des travaux pénibles, nourris d'alimens grossiers, ou cherchant avec inquiétude une substance rare, ont des mœurs sévères et chastes : chez eux, les organes de la sensualité sont peu développés; l'imagination, qui agit si puissamment sur ces organes, est sans chaleur et sans vie; elle n'éveille ni les désirs, ni les caprices, ni le sentiment.

Tel est l'homme sur toute la face de la terre, plus ou moins semblable ou contraire à lui-même, en raison de la variété que ses besoins donnent à ses goûts.

Chez des peuples plus policés, la dépravation des mœurs amène l'usage prématuré des plaisirs de l'amour et une précocité nuisible au parfait développement des individus. D'autres raisons, encore puisées dans la nature des climats et des alimens, expliquent la différence de taille que présentent les divers peuples.

Les Lapons, les Samoïèdes, les Groenlandais, sous un ciel glacé, qui défend la culture des jardins, les prive de fruits et d'animaux, ne se nourrissant que de laitage, de poissons, de chair de rennes ou de veau marin, n'ayant pour pain qu'un mélange grossier d'écorce tendre de sapins, ces peuples sauvages sont les plus petits de la terre. Cependant ils sont bien conformés; et, dans les justes proportions d'un bel ensemble, ils ont le caractère d'une morne stupidité, sont ignorans et grossiers; et, avec une disposition à la mélancolie, ils sont furieux dans la colère. Ils aiment beaucoup les denrées étrangères, telles que le pain, le gruau d'avoine, la morue sèche. Ces peuples sont rarement malades; la fièvre et la petite vérole sont inconnues dans ces climats glacés et arides.

Dans les pays qui ne sont que médiocrement froids, se trouvent les hommes les plus grands et les plus vigoureux : voyez les Danois et les Suédois en Europe; les Guanches aux Açores et aux Canaries; les Patagons, habitans du Chili, vers les terres magellaniques, dans l'Amérique méridionale (1). On a beaucoup exagéré la taille de ces derniers : ordinairement elle s'éloigne peu de de six pieds, soit en plus, soit en moins, des voyageurs ont dit qu'ils en avaient onze à douze. Dans les climats tempérés, la taille des hommes est moyenne et à peu près la même dans les mêmes circonstances; elle dépend aussi de l'abondance plus ou moins grande des alimens et de leur nature. Un froid excessif n'empêche pas seul l'accroissement des peuples trop voisins du cercle polaire : l'usage continuel des boissons fermentées contribue beaucoup aussi à diminuer et raccourcir leur taille, comme il arrive pour les animaux.

D'après ce léger aperçu, nous voyons que les hommes les plus grands ne diffèrent pas d'un mètre des hommes les plus petits. Nous ne par-

(1) Haller dit que la plus haute taille de l'homme ne paraît pas avoir atteint neuf pieds; les géans à taille énorme nés en Patagonie, ainsi que ceux qui sont nés en Europe de temps à autre, varient de sept à huit pieds au plus. Un garde du roi de Prusse avait huit pieds six pouces; le géant Goliath avait neuf pieds quatre pouces.

(*Histoire générale des Voyages.*)

lons ici ni des géans, ni des nains, qui ne forment
jamais des races séparées, et sont toujours des
exceptions : ils doivent être considérés les uns
comme les autres, comme des variétés rares,
individuelles et accidentelles; car, en général,
lorsqu'il se rencontre un individu d'une stature
extraordinaire, on remarque toujours qu'il a les
jambes et les cuisses mal faites, le corps mince
et efflanqué; ces hommes, enfin, n'ont ordinairement aucune espèce d'énergie physique ou
morale. Les nains, de même, ont l'esprit obtus et
borné; ils sont, ainsi que les géans, les deux
termes de la stature des hommes, et ont des
analogies remarquables entre eux, quoiqu'ils
pèchent l'un et l'autre par les extrêmes opposés.
Chez les premiers, les principes de nutrition étant
trop rapprochés des principes de la vie, celle-ci
ne peut développer toute son énergie; un effet contraire se produit chez les géans : les forces étant trop
disséminées dans l'espace ou le cercle ordinaire
qui leur est tracé pour le libre maintien des fonctions vitales, la vie se perd en quelque façon
en prenant une trop grande extension. C'est pour
cette raison que ces deux variétés de la nature
se rapprochent par des qualités très-ressemblan-
tes : ce qui prouve à l'évidence que les différences
énormes qui les distinguent sont également des
écarts de la nature ; ils ont communément, les

uns et les autres, l'esprit très-borné; leur faiblesse physique est aussi analogue à leur imbécilité; elle est évidente chez le nain, dans lequel toutes les facultés semblent décroître en raison de la taille : les géans sont aussi dépourvus de la force du corps, ils sont ordinairement lâches, faibles et paresseux. De là vient l'axiome qui dit que les grands hommes ne se mesurent point à la taille; ils sont, ainsi que les nains, mal faits et peu proportionnés; enfin, ils ne se reproduisent point entre eux. Leur caducité est bien plus prompte que celle des hommes d'une stature ordinaire; à vingt-trois ans, Bébé, ce fameux nain du roi de Pologne, tomba dans l'enfance, et paraissait accablé du poids des années : cette remarque s'applique aux géans, chez lesquels la caducité devance communément la vieillesse. Tout prouve enfin que les nains et les géans ne forment aucune race, ce ne sont que des individus isolés et dispersés dans l'espèce humaine.

Tout nous porte à croire que la stature des peuples est encore aujourd'hui ce qu'elle était, ou à peu près, dans les temps les plus reculés; ou si elle a diminué dans de certains pays, ce n'est pas à la nature qu'il faut s'en prendre : la corruption des mœurs, suite d'une longue civilisation, a seule, par les raisons que nous avons déjà fait connaître, pu causer ce changement.

L'idée de notre faiblesse actuelle, comparée à la force de nos pères, est un préjugé né de la persuasion où l'on est que la nature se lasse et s'épuise à la longue; et cette persuasion elle-même est un autre préjugé. La nature est toujours également riche, féconde et puissante : ses productions nouvelles ne se ressentent jamais de cette prétendue lassitude.

Comparez la taille actuelle des Egyptiens avec celle que durent avoir leurs ancêtres, taille dont nous pouvons trouver la mesure par les *momies*, les sarcophages découverts dans les Pyramides, les canaux mêmes par où l'on entre dans l'intérieur de ces immenses souterrains, masses indestructibles, gigantesques monumens de la puissance, de l'orgueil et de la *folie des monarques* qui les ont fait construire. Comparez, dis-je, et vous verrez que la stature des Cophtes modernes ne le cède en rien à celle des anciens Egyptiens, leurs pères (1). Nous pourrions appuyer cette assertion de mille autres faits si cela était nécessaire. Si quelqu'un cependant, persuadé de ce décroissement et de la vérité de cette dégénération de l'espèce humaine, pouvait desirer quelques détails sur cette intéressante question, il pourrait consulter la table de M. Henrion. On y voit que

(1) *Histoire naturelle du genre humain.* (VIREY.)

Adam avait cent vingt-trois pieds neuf pouces de haut ; Eve avait quatre pieds un quart de pouce de moins ; Noé avait déjà vingt pieds de moins qu'Adam ; Moïse n'eut que treize pieds de haut ; en descendant toujours ainsi, on arrive à Jules César qui n'avait que cinq pieds. Quelle immense différence entre la taille d'Adam et celle de César. Aussi, comme l'observe M. Sonnini, nous pourrions à peine aujourd'hui compter, au moins pour la taille, parmi les plus gros insectes de la terre, si la nature n'eût arrêté à temps ce prodigieux abaissement.

La beauté des femmes doit être l'apanage des hommes les plus heureux. C'est donc chez les nations civilisées, jouissant sous l'empire des lois d'une vie tranquille et douce , et non chez les peuples qui gémissent sous le joug d'un affreux esclavage , que nous devons la chercher. C'est sous le ciel le plus doux, c'est dans des campagnes riches et florissantes , qui nourrissent sans peine un peuple nombreux , et non sur d'arides rochers, sous un ciel toujours irrité, que nous pourrons la voir.

Comment , en effet , trouver la beauté dans un pays tout-à-fait sauvage, chez des individus exposés constamment à toute l'intempérie des saisons, les uns sous un ciel glacé, les autres torréfiés par un soleil dévorant, sans cesse en proie à mille besoins renaissans , occupés uniquement de leur conservation, et adonnés sans relâche, pour l'assurer, aux pénibles travaux qui les épuisent? Est-ce chez ces peuples , est-ce chez ceux qui , abrutis par un honteux esclavage , portent dans tous leurs traits l'empreinte flétrissante de la servitude ou le morne abattement du malheur, que nous chercherons la beauté? Non , elle doit être le partage exclusif du peuple heureux, jouissant d'un climat tempéré, sur une terre féconde, qui lui fournit d'abondantes moissons , des fruits savoureux , sans l'assujétir à des soins trop fatigans, à de trop pénibles travaux. C'est chez un tel peuple, agité seulement par des passions douces, ne connaissant, pour ainsi dire, que le plaisir, libre de toute crainte pour sa subsistance, et la trouvant sans peine, pour qui une légère fatigue n'est que le précurseur d'un doux repos ; c'est chez les hommes dont l'âme noble et belle s'élance librement jusqu'aux plus sublimes conceptions, ou bien dans une douce incurie, ne sent que pour jouir de son existence ou s'énorgueillir de son bonheur; c'est chez ces peuples que doit se trouver la beauté. Ce don précieux de la nature fut jadis l'apanage de l'heureuse Grèce, dont les peuples en général, les Athéniens surtout, furent célèbres par la beauté des formes. A cet inappréciable avantage ils joignaient une vue ex-

trêmement perçante : de là sans doute l'étonnante
perfection qu'ils atteignirent dans tous les arts
dépendans du dessin, tels que la sculpture, la
peinture, etc.

A la beauté ils joignaient encore les forces du
corps, et ils en connaissaient tout le prix. Ils
savaient qu'un corps sain et vigoureux annonce
ordinairement une belle âme et un caractère
énergique. A Sparte, l'inexorable loi de Licurgue
condamnait à la mort tout enfant faible et mal
constitué; et, de nos jours, les Chinois suivent
encore cet usage. Leurs lois fixent le nombre
d'enfans dans chaque famille; ils sont forcés d'é-
gorger ceux qui sont les plus faibles ; mais ils
prennent un soin extrême des individus muscu-
leux et robustes. Les Athéniens étaient tellement
jaloux de conserver la beauté, qu'ils avaient établi des magistrats, les gynéconomes, chargés de
veiller non-seulement sur les mœurs du beau
sexe, mais encore sur sa toilette, et cela dans la
vue seulement d'augmenter l'amour par l'attrait
d'une parure, toujours modeste à la vérité, mais
qui ne laisse pas d'ajouter des charmes, même à
la beauté.

C'est par des soins pareils que des législateurs
sont parvenus à créer, pour ainsi dire, des peuples nouveaux. L'histoire moderne nous offre un
exemple frappant de cette vérité. Le goût pro-

noncé d'un roi du Nord pour les hommes d'une haute stature et d'une figure agréable, les dons et les faveurs dont il les accable, attirent de toute part à sa cour ceux dont la taille élevée leur promet des honneurs ou des richesses. Aujourd'hui ce peuple est renommé par sa beauté et la haute taille qui le distingue.

La beauté, cette douce régularité dans les traits, cette heureuse harmonie dans l'ensemble gracieux et noble des proportions de l'individu, est donc à-la-fois, sous un ciel tempéré, le fruit et la preuve certaine d'un gouvernement sage et doux, source assurée du bonheur public et de la tranquillité morale du peuple. Noble partage de l'Européen, elle disparaît et s'évanouit sous les glaces du nord de l'Asie, comme dans les sables brûlans de l'Afrique. Ainsi, autant les hommes se sont multipliés dans les terres chaudes et tempérées, autant leur nombre a diminué et dégénéré dans celles que le temps a rendues glaciales. Le nord du Groenland, de la Laponie, de la Nouvelle-Zemble, de la terre des Samoïèdes, et une partie de celles qui avoisinent la mer glaciale, jusqu'à l'extrémité du nord de l'Asie, sont actuellement désertes ou plutôt dépeuplées, depuis un temps assez moderne. Ce n'est point en Afrique, ni dans les terres de l'Asie les plus avancées vers le midi, dans les contrées brûlantes et désertes,

que les grandes sociétés ont pu d'abord se former. On a répété souvent que la beauté était relative, que ce qui fait l'admiration et l'amour d'un
peuple est l'objet de l'aversion et du dégoût d'un
autre : qu'aux yeux du nègre, par exemple, rien
ne l'emporte sur sa noire compagne. Interrogez,
dit Voltaire, un habitant de Guinée, le beau est
pour lui la peau noire, huileuse, des yeux enfoncés,
un nez épaté; cela prouve que ce qui est beau
dans un pays, déplaît dans un autre : les idées
du beau ne sont donc qu'arbitraires. On sait que
Descartes préférait les femmes qui louchaient à
celles dont les traits et les charmes présentaient
l'ensemble le plus accompli. On peut conclure
de là que ce qui plaît n'est pas toujours beau. Je
ne puis donc pas être de l'avis de Leibnitz, qui
dit que tout ce qui déplaît est laid, et que tout
ce qui plaît est beau.

Cette question serait plus longue à discuter
que difficile à résoudre. On peut, en général,
appliquer à la beauté ce que Cicéron disait de la
Divinité; qu'il est plus aisé de concevoir ce qui
n'est pas elle, que d'expliquer ce qui la constitue.

Après avoir parlé des variétés générales qui
distinguent les différentes classes du genre humain, variétés qui subsistent d'une nation à l'autre, nous allons jeter un coup d'œil rapide sur
celles qui se rencontrent quelquefois dans une

même tribu, une même famille, et tenter d'expliquer ces écarts de la nature que l'on a appelés monstres.

On trouve au Sénégal des familles entières de nègres blancs, et il n'est pas fort rare d'en voir naître dans des familles noires. Ils transmettent cette blancheur à leurs enfans, et cet accident se propage quelquefois pendant plusieurs générations, quoique l'on ait observé que les individus dont je parle sont presque toujours, les mâles surtout, peu propres à la génération.

Cette blancheur est-elle dans les individus une maladie de la membrane réticulaire? Les naturalistes et les médecins s'accordent assez à le croire : dans ce cas, il ne serait pas plus étonnant de voir cette maladie héréditaire dans une famille, qu'il ne l'est de voir la goutte, la phtisie, etc., se communiquer de père en fils. Ces variétés accidentelles se perpétueraient ainsi, et pourraient dès-lors former des races entières d'une nouvelle espèce, si les individus qu'elles distinguent s'alliaient entre eux, et pouvaient engendrer; mais en privant les uns de toute faculté génératrice, en inspirant du dégoût pour les autres, la nature a sagement empêché la formation de ces races valétudinaires et abâtardies. Les nègres blancs, albins, blafards, etc., ne sont donc que des exceptions monstrueuses, et ne seront jamais autre chose, sous quelque point de vue que l'on considère leur rebutante blancheur. Des altérations analogues dans la couleur des oiseaux ou des mammifères produisent, ou la dégénération albine, ou celle d'une couleur opposée.

D'autres difformités attirent encore l'attention: on les a partagées en deux classes générales: les monstres par excès et les monstres par défaut. Ces dénominations sont assez claires pour n'avoir pas besoin d'explication.

M. de Maupertuis donne sur la théorie de ces monstres une théorie très-vraisemblable, ou qui, du moins, nous a paru telle. Les inventeurs ou partisans des différens systêmes sur la génération n'ont jamais pu parvenir à rendre raison de ces phénomènes d'une manière satisfaisante. Supposera-t-on, en effet, des germes monstrueux préexistans? ou dira-t-on, comme l'ont fait les ovistes, que les monstres par excès sont le résultat de la réunion de deux œufs (fœtus), dont l'un a été en partie détruit? Mais, dans ce cas, pourquoi, dans les monstres par excès, voit-on toujours la partie surabondante à côté de la même partie nécessaire? pourquoi la seconde tête, lorsqu'il y en a deux, est-elle toujours comme la première sur le col, et non ailleurs? Lorsque les molécules organiques, dont la réunion doit former le fœtus, sont assemblées dans l'ordre qui leur convient, s'il arrive que des molécules surabondantes puissent encore s'unir au produit primitif du mélange, et s'y unissent en effet, quoique le fœtus soit déjà formé, ou que, du moins, toutes les parties nécessaires à sa complète organisation soient réunies, il résultera de cette addition un monstre par excès. Il naîtra un monstre par défaut, si le mélange ne contient pas toutes les parties nécessaires à la formation entière du fœtus, ou bien, lorsque toutes ces parties s'y trouvent, celles qui devraient s'unir seront trop éloignées l'une de l'autre, hors de leur respective sphère d'activité, ou n'auront plus entre elles, par quelque cause particulière, toute l'affinité nécessaire pour opérer leur union.

Il ne nous reste plus qu'à parler des accidens causés par l'imagination des mères. Ces accidens peuvent se subdiviser en trois classes ou espèces différentes. Dans la première, nous rangerons toute affection transmise au moral de l'individu, par suite d'une émotion extraordinaire de sa mère; dans la deuxième, nous mettrons les signes, ou marques nommées ordinairement envies; et dans la troisième, enfin, toute déformation plus complète encore, comme l'entier changement d'une partie quelconque, effet vulgairement attribué à une crainte trop vive ou à quelque autre sensation désagréable et imprévue. Cette classe comprend les monstres humains à tête d'animaux, si toutefois il en existe, ce dont il est au moins permis de douter.

On est, en général, peu d'accord sur ces différens phénomènes. Les uns ont supposé à l'imagination des mères un pouvoir sans bornes sur le fœtus (1); d'autres ont tout-à-fait nié ce pouvoir. Haller, qui penche fortement pour ces derniers, fonde son opinion sur le défaut des nerfs qui communiquent de la mère à l'enfant; il prétend qu'il ne peut y avoir de transmission des mouvemens ou impressions de l'âme sans l'intermédiaire de ces agens, ce qui est naturel, puisqu'ils transmetten au cerveau le fluide animal ou vital qu'ils contiennent (*les nerfs ne sont que les agens qui portent au cerveau les sensations intérieures*) : en effet, nous avons démontré que le fluide nerveux était le principe du sentiment de toutes nos parties. Dans tous les cas, n'y a-t-il pas transmission sympathique entre l'utérus et le sang du fœtus; peut-on méconnaître leur influence réciproque. L'opinion de Haller est donc d'autant moins fondée, que le placenta a ses nerfs (1) comme la matrice;

(1) Mallebranche.
(2) Whartonies.

et pourquoi ces deux organes sympathiquement affectés par l'imagination de la mère, n'agiraient-ils pas de même sur le cerveau du fœtus. Une foule d'exemples frappans démontrent, d'une manière convaincante, le pouvoir de l'imagination de la mère sur le moral de l'enfant. Haller lui-même, quoiqu'il nie la possibilité de cette influence, est contraint d'avouer que des individus ont été pendant toute leur vie sujets à des convulsions, parce que, dans le temps de leur grossesse, leur mère en avait eues. Personne n'ignore l'histoire du roi Jacques d'Angleterre.

L'infortunée Marie Stuart, sa mère, vit presque entre ses bras assassiner son amant ; elle était enceinte alors, et son fils ne put jamais supporter la vue d'un fer nu. Vainement il tenta de surmonter cette faiblesse.

Nous ne rapporterons que ce seul exemple, parce que tous les auteurs qui ont écrit sur ce sujet en ont donné qui sont généralement connus et avoués même par ceux qui ont nié toute transmission d'affection de la mère à l'enfant.

Nous croyons donc que l'on ne peut révoquer en doute l'influence bien réelle de l'imagination de la mère sur le moral de l'enfant. Mais l'imagination peut-elle aussi influer sur le physique, et telle ou telle marque sur le corps de l'individu, telle ou telle déformation plus ou moins singulière, ou monstrueuse, viendrait-elle, comme on le croit vulgairement, d'une envie ou d'une crainte qu'aurait eue la mère? Cette seconde question, qui embrasse les deux dernières classes de monstres dont nous avons parlé, est beaucoup moins facile à résoudre que l'autre. La première ne laisse aucun doute, mille faits en ont donné la solution; mais ici des avis tout-à-fait opposés partagent les physiologistes; et les preuves sur lesquelles se fondent les uns sont aussi démonstratives que celles que donnent les autres pour établir leur opinion.

Les plus célèbres naturalistes, ceux dont l'avis est du plus grand poids, tendent à refuser à l'imagination de la mère un pareil pouvoir sur le physique de l'enfant, quoiqu'on ne puisse révoquer en doute qu'il y a communication entre les deux individus, puisque la matrice reçoit le résidu du sang des artères ombilicales, et que la veine ombilicale est constamment baignée dans les sinus de cet organe. Il n'est pas moins constant que le système fibreux est le siége très-fréquent des sympathies de toute espèce, et que les muscles organiques reçoivent plus facilement qu'aucun autre organe les influences de cette nature. D'ailleurs, dans une machine où tout se tient et se lie, si une pièce est dérangée, toutes les autres se dérangent aussi; pourquoi donc une forte excitation communiquée sympathiquement à la matrice et au placenta ne se transmettrait-elle pas au physique du fœtus? Il est des cas, dans l'état naturel, où l'organe cérébral étant excité, le système sanguin est mis en action et exerce une influence sympathique sur les autres parties qui, irritées, mettent en mouvement la sensibilité animale dont le sang jouit, et déterminent dans toute l'économie du nouvel être un trouble sympathique remarquable et analogue à celui qui a été causé dans l'imagination de la mère par l'impression profonde qu'une sensation a fait naître dans son cerveau. Il est donc possible qu'une femme, troublée par un grand danger, épouvantée par un spectacle affreux, transmette à son enfant une déformation qui en est la suite. Il y a certainement entre la mère et le fœtus une communication assez intime, pour qu'une violente excitation dans les esprits de la mère se transmette au fœtus et y cause des désordres auxquels ses parties trop délicates ne peuvent résister. On conçoit, en effet, qu'un enfant puisse venir au monde les bras ou les jambes cassées, parce que la mère a été témoin d'un pareil accident et que la frayeur a pu causer de grands désordres dans les parties molles du fœtus; mais l'on ne parvient pas à s'imaginer qu'un enfant naîtra avec une tête de loup ou un pied de cheval , parce que sa mère aura été effrayée par la vue de l'un de ces animaux.

L'*Histoire générale des voyages* rapporte qu'en 1224 , il existait dans l'Inde un monstre de la figure d'un cerf, avec une corne sur la tête, la queue d'un cheval et le poil verd, et qui entendait quatre langues. Elle fait mention que, dans la Tartarie, il existe dans les déserts de ces pays une nation où les hommes sont faits comme des chiens, que ces monstres se roulent à terre, et qu'ils se servent de leurs dents et de leurs griffes pour combattre ceux qui les attaquent. Il y est encore dit que, dans certains déserts de l'Arménie, il se trouve des monstres à qui la nature n'a donné qu'un bras, qui leur sort de la poitrine, et une seule jambe. Ils ne marchent qu'en sautant, et sont à la course plus légers que les chevaux; lorsqu'ils sont fatigués, ils se servent de leur bras et de leur jambe, en tournant comme en cercle. Les raisons sur lesquelles on fonde tant de mensonges tiennent sans doute autant à la fourberie de ceux qui les rapportent qu'à la crédulité de ceux qui les débitent. D'ailleurs, comment expliquer les monstruosités.

Il ne faut pas confondre les deux espèces d'accidens que nous venons de relater ; le premier peut s'expliquer assez naturellement, mais comment expliquera-t-on le second? Ces taches que

l'on appelle envies représentent ordinairement tout ce que l'on veut; et l'imagination de
la mère qui les a fait naître, à ce qu'on prétend,
a eu, certes, moins de part à leur formation que
celle des individus qui les considèrent n'en a dans
la forme qu'elle leur prête. Un enfant naît avec
une tache, aussitôt on cherche à lui donner une
ressemblance : c'est à tel fruit, à tel animal, et de
suite on se rappelle que, pendant sa grossesse, la
mère a eu envie de manger tel ou tel fruit, ou
qu'elle a eu peur de tel ou de tel animal : car,
quoique nous soyons entièrement du même avis
que l'auteur du système physique et moral de la
femme, lorsqu'il dit : « Que l'esprit des femmes
» enceintes est complétement modifié; que leurs
» envies, leurs caprices, leurs dégoûts, prouvent
» qu'elles sont dominées par des sensations inté-
» rieures qui naissent du nouvel état où elles se
» trouvent; que leurs envies, sur-tout, sont une
» espèce de délire, etc., » on nous permettra de
ne pas croire avec lui que ces envies viennent du
sentiment de quelque besoin que la mère transmet à l'enfant, et que si cet enfant, en venant au
monde, apporte la marque d'un fruit ou d'un
poisson, ce ne sera pas parce qu'elle aura eu besoin de manger du poisson ou du fruit.

Ces marques ou ces taches peuvent certainement provenir de toute autre cause beaucoup

plus simple que la supposition d'une crainte, ou envie qui prend du corps et s'imprime sur celui d'un individu. Cela ressemble à l'opinion de Harvey, qui compare la conception dans la matrice à la conception des idées dans le cerveau. Malgré ma vénération pour ce médecin célèbre, je me suis permis de n'être pas de son avis pour la génération, et je me ferai encore moins de scrupule de rejeter une opinion qui n'est pas plus fondée que celle du médecin anglais.

Les monstres humains à têtes d'animaux doivent, nous aimons à le croire, être rangés parmi les monstres qui n'eurent jamais de réalité que dans l'imagination des poëtes, et ne peuvent trouver leur place ici. L'on a parlé souvent de pareils accidens, mais la vérité a toujours été embellie par les écrivains qui en ont fait mention; et ils ont préféré nous faire part d'une chose merveilleuse tout-à-fait, que d'une simple déformation dans un individu.

Ces déformations résulent le plus souvent du défaut de développement dans une partie. Un nerf désorganisé, une artère oblitérée, peuvent déterminer des accidens de cette nature. Les fœtus cyclopes, les autres cas d'auphasies et de monstruosités n'ont d'autre cause que le défaut de vaisseaux qui auraient dû se rendre aux parties absentes. Supposons les artères maxillaires détruites : les os de cette partie, ne recevant plus de principes nutritifs, ne pourront se développer, et la face aura une déformation totale et monstrueuse.

Nous n'avons tracé qu'en peu de mots, et trop rapidement sans doute, l'esquisse des variétés de l'espèce humaine; nous n'avons parcouru qu'un seul point de ce globe immense, et nous n'avons vu que quelques-unes des races qui en couvrent la surface : nous jugeons plus imparfaitement encore l'ordre et les rapports qui lient les phénomènes variés de la nature; ils échappent aux recherches des génies les plus sublimes : nous ne découvrons qu'avec peine, de loin en loin, cette chaîne qui, des régions célestes, descend sur notre globe, y fait mille et mille détours, s'enfonce dans le sein des mers et pénètre au centre de la terre, où un voile épais la dérobe presque tout entière à nos yeux; mais le peu qu'il nous en laisse apercevoir suffit pour nous faire connaître le cercle perpétuel de ses compositions et décompositions qui, en montrant sa fécondité, attestent sa puissance, et pour nous faire juger de l'admirable progression qu'elle observe, de ses richesses sublimes, et de la variété sans bornes qui en forme le plus magnifique apanage.

La nature a pourvu à la durée du monde en donnant à l'homme l'instinct de se reproduire.

L'imagination augmente en lui le desir naturel de multiplier son espèce; et le cœur, séduit par l'impression des sens, se livre tout entier à la force du sentiment qui le domine.

L'instinct et l'imagination travaillent donc d'un mutuel accord pour faire triompher la nature.

Ils ont l'un et l'autre la même source que le principe de la vie, puisque le sang dirige la force de ce triple ressort, qu'il fait mouvoir.

La continuité de la chaîne du temps ne pourrait s'interrompre sans finir.

Les forces de la vie ne pourraient s'interrompre de même sans cesser de la reproduire.

FIN.

ADDITIONS ET CORRECTIONS.

—

Page 27, ligne 16, impressions, *lisez :* affections.

— 46, — 12, si bien tracé, *lisez :* si bien tracés.

— 47, — 21, multipliées, *lisez :* mutilées.

— 60 (*note* 1), *lisez :* cette coagulabilité est due à la combinaison intime du calorique avec l'oxigène combiné avec cette liqueur animalisée.

— 71 (*note* 1), différences caractéristiques entre les forces vitales et celles qui sont organiques.

Nous avons considéré le sperme comme composé de deux parties (*une partie animale et une partie organique*) (*quoiqu'il soit formé de trois parties comme le sang artériel*), parce que nous n'avons examiné la nature de ce fluide que sous le rapport le plus notable des parties constituantes et intégrantes qui le composent. Ce point de vue est en effet le plus essentiel à connaître, parce qu'il détermine et distingue les propriétés vitales de ce fluide d'avec celles qui sont organiques ; qualités qui constituent sa force et son pouvoir, et que nous devions constater et reconnaître pour démontrer que c'est en raison des premières forces que la vie s'institue, tandis que c'est au moyen des secondes que s'organisent les dépendances du fœtus ; et ce qui confirme que ces forces sont essentie.lement opposées entre elles, comme la nutrition et la reproduction qui sont leurs effets, ou ce qui prouve que les premières sont chimiques, tandis que les secondes sont physiques, comme nous le démontrons dans cet ouvrage, c'est qu'elles se séparent naturellement l'une de l'autre par la force d'action du calorique de l'utérus. Ces dernières composent les dépendances du fœtus, tandis que les forces chimiques se séparent et se divisent, sans se désunir, pour former (*le cœur et le cerveau*) les deux parties inséparables qui composent, par leur union, l'organisation ou la vie.

C'est au moyen de ces forces que le sang, qui est le moteur de la vie, dont les organes ne sont que les agens, exerce ses secrétions ; il les opère au moyen des substances alimentaires et de l'air : les matériaux immédiats qui les composent, sont les principes qui lui servent d'aliment pour nourrir les organes et entretenir sa substance, ce qui est indispensable pour réparer les pertes continuelles que les diverses secrétions lui font éprouver à chaque instant. Il se renouvelle lui-même au moyen des radicaux qui constituent sa nature, et qu'il puise dans l'air et dans les principes immédiats qui composent les matières animales et végétales. C'est au moyen de ces radicaux, qu'il combine avec ceux de l'air, qu'il compose ses forces propres ; elles constituent son essence, puisqu'elles forment son principe ; c'est dans ces radicaux que résident la force et le pouvoir du sang rouge, ou de la partie rouge du sang, au moyen desquels il institue la vie, vie qu'il communique aux deux parties intégrantes du sang artériel, parties qu'il compose avec les matériaux que lui fournissent les sub-

stances alimentaires pour nourrir les solides et fournir a la sécrétion des liquides. C'est par le concours de ces matières qu'il
compose les dépendances du fœtus ; il s'empare des parties
concrète et liquide de ces substances au moyen des secrétions
dont il a chargé les organes pour lui fournir les matériaux
dont il a besoin pour former les trois parties qui composent
le sang artériel : c'est ce qui détermine les différens degrés de
nutrition. C'est aussi par ce moyen qu'il exerce les organes et
qu'il leur donne la force dont ils ont besoin pour maintenir
en équilibre les facultés qui résultent de leur travail. C'est de
même par leur secours qu'il manifeste la force et son pouvoir
pour renouveler la vie et maintenir l'existence.

— 72, — 14, *lisez :* action, au lieu de réaction.

— 77, — 8, qui forme le sang, *lisez :* qui compose le
sperme.

— 78 (*note*), — 10, *lisez :* quoique ce fluide soit le principe primitif des substances animales , comme la suite le
prouve , etc.

— 78 (*même note*), — 19, *lisez :* par le renouvellement
du sang par la lymphe , qui est le produit des substances
animales.

— 79 (*note*), — 8, *lisez :* dont le sang rouge est le produit.

— 82 (*note*), — 1 , *lisez :* dans les substances qui les ont
fournies.

— 82 (*note*), — 3 , comme ils le sont par la nature des
organes qui sont chargés de les élaborer.

— 83 (*note*), — 10 , *lisez :* qui sont des produits organiques ou végétaux.

— 85, — 5 , le chyle, après avoir traversé le système artériel et lymphatique, *lisez :* le chyle , après avoir traversé
le système artériel , est transmis dans les nerfs , etc.

— 89, — 20, avec les produits des substances végétales, *lisez :* des substances animales.

— 89, — 22, *lisez :* le sperme est formé des mêmes principes que le sang artériel ; il est donc composé de trois parties principales et distinctes.

— 89, — 22, *nous disons :* le sperme est composé de deux parties principales (*quoiqu'il soit formé des mêmes parties intégrantes et constituantes que le sang artériel, c'est-à-dire de trois parties distinctes, comme la suite le fera connaître.*)

En effet, les deux parties vitale et animale du sperme, qui constituent par leur ensemble le sang rouge ou le principe de vie, sont liées par des connexions tellement étroites dans le sang rouge comme dans le sperme, que ces parties ayant été réunies ou combinées par la force d'action du poumon et au moyen des radicaux des substances alimentaires et de l'air, ne peuvent plus être désunies par la force d'action du système artériel : c'est pour cette raison qu'elles composent la vie elle-même, et qu'elles constituent les forces vitales au moyen desquelles la vie se maintient et se régénère en même temps ; puisque ces deux parties se divisent et se partagent sans se désunir, par la force chimique de l'utérus, pour composer les deux parties de l'organisation, lesquelles constituent, par leur ensemble, la vie générale.

C'est pour cette raison que nous les considérons réunies dans le sperme comme elles le sont dans le sang, puisqu'elles composent le principe de vie, et qu'elles forment partie constituante de ses principes : tandis que la partie inverse du sperme, ou sa partie organique, ne fait que partie intégrante de ce fluide, comme elle ne fait que partie intégrante du sang artériel, puisqu'elle est un produit du sang noir (*la lymphe secrétée par le foie au moyen de la soustraction de l'hydro-*

gène et du carbone du sang noir, dont il se sert pour former la bile, devient partie intégrante du sang artériel, laquelle est destinée à former la même partie intégrante de l'organisation, c'est-à-dire à composer les eaux et les membranes qui servent d'enveloppe aux parties qui constituent la nature ou qui composent essentiellement la vie du fœtus.

— 90, — 7, après le mot organisation, *mettez* ou *supposez* une virgule et un point; sans cette précaution la phrase n'a plus le sens qu'elle doit avoir.

— 93 (*note*), — 6, *lisez :* ils auraient sans doute reconnu que le sang renouvelle séparément chacune des parties qui le constituent; et plus bas, *lisez :* ce qui prouve que le chyle ne compose ni le sang rouge, ni la lymphe, c'est que le chyle ne forme le sang rouge que lorsqu'il est sous forme de fluide nerveux, et que le sang rouge est formé par l'hydrogène et le carbone (*produit recrémentitiel du chyle combiné avec l'air*) par suite de la dépuration ou de l'animalisation des substances végétales : c'est par le départ ou la séparation de ces principes chimiques que les produits végétaux concrescibles sont déposés dans la masse du sang pour composer la partie concrète de ce fluide : c'est par la première nutrition que se compose sa partie vitale, tandis que c'est par la deuxième nutrition que le sang se compose, au moyen du chyle, pour former sa partie concrète, et que ce n'est que par la troisième nutrition qu'il compose sa partie lymphatique ou fluide. Ces diverses parties qui composent la masse du sang ne sont réunies que par une affinité d'aggrégation, affinité physique, qui tient ces diverses parties liées par un simple contact médiat, parce qu'elles sont de nature inverse ou dissemblable.

Les gaz physiques ne peuvent se combiner avec les gaz chimiques, parce que les premiers ont une tendance naturelle à devenir corps solides ou liquides dès qu'ils change t de densité, tandis que les seconds ne peuvent prendre ce ic-tère tant qu'ils ne rencontrent pas d'autres principes con-crescibles et ductiles comme eux, avec lesquels ils p ent se combiner pour s'animaliser et devenir corps solides ou fluides comme les premiers; c'est pour cette raison que le sang exerce ses secrétions, et que les gaz physiques sort in-troduits dans sa masse pour faire partie intégrante des trois parties distinctes qui constituent ce fluide, tandis que les gaz chimiques en sont expulsés, et qu'ils produisent, en traver-sant le sang artériel, une fermentation considérable jus-qu'à ce qu'ils soient parvenus dans le système nerveux, où ils composent le fluide animal. C'est par une raison sem-blable que l'oxigène de l'air ne peut s'unir au sang, parce que le sang est un composé physique, et que l'air est un composé chimique; ce qui prouve évidemment que ces deux fluides (*le fluide animal et l'air*) doivent se trouver dans un état de solubilité proportionnelle, pour qu'ils puissent se combiner ou s'unir : il faut donc nécessairement qu'ils soient réunis par leurs radicaux, comme cela a lieu pour la formation du sang rouge; et puisque tout dans la nature tend à s'unir, à s'organiser et à s'animaliser, les gaz de nature chimique ten-dent sans cesse à former combinaison pour devenir corps solides et liquides : c'est pour cette raison que le fluide ani-mal et l'air ont une tendance mutuelle et réciproque pour se combiner, puisqu'ils sont tous deux le terme des efforts de la nature pour le renouvellement de la vie et le maintien de l'existence.

— 98, — 1, *lisez* : lequel étant excité par le calorique qui le pénètre en sens inverse dans l'utérus, agit des extré-mités vers le centre, où tendent tous ses efforts.

— 120 (*note*), — 17, *lisez :* qui le condense, etc.

- 123 (*note* 1), — 4, *lisez :* analogue à celle de l'estomac.

- 129, — 8, la force physique du système artériel.

- 131, — 4, *lisez :* dans les parties qui composent le sang rouge.

— 132, — 27, la deuxième produit le chyle, *lisez :* produit le sperme.

- 137, — 7, *lisez :* la partie rouge du sang, ou partie colorante du fluide.

— 143, — 23, *lisez :* c'est donc par le moyen de ces dépurations que le sang s'empare des molécules, qu'il reçoit par la dissolution des substances alimentaires ; c'est ainsi qu'elles deviennent susceptibles de l'incorporation à laquelle elles sont destinées.

— 144, — 3, *lisez :* dans le système nerveux de même calibre que le précédent (*système capillaire.*)

— 144 (*note*), — 3, la ponctuation est mal faite, il faut *lire* ainsi qu'il suit · le premier compose sans cesse, l'autre décompose : toute transformation organique, toute décomposition, le simple développement qui a lieu dans la plante, exigent cette double fonction.

— 147, — 20, *lisez :* qui doit animer le sang veineux.

— 160, — 5, et il secrète les fluides avec la partie concrète, *lisez :* avec la partie lymphatique, laquelle est un produit du sang noir.

— 160, — 11, d'une manière inverse à celle par laquelle l'estomac a placé les principes des substances animales, *lisez :* des mêmes substances.

— 161, — 11, en raison des pertes que le sang, etc., *lisez :* en raison des parties que le sang doit animer et nourrir.

— 164, — 10, c'est pour cette raison que les alimen-

sont aussi essentiels que le sang ronge , *lisez:* **sont aussi es-**sentiels que l'air , pour le maintien de la vie.

— 168 (*note*), — 8 , le foie est nécessairement un organe auxiliaire du poumon et de l'estomac.

— 169 (*note* 1), — 6 , *lisez:* cystique.

— 169 (*même note*), — 14 , *lisez:* cotique.

— 169 (*même note*), — 19 , tranches , *lisez:* **branches.**

— 173 , — 1 , *lisez:* les parties qui sont extraites du sang noir.

— 174 , — oo , et c'est précisément en vertu de cette conversion réciproque que le sang noir (*produit des substances animales*) fournit la partie lymphatique de ce fluide.

— 174 , — 19 , *lisez:* quand leurs parties intégrantes ne sont pas maintenues , réunies par la force d'action du système artériel.

— 177 , — 16 , *lisez:* la vie est renfermée dans ce fluide gazeux.

— 179 , — 12 , *lisez:* au moyen desquelles l'estomac la maintient.

— 179 , — 13 , *lisez:* à faire dominer l'azote.

— 181 , — 13 , *lisez:* et que le sperme se nourrit du sang pour former ces dépendances du fœtus.

— 189 (*note*), — 3 , *lisez:* les vaisseaux lactés qui composent le système artériel capillaire.

— 193 , — 12 , ces deux mots *et d'azote* doivent être regardés comme nuls.

— 227 (*note*), — 11 , *lisez:* ou la secrétion détermine un dégagement d'hydrogène et de carbonne , lequel débarrasse le chyle de ces principes trop élémentaires pour rester combinés avec lui: ce départ ou cette séparation de principes gazeux animalise les substances végétales , et c'est par ce moyen

que les matières changent de nature en changeant de principes.

— 74, — 13, et d'une partie animale ou nerveuse par
les radicaux ou les principes les plus simples des substances
alimentaires, *lisez :* et d'une partie animale ou nerveuse
formée par les radicaux ou les matériaux immédiats des
substances alimentaires.

Même page, lig. 27, de ces principes élémentaires, *lisez :* de ces matières élémentaires.

— 263, — 22, le foie et le système nerveux, *lisez :* le
foie et le système veineux fournissent la lymphe : (*Le système lymphatique est la continuation du système veineux*).

— 375, — 3, (*le cerveau*), lisez : (*le cervelet*).

— 406, — 25, anphasies, *lisez :* acéphalies.

— 264, — 2, sous forme fluide et liquide, *lisez :* sous
forme solide et liquide.

— 278, — 2, c'est par cette raison que les membranes se
forment, *lisez :* que les membranes et les eaux se forment.

— 289, — 19, il suit de ces différentes données, que
la force sémitive ou animale, *lisez :* force sensitive : il est
naturel de faire cette substitution de mots à chaque erreur typographique qui y a rapport.

— 312, — 1, circulait, *lisez :* circule.

— 312, — 5, ils deviennent nécessaires au renouvellement de sa partie rouge, *lisez :* de la partie rouge du sang.

— 379, à la suite de la ligne 16, *ajoutez :* On appelle climat un espace du globe terrestre compris entre deux cercles
parallèles à l'équateur. Les peuples qui habitent les contrées
comprises entre chacune de ces parallèles sont aussi différens dans leurs mœurs et leurs habitudes, qu'ils sont différens par le génie et le caractère, et cette variété est d'au
tant plus marquée que l'éloignement est grand

FIN.

www.ingramcontent.com/pod-product-compliance
Lightning Source LLC
LaVergne TN
LVHW011222170726
843501LV00002B/328